日本消化器病学会・日本肝臓学会
肝硬変診療ガイドライン 2020（改訂第 3 版）

Evidence-based Clinical Practice Guidelines for Liver Cirrhosis 2020（3rd Edition）

日本消化器病学会・日本肝臓学会肝硬変診療ガイドライン作成・評価委員会は，肝硬変診療ガイドラインの内容については責任を負うが，実際の臨床行為の結果については各担当医が負うべきである．

肝硬変診療ガイドラインの内容は，一般論として臨床現場の意思決定を支援するものであり，医療訴訟等の資料となるものではない．

日本消化器病学会・日本肝臓学会 2020 年 10 月 1 日

肝硬変
診療ガイドライン
2020

改訂第3版

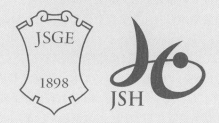

編集

日本消化器病学会・日本肝臓学会

刊行にあたって

　日本消化器病学会は，2005年に跡見裕理事長（当時）の発議によって，Evidence-Based Medicine（EBM）の手法にそったガイドラインの作成を行うことを決定し，3年余をかけて消化器6疾患（胃食道逆流症（GERD），消化性潰瘍，肝硬変，クローン病，胆石症，慢性膵炎）のガイドライン（第一次ガイドライン）を上梓した．ガイドライン委員会を積み重ね，文献検索範囲，文献採用基準，エビデンスレベル，推奨グレードなどEBM手法の統一性についての合意と，クリニカルクエスチョン（CQ）の設定など，基本的な枠組み設定のもと作成が行われた．ガイドライン作成における利益相反（Conflict of Interest：COI）を重要視し，EBM専門家から提案された基準に基づいてガイドライン委員のCOIを公開している．菅野健太郎理事長（当時）のリーダーシップのもとに学会をあげての事業として継続されたガイドライン作成は，先進的な取り組みであり，わが国の消化器診療の方向性を学会主導で示したものとして大きな価値があったと評価される．

　第一次ガイドラインに次いで，2014年に機能性ディスペプシア（FD），過敏性腸症候群（IBS），大腸ポリープ，NAFLD/NASHの4疾患についても，診療ガイドライン（第二次ガイドライン）を刊行した．この2014年には，第一次ガイドラインも作成後5年が経過するため，先行6疾患のガイドラインの改訂作業も併せて行われた．改訂版では第二次ガイドライン作成と同様，国際的主流となっているGRADE（The Grading of Recommendations Assessment, Development and Evaluation）システムを取り入れている．

　そして，2019～2021年には本学会の10ガイドラインが刊行後5年を超えることになるため，下瀬川徹理事長（当時）のもと，医学・医療の進歩を取り入れてこれら全てを改訂することとした．2017年8月の第1回ガイドライン委員会においては，10ガイドラインの改訂を決定するとともに，近年，治療法に進歩の認められる「慢性便秘症」も加え，合計11のガイドラインを本学会として発刊することとした．また，各ガイドラインのCQの数は20～30程度とすること，CQのうち「すでに結論が明らかなもの」はbackground knowledgeとすること，「エビデンスが存在せず，今後の研究課題であるもの」はfuture research question（FRQ）とすることも確認された．

　2018年7月の同年第1回ガイドライン委員会において，11のガイドラインのうち，肝疾患を扱う肝硬変，NAFLD/NASHの2つについては日本肝臓学会との合同ガイドラインとして改訂することが承認された．前版ではいずれも日本肝臓学会は協力学会として発刊されたが，両学会合同であることが，よりエビデンスと信頼を強めるということで両学会にて合意されたものである．また，COI開示については，利益相反委員会が定める方針に基づき厳密に行うことも確認された．同年10月の委員会追補ではbackground knowledgeはbackground question（BQ）に名称変更し，BQ・CQ・FRQと3つのQuestion形式にすることが決められた．

　刊行間近の2019～2020年には，日本医学会のガイドライン委員会COIに関する規定が改定されたのに伴い，本学会においても規定改定を行い，さらに厳密なCOI管理を行うこととした．また，これまでのガイドライン委員会が各ガイドライン作成委員長の集まりであったことを改め，ガイドライン統括委員会も組織された．これも，社会から信頼されるガイドラインを公表するために必須の変革であったと考える．

　最新のエビデンスを網羅した今回の改訂版は，前版に比べて内容的により充実し，記載の精度も高まっている．必ずや，わが国，そして世界の消化器病の臨床において大きな役割を果たすものと考えている．

　最後に，ガイドライン委員会担当理事として多大なご尽力をいただいた榎本信幸理事，佐々木裕利益相反担当理事，研究推進室長である三輪洋人副理事長，ならびに多くの時間と労力を惜しまず改訂作業を遂行された作成委員会ならびに評価委員会の諸先生，刊行にあたり丁寧なご支援をいただいた南江堂出版部の皆様に心より御礼を申し上げたい．

2020 年 10 月

日本消化器病学会理事長
小池　和彦

刊行にあたって

　日本肝臓学会は，肝疾患診療のエビデンスを支えるガイドラインとして，「B 型肝炎治療ガイドライン」，「C 型肝炎治療ガイドライン」，「肝癌診療ガイドライン」を出版してきました．また，ガイドラインとは別に，わかりやすく疾患を解説した書籍として，「慢性肝炎・肝硬変の診療ガイド」，「肝癌診療マニュアル」，「NASH・NAFLD の診療ガイド」も刊行しています．このたび，「NAFLD/NASH 診療ガイドライン」，「肝硬変診療ガイドライン」を，日本消化器病学会と合同で改訂し，ここに皆さまにお届けいたします．

　日本の肝疾患による死亡は，年間約 5 万人にのぼると推計されています．この多くが，終末期の肝硬変，肝細胞癌によるものですが，これらは慢性肝疾患を基盤に発症してきます．慢性肝疾患の原因は多彩であり，主だったものだけを列挙しても，B 型や C 型のウイルス性肝疾患，アルコール性肝障害，非アルコール性脂肪肝炎（NASH），自己免疫性肝疾患などがあります．近年，肝硬変や肝細胞癌の原因疾患として，非ウイルス性の肝疾患の占める割合が増加しており，なかでも NASH の増加が注目されています．これは，肥満人口の急増，生活習慣等の変化により，脂肪肝の罹患率が増加しているためです．現在，国民の脂肪肝の罹患は 2 千万人以上といわれており，最も頻度の高い肝疾患になっています．非アルコール性脂肪性肝疾患（NAFLD）の増加を背景として急増する NASH は，肝疾患診療の大きな課題です．一方，肝硬変の治療は 2010 年代に格段の進歩がみられました．抗ウイルス薬による疾患の原因治療とともに，合併症対策として多くの薬剤が承認されるなど多様な治療選択肢が生れています．しかし，ウイルス性の肝硬変以外は，いまだ根本的な原因療法はなく，また，肝硬変の合併症も，肝性脳症，難治性腹水，門脈圧亢進症，食道・胃静脈瘤出血，肝腎・肝肺症候群，特発性細菌性腹膜炎など，その治療は極めて専門性の高い分野です．

　今回約 5 年ぶりに改訂する「NAFLD/NASH 診療ガイドライン」，「肝硬変診療ガイドライン」は，このような疾患を巡る状況の変化，診療の進歩を取り入れた最新のものになっています．先生方の日々の診療に役立ち，ひいては国民の福祉に貢献することを願っております．

2020 年 10 月

日本肝臓学会理事長

竹原　徹郎

日本消化器病学会 統括委員会一覧

委員長	渡辺　純夫	順天堂大学消化器内科
委員	島田　光生	徳島大学消化器・移植外科
	福田　眞作	弘前大学消化器血液内科学
	田妻　進	JA尾道総合病院
	宮島　哲也	梶谷綜合法律事務所

日本肝臓学会 ガイドライン統括委員会一覧

委員長	茶山　一彰	広島大学消化器・代謝内科学
委員	竹原　徹郎	大阪大学消化器内科学
	持田　智	埼玉医科大学消化器内科・肝臓内科
	榎本　信幸	山梨大学第一内科
	加藤　直也	千葉大学消化器内科学
	鈴木　文孝	虎の門病院分院肝臓内科
オブザーバー	徳重　克年	東京女子医科大学消化器内科
	吉治　仁志	奈良県立医科大学消化器・代謝内科
	長谷川　潔	東京大学肝胆膵外科
	田中　篤	帝京大学内科学講座

ガイドライン作成協力

| 作成方法論 | 吉田　雅博 | 国際医療福祉大学市川病院人工透析・一般外科 |
| 文献検索 | 山口直比古 | 日本医学図書館協会（聖隷佐倉市民病院図書室） |

肝硬変診療ガイドライン委員会一覧

作成委員会

委員長	吉治　仁志	奈良県立医科大学消化器・代謝内科
副委員長	名越　澄子	埼玉医科大学総合医療センター
委員	赤羽たけみ	奈良県立医科大学消化器・代謝内科
	淺岡　良成	帝京大学内科学講座
	上野　義之	山形大学内科学第二
	小川　浩司	北海道大学消化器内科
	川口　巧	久留米大学内科学消化器内科
	黒崎　雅之	武蔵野赤十字病院消化器科
	坂井田　功	山口大学消化器内科学
	清水　雅仁	岐阜大学消化器病態学
	谷合麻紀子	東京女子医科大学消化器内科
	寺井　崇二	新潟大学消化器内科学
	西川　浩樹	兵庫医科大学病院消化器内科
	日浅　陽一	愛媛大学消化器・内分泌・代謝内科学
	日髙　央	北里大学消化器内科学

評価委員会

委員長	竹原　徹郎	大阪大学消化器内科学
副委員長	持田　智	埼玉医科大学消化器内科・肝臓内科
委員	齋藤　英胤	慶應義塾大学薬学部薬物治療学
	徳重　克年	東京女子医科大学消化器内科

作成協力者

	坂牧　僚	新潟大学消化器内科学
	白木　亮	岐阜大学消化器病態学
	瀬川　誠	山口大学医学部附属病院漢方診療部
	守屋　圭	奈良県立医科大学消化器・代謝内科

肝硬変診療ガイドライン作成の手順

1. 改訂の背景

　肝硬変診療ガイドラインは初版が2010年に発行され，改訂第2版が2015年に日本消化器病学会より発行されている．日本消化器病学会ガイドラインは「サンセットルール」で5年ごとの改訂を行うこととなっており，今回2020年が改訂第3版発行年にあたるため作業が開始された．これまでは，日本消化器病学会の編集で日本肝臓学会は協力学会の立場であったが，今回より日本肝臓学会と日本消化器病学会が対等の立場でガイドラインを作成する合同ガイドラインとなった．したがって，本ガイドラインの作成委員および評価委員は両学会理事会の承認を得たうえで選任されている．

　他疾患の日本消化器病学会ガイドラインも改訂の時期となるが，共通の取り決めとして Clinical Question（CQ）の数を20〜30程度とすることが提案された．それに伴い，これまでの Clinical Question（CQ）に加えて，すでにエビデンスが明らかであり基礎的な知識としてよい項目は Background Question（BQ），現時点でエビデンスは不足しているが今後臨床的に重要となっていくと思われる項目は Future Research Question（FRQ）として追加されている．

　今回の改訂にあたり委員の先生方にはいくつか特に心がけていただくポイントをお願いして作成に当たってもらった．わが国の肝硬変に対する診療レベルは非常に高く，多くの素晴らしい臨床研究が行われている．その一方で，病態の基準がわが国特有のものに基づく場合も多く海外との整合性が付かず国際的な評価を受けづらい場合もあった．そこで今回の改訂では，海外の最新のガイドラインを参考にしながら各種病態の基準を日本における実地診療に沿うよう心がけつつ可能な限り海外の基準に合わせることとした．病態分類に関しては，できるだけ図表などを用いて多忙な臨床医が分類を理解しやすいように心がけた．また実地臨床での使用頻度が高く，引用されることも多い各種フローチャートに関しても全面的に改訂を行った．特に栄養療法，腹水治療に関してはこの5年間で非常に多くの新規知見が報告されており，最新の海外の治療ガイドラインとできるだけ乖離がないようにするとともに日本の実地診療に即したフローとなるように留意して作成した．

2. 改訂の手順

　肝硬変に関しては，単一の疾患ではなく原因もウイルス，アルコール，脂肪肝など多様であり病態全体を含め多くの合併症を有しており，肝癌とも密接に関連しているため前回の第2版ではCQ数は80以上となっていた．また，肝硬変の診療に関してこの5年間で病態に関する新規知見が相次いで報告されるとともに，肝腎症候群など概念そのものが大きく変化したものもありCQ数を大きく減少させることは困難であった．加えて，第2版からの間に肝硬変に伴う各種合併症に対する新規治療薬が多数上市されており，実地診療に役立つようにこれらの新薬に対してもCQ，FRQが必要であった．したがって，前回CQであった多くの項目をBQに移動させて作成するなど委員の先生方には多大な労力をおかけすることとなった．加えて，先に述べたように前回の改訂後に多くの新薬が上市されるとともに複数の現在臨床試験が進行中である現状に鑑みて，今後臨床的に重要となる治療に関してFRQとして新規項目を多く作成した．

　基本的な構成は第2版を踏襲して作成したが，この5年間に新たに臨床的に重要になった項目などを委員会審議のもと追加した．新たな項目としては，C型非代償期肝硬変に対する経口抗ウイルス薬（DAA）による治療，サルコペニア，筋痙攣，瘙痒症，肝肺症候群，門脈圧亢進症に伴う肺高血圧症（PoPH），様々な肝硬変の病態に関与することが明らかとなってきたビタミンD，アルコール性肝硬変に対する減酒療法（ハームリダクション）などが新たに追加されている．

　今回の改訂ではMinds診療ガイドライン作成マニュアルに従って作成を行い，完成度の高かった第2版のブラッシュアップとなるように作成を進めた．したがって，新規の構造化抄録の作成はすべての項目に対しては行わず，必要な項目を中心に文献検索を行った．CQ，FRQの英語論文の検索にはMEDLINE，Cochrane Libraryを，日本語論文の検索には医学中央雑誌を中心に日本医学図書館協会で系統的検索を行い，BQの文献に関しては最近の文献を中心に各作成委員によりハンドサーチを行った．CQ，FRQの文献検索期間は英文1983年～2018年10月，和文1983年～2018年12月としたが，期間外文献についても作成委員の判断で随時加えて最新のエビデンスを反映するようにした．COVID-19の影響により作成委員会は対面，WEB審議を併用して行った．対面・WEBによる多くの委員会審議に加えて委員間でのメール審議などを経て，作成委員会としての草案作成後にCQごとに全委員による推奨案への同意について投票を行った．その後も修正を繰り返し，最終案を日本消化器病学会，日本肝臓学会両学会合同評価委員会に諮った．評価委員会の答申を検討して修正を加えたあとにパブリックコメントを日本消化器病学会，日本肝臓学会両学会のホームページに公示して募集した．その後，パブリックコメント後の修正案を確認し，各作成委員による最終校正を加えて改訂第3版を完成させた．

3. 使用法

　改訂第3版の本ガイドラインは，肝硬変の診療に関する2019年度までのエビデンスをもとに作成され，推奨・提案できる診療内容を提示することにより臨床現場を支援するものである．肝硬変患者の病態は極めて多様で，診療手段には保険診療の枠外にあるものもある．本ガイドラインの適用にあたってはこれらの点に留意し，診療以外の目的には使用を避けるなど適切な対応を心がけていただきたい．

　今回はじめての日本消化器病学会と日本肝臓学会の合同ガイドラインとなった本書の実地臨床の現場において果たす役割は極めて大きいものと思われる．ご多忙のなか改訂作業を行っていただいた名越副委員長をはじめとした多くの作成委員の先生に深謝申し上げるとともに，本書が全国の肝硬変に対する実地診療に役立つことを祈念して改訂の言葉とさせていただく．

2020年10月

日本消化器病学会・日本肝臓学会肝硬変診療ガイドライン作成委員長

吉治　仁志

本ガイドライン作成方法

1. エビデンス収集

前版（肝硬変診療ガイドライン 2015）で行われた系統的検索によって得られた論文に加え，今回新たに以下の作業を行ってエビデンスを収集した．

ガイドラインの構成を臨床疑問（clinical question：CQ），および背景疑問（background question：BQ），CQ として取り上げるにはデータが不足しているものの今後の重要課題と考えられる future research question（FRQ）に分類し，このうち CQ および FRQ ついてはキーワードを抽出して学術論文を収集した．データベースは，英文論文は MEDLINE，Cochrane Library を用いて，日本語論文は医学中央雑誌を用いた．CQ および FRQ については，英文は 1983 年〜2018 年 10 月末，和文は 1983 年〜2018 年 12 月末を文献検索の対象期間とした．また，検索期間以降 2020 年 2 月までの重要かつ新しいエビデンスについてはハンドサーチにより適宜追加し，検索期間外論文として掲載した．各キーワードおよび検索式は日本消化器病学会ホームページに掲載する予定である．なお，BQ についてはすべてハンドサーチにより文献検索を行った．

収集した論文のうち，ヒトに対して行われた臨床研究を採用し，動物実験に関する論文は原則として除外した．患者データに基づかない専門家個人の意見は参考にしたが，エビデンスとしては用いなかった．

2. エビデンス総体の評価方法

1) 各論文の評価：構造化抄録の作成

各論文に対して，研究デザイン [1]（表 1）を含め，論文情報を要約した構造化抄録を作成した．さらに RCT や観察研究に対して，Cochrane Handbook [2] や Minds 診療ガイドライン作成の手引き [1] のチェックリストを参考にしてバイアスのリスクを判定した（表 2）．総体としてのエビデンス評価は，GRADE（The Grading of Recommendations Assessment, Development and Evaluation）アプローチ [3~22] の考え方を参考にして評価し，CQ 各項目に対する総体としてのエビデンスの質を決定し表記した（表 3）．

表 1　研究デザイン

各文献へは下記 9 種類の「研究デザイン」を付記した．
(1) メタ（システマティックレビュー /RCT のメタアナリシス）
(2) ランダム（ランダム化比較試験）
(3) 非ランダム（非ランダム化比較試験）
(4) コホート（分析疫学的研究（コホート研究））
(5) ケースコントロール（分析疫学的研究（症例対照研究））
(6) 横断（分析疫学的研究（横断研究））
(7) ケースシリーズ（記述研究（症例報告やケース・シリーズ））
(8) ガイドライン（診療ガイドライン）
(9) （記載なし）（患者データに基づかない，専門委員会や専門家個人の意見は，参考にしたが，エビデンスとしては用いないこととした）

表2　バイアスリスク評価項目

選択バイアス	（1）ランダム系列生成 ・患者の割付がランダム化されているかについて，詳細に記載されているか
	（2）コンシールメント ・患者を組み入れる担当者に，組み入れる患者の隠蔽化がなされているか
実行バイアス	（3）盲検化 ・被験者は盲検化されているか，ケア供給者は盲検化されているか
検出バイアス	（4）盲検化 ・アウトカム評価者は盲検化されているか
症例減少バイアス	（5）ITT 解析 ・ITT 解析の原則を掲げて，追跡からの脱落者に対してその原則を遵守しているか
	（6）アウトカム報告バイアス ・それぞれの主アウトカムに対するデータが完全に報告されているか（解析における採用および除外データを含めて）
	（7）その他のバイアス ・選択アウトカム報告・研究計画書に記載されているにもかかわらず，報告されていないアウトカムがないか ・早期試験中止・利益があったとして，試験を早期中止していないか ・その他のバイアス

表3　エビデンスの質

A：**質の高いエビデンス（High）**
真の効果がその効果推定値に近似していると確信できる.

B：**中程度の質のエビデンス（Moderate）**
効果の推定値が中程度信頼できる.
真の効果は，効果の効果推定値におおよそ近いが，それが実質的に異なる可能性もある.

C：**質の低いエビデンス（Low）**
効果推定値に対する信頼は限定的である.
真の効果は，効果の推定値と，実質的に異なるかもしれない.

D：**非常に質の低いエビデンス（Very Low）**
効果推定値がほとんど信頼できない.
真の効果は，効果の推定値と実質的におおよそ異なりそうである.

2）アウトカムごと，研究デザインごとの蓄積された複数論文の総合評価

（1）初期評価：各研究デザイン群の評価

　・メタ群，ランダム群＝「初期評価 A」

　・非ランダム群，コホート群，ケースコントロール群，横断群＝「初期評価 C」

　・ケースシリーズ群＝「初期評価 D」

（2）エビデンスの確実性（強さ）を下げる要因の有無の評価

　・研究の質にバイアスリスクがある

　・結果に非一貫性がある

　・エビデンスの非直接性がある

　・データが不精確である

　・出版バイアスの可能性が高い

（3）エビデンスの確実性（強さ）を上げる要因の有無の評価

　・大きな効果があり，交絡因子がない

・用量–反応勾配がある

・可能性のある交絡因子が，真の効果をより弱めている

（4）総合評価：最終的なエビデンスの質「A，B，C，D」を評価判定した.

3）エビデンスの質の定義方法

エビデンスの確実性（強さ）は海外と日本で別の記載とせずに1つとした. またエビデンスは複数文献を統合・作成したエビデンス総体（body of evidence）とし，**表3**のA～Dで表記した.

4）メタアナリシス

システマティックレビューを行い，必要に応じてメタアナリシスを引用し，本文中に記載した.

3. 推奨の強さの決定

以上の作業によって得られた結果をもとに，治療の推奨文章の案を作成提示した. 次に推奨の強さを決めるために作成委員によるコンセンサス形成を図った.

推奨の強さは，①エビデンスの確実性（強さ），②患者の希望，③益と害，④コスト評価，の4項目を評価項目とした. コンセンサス形成方法はDelphi変法，nominal group technique（NGT）法に準じて投票を用い，70%以上の賛成をもって決定とした. 1回目で結論が集約できないときは，各結果を公表し，日本の医療状況を加味して協議のうえ，投票を繰り返した. 作成委員会はこの集計結果を総合して評価し，**表4**に示す推奨の強さを決定し，本文中の囲み内に明瞭に表記した.

推奨の強さは「強：強い推奨」，「弱：弱い推奨」の2通りであるが，「強く推奨する」や「弱く推奨する」という文言は馴染まないため，下記のとおり表記した. 投票結果を「合意率」として推奨の強さの次に括弧書きで記載した.

表4 推奨の強さ

推奨度	
強（強い推奨）	"実施する"ことを推奨する "実施しない"ことを推奨する
弱（弱い推奨）	"実施する"ことを提案する "実施しない"ことを提案する

4. 本ガイドラインの対象

1）利用対象：一般臨床医

2）診療対象：成人の患者を対象とした. 小児は対象外とした.

5. 改訂について

本ガイドラインは改訂第3版であり，今後も日本消化器病学会ガイドライン委員会を中心として継続的な改訂を予定している.

6. 作成費用について

本ガイドラインの作成はすべて日本消化器病学会が費用を負担しており，他企業からの資金

提供はない.

7. 利益相反について

1) 日本消化器病学会ガイドライン委員会では，統括委員・各ガイドライン作成・評価委員と企業との経済的な関係につき，各委員から利益相反状況の申告を得た（詳細は「利益相反（COI）に関する開示」に記す）．

2) 本ガイドラインでは，利益相反への対応として，日本肝臓学会との共同改訂によって意見の偏りを防ぎ，さらに委員による投票によって公平性を担保するように努めた．また，出版前のパブリックコメントを学会員から受け付けることで幅広い意見を収集した．

8. ガイドライン普及と活用促進のための工夫

1) フローチャートを提示して，利用者の利便性を高めた．

2) 書籍として出版するとともに，インターネット掲載を行う予定である．
・日本消化器病学会ホームページ
・日本医療機能評価機構 EBM 医療情報事業（Minds）ホームページ

3) 市民向けガイドライン情報提供として，わかりやすい解説を作成し，日本消化器病学会ホームページにて公開予定である．

■引用文献

1) 福井次矢，山口直人（監修）．Minds 診療ガイドライン作成の手引き 2014，医学書院，東京，2014
2) Higgins JPT, Thomas J, Chandler J, et al (eds). Cochrane Handbook for Systematic Reviews of Interventions version 6.0 (updated July 2019). <https://training.cochrane.org/handbook/current>［最終アクセス 2020 年 3 月 30 日］
3) 相原守夫．診療ガイドラインのための GRADE システム，第 3 版，中外医学社，東京，2018
4) The GRADE working group. Grading quality of evidence and strength of recommendations. BMJ 2004; **328**: 1490-1494 (printed, abridged version)
5) Guyatt GH, Oxman AD, Vist G, et al; GRADE Working Group. Rating quality of evidence and strength of recommendations GRADE: an emerging consensus on rating quality of evidence and strength of recommendations. BMJ 2008; **336**: 924-926
6) Guyatt GH, Oxman AD, Kunz R, et al; GRADE Working Group. Rating quality of evidence and strength of recommendations: What is "quality of evidence" and why is it important to clinicians? BMJ 2008; **336**: 995-998
7) Schünemann HJ, Oxman AD, Brozek J, et al; GRADE Working Group. Grading quality of evidence and strength of recommendations for diagnostic tests and strategies. BMJ 2008; **336**: 1106-1110
8) Guyatt GH, Oxman AD, Kunz R, et al; GRADE working group. Rating quality of evidence and strength of recommendations: incorporating considerations of resources use into grading recommendations. BMJ 2008; **336**: 1170-1173
9) Guyatt GH, Oxman AD, Kunz R, et al; GRADE Working Group. Rating quality of evidence and strength of recommendations: going from evidence to recommendations. BMJ 2008; **336**: 1049-1051
10) Jaeschke R, Guyatt GH, Dellinger P, et al; GRADE working group. Use of GRADE grid to reach decisions on clinical practice guidelines when consensus is elusive. BMJ 2008; **337**: a744
11) Guyatt G, Oxman AD, Akl E, et al. GRADE guidelines 1. Introduction-GRADE evidence profiles and summary of findings tables. J Clin Epidemiol 2011; **64**: 383-394
12) Guyatt GH, Oxman AD, Kunz R, et al. GRADE guidelines 2. Framing the question and deciding on important outcomes.J Clin Epidemiol 2011; **64**: 295-400
13) Balshem H, Helfand M, Schunemann HJ, et al. GRADE guidelines 3: rating the quality of evidence. J Clin Epidemiol 2011; **64**: 401-406
14) Guyatt GH, Oxman AD, Vist G, et al. GRADE guidelines 4: rating the quality of evidence - study limitation (risk of bias). J Clin Epidemiol 2011; **64**: 407-415
15) Guyatt GH, Oxman AD, Montori V, et al. GRADE guidelines 5: rating the quality of evidence - publication

bias. J Clin Epidemiol 2011; **64**: 1277-1282

16) Guyatt G, Oxman AD, Kunz R, et al. GRADE guidelines 6. Rating the quality of evidence - imprecision. J Clin Epidemiol 2011; **64**: 1283-1293

17) Guyatt GH, Oxman AD, Kunz R, et al; The GRADE Working Group. GRADE guidelines: 7. Rating the quality of evidence - inconsistency. J Clin Epidemiol 2011; **64**: 1294-1302

18) Guyatt GH, Oxman AD, Kunz R, et al; The GRADE Working Group. GRADE guidelines: 8. Rating the quality of evidence - indirectness. J Clin Epidemiol 2011; **64**: 1303-1310

19) Guyatt GH, Oxman AD, Sultan S, et al; The GRADE Working Group. GRADE guidelines: 9. Rating up the quality of evidence. J Clin Epidemiol 2011; **64**: 1311-1316

20) Brunetti M, Shemilt I, et al; The GRADE Working. GRADE guidelines: 10. Considering resource use and rating the quality of economic evidence. J Clin Epidemiol 2013; **66**: 140-150

21) Guyatt G, Oxman AD, Sultan S, et al. GRADE guidelines: 11. Making an overall rating of confidence in effect estimates for a single outcome and for all outcomes. J Clin Epidemiol 2013; **66**: 151-157

22) Guyatt GH, Oxman AD, Santesso N, et al. GRADE guidelines 12. Preparing Summary of Findings tables-binary outcomes. J Clin Epidemiol 2013; **66**: 158-172

本ガイドラインの構成

フローチャート

フローチャート1：肝硬変診断のフローチャート

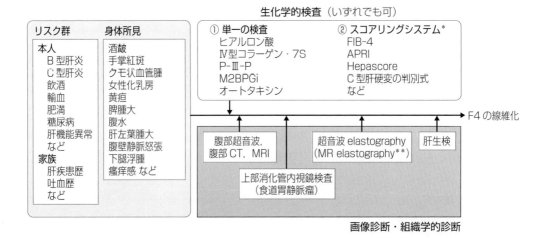

注：上記のフローチャートは肝硬変の診断に必須なF4の線維化にいたるものであり，肝硬変の原因（種類）を知るにはそれぞれの疾患に特有な生化学検査や組織学的特徴が必要である．
*：BQ 2-1 参照
**：保険適用外

フローチャート2：栄養療法

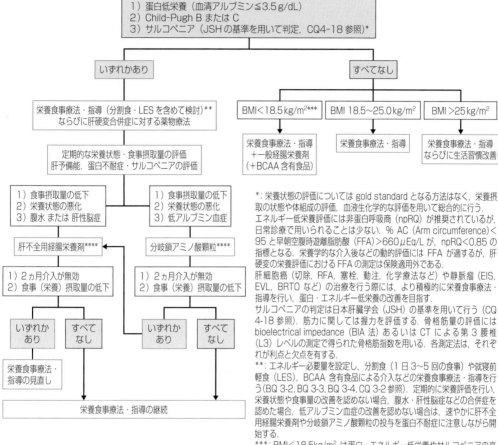

1）蛋白低栄養（血清アルブミン≦3.5 g/dL）
2）Child-Pugh B または C
3）サルコペニア（JSH の基準を用いて判定，CQ4-18 参照）*

いずれかあり

すべてなし

栄養食事療法・指導（分割食・LES を含めて検討）**
ならびに肝硬変合併症に対する薬物療法

BMI＜18.5 kg/m²***

BMI 18.5～25.0 kg/m²

BMI＞25 kg/m²

定期的な栄養状態・食事摂取量の評価
肝予備能，蛋白不耐症・サルコペニアの評価

栄養食事療法・指導
＋一般経腸栄養剤
（＋BCAA 含有食品）

栄養食事療法・指導

栄養食事療法・指導
ならびに生活習慣改善

1）食事摂取量の低下
2）栄養状態の悪化
3）腹水 または 肝性脳症

1）食事摂取量の低下
2）栄養状態の悪化
3）低アルブミン血症

肝不全用経腸栄養剤****

分岐鎖アミノ酸顆粒****

1）2ヵ月介入が無効
2）食事（栄養）摂取量の低下

1）2ヵ月介入が無効
2）食事（栄養）摂取量の低下

いずれか
あり

すべて
なし

いずれか
あり

すべて
なし

栄養食事療法・
指導の見直し

栄養食事療法・指導の継続

*：栄養状態の評価については gold standard となる方法はなく，栄養摂取の状態や体組成の評価，血液生化学的な評価を用いて総合的に行う．エネルギー低栄養評価には非蛋白呼吸商（npRQ）が推奨されているが，日常診療で用いられることは少ない．% AC（Arm circumference）＜95 と早朝空腹時遊離脂肪酸（FFA）＞660 μEq/L が，npRQ＜0.85 の指標となる．栄養学的な介入後などの動的評価には FFA が適するが，肝硬変の栄養評価における FFA の測定は保険適用外である．
肝細胞癌（切除，RFA，塞栓，動注，化学療法など）や静脈瘤（EIS，EVL，BRTO など）の治療を行う際には，より積極的に栄養食事療法・指導を行い，蛋白・エネルギー低栄養の改善を目指す．
サルコペニアの判定は日本肝臓学会（JSH）の基準を用いて行う（CQ 4-18 参照）．筋力に関しては握力を評価する．骨格筋量の評価には bioelectrical impedance（BIA 法）あるいは CT による第3 腰椎（L3）レベルの測定で得られた骨格筋指数を用いる．各測定法は，それぞれが利点と欠点を有する．
**：エネルギー必要量を設定し，分割食（1日3～5回の食事）や就寝前軽食（LES），BCAA 含有食品による介入などの栄養食事療法・指導を行う（BQ 3-2, BQ 3-3, BQ 3-4, CQ 3-2 参照）．定期的に栄養評価を行い，栄養状態や食事量の改善を認めない場合，腹水・肝性脳症などの合併症を認めた場合，低アルブミン血症の改善を認めない場合は，速やかに肝不全用経腸栄養剤や分岐鎖アミノ酸顆粒の投与を蛋白不耐症に注意しながら開始する．
***：BMI＜18.5kg/m² は蛋白・エネルギー低栄養やサルコペニアの高危険群であるため，定期的に栄養評価を行い，一般経腸栄養剤や BCAA 含有食品による介入を行う．
****：肝不全用経腸栄養剤の効能効果は「肝性脳症を伴う慢性肝不全患者の栄養状態の改善」，分岐鎖アミノ酸顆粒の効能効果は「食事摂取量が十分にもかかわらず低アルブミン血症を呈する非代償性肝硬変患者の低アルブミン血症の改善」である．血清アルブミン値が 3.5g/dL 以下の低アルブミン血症が適用対象となる．
分岐鎖アミノ酸製剤を 2ヵ月以上投与しても低アルブミン血症の改善が認められない場合，あるいは 1ヵ月の介入で食事（栄養）摂取量や BTR（BCAA to tyrosine ratio）に改善が認められない場合は，重症化予防のために，他の治療に切り替えるなど適切な処置を行う必要がある．

フローチャート3：腹水診断フローチャート

腹水分析

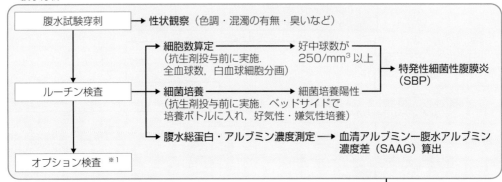

※1：オプション検査：「癌性腹膜炎」が疑われる場合には，細胞診や乳酸脱水素酵素（LDH）の測定，「結核性腹膜炎」が疑われる場合は抗酸菌塗抹染色・培養・PCR，アデノシンデアミナーゼの測定，「胆汁性腹膜炎」が疑われる場合は，腹水中のビリルビン濃度の測定，「膵炎による腹水」が疑われる場合は，腹水中のアミラーゼの測定，腸管穿孔などによる「二次性細菌性腹膜炎」が疑われる場合はグラム染色，腹水中のグルコース，LDH の測定，「乳び腹水」が疑われる場合は，腹水中の中性脂肪の測定，などを検討する．

鑑別診断

SAAG 1.1 g/dL 以上	肝硬変（肝不全） 多発肝腫瘍・肝転移 急性肝不全 アルコール性肝炎 Budd-Chiari 症候群 sinusoidal obstruction syndrome（veno-occlusive disease） 心不全 甲状腺機能低下症
SAAG 1.1 g/dL 未満	ネフローゼ症候群 癌性腹膜炎 結核性腹膜炎 胆汁性腹膜炎 膵炎

【解説】
ルーチン検査として，腹水試験穿刺で得られた腹水を用いて，総蛋白，アルブミン測定，細胞数算定，細菌培養などを行う．
腹水の原因を推定する指標として，血清と腹水のアルブミン濃度差（血清アルブミン濃度－腹水アルブミン濃度：serum-ascites albumin gradient：SAAG）があり，SAAG が 1.1 g/dL 以上の場合は漏出性，1.1 未満の場合は滲出性と判断される．この指標は肝性腹水の診断に有用であるが，例外もあるため，総合的判断が必要である．腹水蛋白濃度が 2.5 g/dL 以下ならば漏出性，4.0 g/dL 以上ならば滲出性との定義よりも，SAAG のほうがより信頼性が高い（BQ 4-3）．
特発性細菌性腹膜炎（SBP）は，細菌培養が陽性の場合や，細菌培養が陰性であっても腹水中の好中球数が 250/mm³ 以上の場合に診断される．好中球エステラーゼ試験紙法は，SBP の簡便な迅速診断法であり，好中球数算定が困難な状況では有用である（保険適用外）．

フローチャート4：腹水治療

Ⅰ．単純性腹水：感染や肝腎症候群を伴っていない腹水
　　Grade 1：少量の腹水で，画像検査でしか診断できないもの
　　Grade 2：中等量の腹水で，理学的に貯留が明らかなもの
　　Grade 3：大量の腹水で，腹部が膨隆しているもの
Ⅱ．複雑性腹水：
　①難治性腹水：★1
　　利尿薬抵抗性腹水：食事の塩分を制限し，利尿薬やアルブミン製剤を使用しても減少しないもの　★2★3
　　利尿薬不耐性腹水：利尿薬の増量により，腎機能低下や肝性脳症が発生するもの
　②特発性細菌性腹膜炎

単純性腹水の治療

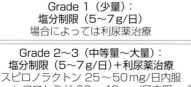

Grade 1（少量）：
塩分制限（5〜7 g/日）
場合によっては利尿薬治療

Grade 2〜3（中等量〜大量）：
塩分制限（5〜7 g/日）＋利尿薬治療
スピロノラクトン 25〜50 mg/日内服
± フロセミド 20〜40 mg/日内服　※1

上記治療抵抗例・不耐例

トルバプタン 3.75〜7.5 mg/日内服
（入院の上で開始）　※2

トルバプタン抵抗例　　　　　　トルバプタン不耐例
腎機能障害なし

アルブミン製剤投与＋利尿薬静注治療
カンレノ酸カリウム 100〜200 mg
＋フロセミド 20 mg 静注　※3

抵抗例・不耐例　　　　　　　　　難治性腹水

難治性腹水の治療

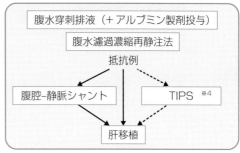

腹水穿刺排液（＋アルブミン製剤投与）

腹水濾過濃縮再静注法

抵抗例

腹腔-静脈シャント　　　　　TIPS　※4

肝移植

※1：添付文書上，フロセミドは80mg，スピロノラクトンは100mgまで増量可能．腎機能の悪化に注意する．
※2：トルバプタンは入院のうえ，治療開始する．添付文書上，7.5mgを1日1回経口投与するが，3.75mgから開始する場合は，反応性が乏しければ，7.5mgを上限として増量する．
※3：少量より開始し，症状に応じて適宜増量する．添付文章上，カンレノ酸カリウムは600mgまでは増量可能．フロセミドは年齢，症状により適宜増量する．腎機能の悪化に注意する．
※4：TIPSは，現時点ではわが国では保険適用外．
★1：難治性腹水とは，医学的治療により減量困難な腹水，もしくは早期再発がみられる腹水とされる．【注釈】①上記病態の前提として，少なくとも1週間の集中的な利尿薬治療と塩分制限を受けていなければならない．②早期再発とは，医学的治療により，初回の腹水減少が得られたあと，4週間以内にGrade 2またはGrade 3の腹水が再発した場合とされる．（EASL ガイドライン2018より）
★2：Na排泄性利尿薬（スピロノラクトン・フロセミド）抵抗性（反応性欠如）の診断は，治療開始後，4日以上経過しても0.8kg以下の体重減少しか認めないことや，尿中Na排泄量が，Na摂取量よりも少ないことなどを考慮して行う．（EASL ガイドライン2018より）
★3：トルバプタンの肝性浮腫治療の有効性の判定については，「トルバプタン投与後1週間の時点で1.5kg以上の体重減少が得られ，臨床症状（浮腫，呼吸困難，腹部膨満感）の改善が認められたもの」を有効とする．

【解説】
Grade 1（少量）の腹水には，食塩摂取制限（5〜7 g/日），場合によっては利尿薬治療を行う．**Grade 2〜3（中等量〜大量）の腹**水には，塩分制限のうえ，スピロノラクトン（25〜50 mg/日）を第一選択薬として投与する．効果不十分時にはフロセミド（20〜40 mg/日）を併用するが低用量から開始し，高度の腎障害合併時にはフロセミドの使用量は十分に考慮すべきである．添付文書上，フロセミドは80 mg，スピロノラクトンは100 mgまで増量可能だが，腎機能の悪化に注意する．これらの治療に対する**抵抗例・不耐例**には，入院のうえ，塩分制限，トルバプタン（3.75〜7.5 mg/日）の追加投与を行う．トルバプタンは，添付文書上，7.5 mgを1日1回経口投与するが，3.75 mgから開始する場合は，反応性が乏しければ，7.5 mgを上限として増量する（BQ 4-4，BQ 4-6，BQ 4-7，CQ 4-10）．トルバプタン抵抗例で腎機能障害がないものには，カンレノ酸カリウム100〜200 mgやフロセミド20 mgの静注などを行うが，少量より開始する．添付文章上，カンレノ酸カリウムは600 mgまで，フロセミドは年齢や症状により適宜増量可能である．また，高度の低アルブミン血症（2.5 g/dL 未満）では，アルブミン製剤投与を検討する（BQ 4-5）（保険上用量に制限あり）．なお，全般を通じ，利尿薬投与時には，underfillingと腎障害，電解質異常に特に注意するべきである．
難治性腹水に対しては，腹水穿刺排液や腹水濾過濃縮再静注法（CQ 4-9）を行う．腹水穿刺排液の初回実施時は，全身状態に注意しながら行う．大量腹水穿刺時のアルブミン製剤投与は，排液後循環不全の防止に有効である（BQ 4-8）（保険上用量に制限あり）．**不応例**には，腹腔-静脈シャントを考慮する（経頸静脈肝内門脈大循環シャント術（TIPS）は現時点では日本では保険適用外）（BQ 4-9，FRQ 4-2）．これら治療が有効でない場合，可能な場合は肝移植を検討する．なお，ここに記載した治療は普遍的なものではなく，個々の患者の状態に応じた治療を行う．
【参考】
厚生労働省の肝機能障害の身体障害者手帳の診断書作成の際，肝機能障害の重症度の項目内に，Child-Pugh分類に基づき，腹水の程度（なし，軽度，中等度以上）と量の記載欄があり，「原則として，超音波検査，体重の増減，穿刺による排出量を勘案して見込まれる量が概ね1L以上を軽度，3L以上を中程度以上とする」との注釈がある．本ガイドラインにおける単純性腹水のGradeとの関連性については，概ね，Grade 1が軽度，Grade 2，3が中等度以上に相当すると考えられる．

1. 肝腎症候群

肝腎症候群の診断基準

1. 腹水を伴う肝硬変である．
2. 血清クレアチニン値が 1.5 mg/dL を超える．
3. 少なくとも 2 日以上の利尿薬の中止と，アルブミンによる容量負荷によっても血清クレアチニン値が改善しない．このときのアルブミン投与量は 1 g/kg/ 日が推奨される．
4. ショック状態ではない．
5. 現在あるいは最近，腎毒性薬が使用されていない．
6. 腎実質障害が認められない．尿蛋白（＞ 500 mg/ 日），顕微鏡的血尿（50/ hpf 以上），および超音波検査における腎の異常を腎実質障害とする．

(Salerno F, et al. Gut 2007; 56: 1310-1318 を参考に作成)

肝硬変患者における急性腎障害

項目	定義
血清クレアチニンの基礎値	入院前 3 ヵ月以内の血清クレアチニン値を基礎値とする 入院 3 ヵ月以内に複数の検査値があれば，入院に最も近いものを用いる 入院以前の血清クレアチニン値がなければ，入院時の血清クレアチニン値を用いる
急性腎障害の定義	48 時間以内に血清クレアチニン値 0.3 mg/dL 以上の上昇，あるいは 7 日以内に血清クレアチニン値の 50%以上の上昇
急性腎障害の病期分類	1A 期：血清クレアチニン値＜ 1.5 mg/dL 1B 期：血清クレアチニン値≧ 1.5 mg/dL 2 期：血清クレアチニンの基礎値から 2〜3 倍の上昇 3 期：血清クレアチニンの基礎値から 3 倍以上の上昇　あるいは 　　　血清クレアチニン値 4.0 mg/dL 以上への上昇（基礎値から 0.3 mg/dL 以上の急性の増加を伴う）　あるいは腎代替療法の導入
急性腎障害の進行	進行：より高い病期への移行，あるいは腎代替療法の導入 改善：より低い病期への移行
治療反応性	無応答：急性腎障害の改善がない場合 部分応答：血清クレアチニンの基礎値から 0.3 mg/dL 以上の上昇はあるが，急性腎障害の病期の改善がある場合 完全応答：血清クレアチニンの基礎値から 0.3 mg/dL 以内に戻る場合

(European Association for the Study of the Liver. J Hepatol 2018; 69: 406-460 を参考に作成)

2. 肝性脳症

肝性脳症の分類

分類	要因
A	急性肝不全に起因するもの
B	主に門脈 – 大循環シャント・バイパスに起因するもの
C	肝硬変症に起因するもの

(Vilstrup H, et al. Hepatology 2014; 60: 715-735 を参考に作成)

肝性脳症の昏睡度分類

WHC	ISHEN	説明	提唱される基準	コメント
異常なし		○神経・心理機能検査正常 ○臨床症状なし	○神経・心理検査実施して正常	
Minimal		○心理もしくは神経生理学的試験で異常を示す ○臨床的には神経精神症状なし	○確立した心理テストもしくは神経心理テストで異常を示す ○臨床症状なし	○普遍的な診断基準なし
Grade 1	Covert（不顕性）	○わずかな注意欠如 ○多幸感もしくは不安 ○注意力の持続短縮 ○足し算あるいは引き算が不良 ○睡眠リズムの変化	○時間空間認識能は保たれているが，患者本来ものと比べて臨床検査もしくは診察で認知・行動低下が存在する	○臨床症状は通常再現性に乏しい
Grade Ⅱ	Overt（顕性）	○無気力・無関心 ○時間の認識障害 ○顕著な性格変化 ○不適切な振る舞い ○失調症 ○固定姿勢保持困難（羽ばたき振戦）	○時間の認識障害（少なくとも次の３つを間違う；日付，曜日，月，季節，年） ○その他のあげた症状を伴うこともある	○臨床症状は様々だが，ある程度再現性ある
Grade Ⅲ		○傾眠～半昏睡 ○刺激に反応あり ○錯乱 ○全体的な見当識障害 ○奇妙な行動	○空間の認識障害（少なくとも次の３つを間違う；国，地方，市町村，場所） ○その他のあげた症状を伴うこともある	○臨床症状はある程度再現性あり
Grade Ⅳ		○昏睡	○痛覚刺激にも無反応	○昏睡状態で再現可能

WHC：West Heaven Criteria，ISHEN：International Society for Hepatic Encephalopathy and Nitrogen Metabolism

註：日本の犬山シンポジウムの昏睡度分類は WHC の Grade ⅠからⅣに該当し，この部分をⅠ～Ⅴまでの５段階に分けるものとなっている．わが国の身体障害者手帳制度の肝機能障害の認定では，これを用いた Child-Pugh 分類での肝性脳症項目の２点（軽度：Ⅰ～Ⅱ）および３点（昏睡：Ⅲ度以上）が対象となっている．

(Vilstrup H, et al. Hepatology 2014; 60: 715-735 を参考に作成)

3. Child-Pugh 分類

Child-Pugh 分類

評点	1 点	2 点	3 点
肝性脳症	なし	軽度（Ⅰ・Ⅱ）	昏睡（Ⅲ以上）
腹水	なし	軽度	中度量以上
血清ビリルビン値（mg/dL）*	2.0 未満	2.0〜3.0	3.0 超
血清アルブミン値（g/dL）	3.5 超	2.8〜3.5	2.8 未満
プロトロンビン時間活性値 (%) 国際標準比（INR）**	70 超 1.7 未満	40〜70 1.7〜2.3	40 未満 2.3 超

*：血清ビリルビン値は, 胆汁うっ滞（PBC）の場合は, 4.0 mg/dL 未満を 1 点とし, 10.0 mg/dL 以上を 3 点とする.
**：INR：International normalized ratio

各項目のポイントを加算し, その合計点で分類する

class A	5〜6 点
class B	7〜9 点
class C	10〜15 点

(Pugh RN et al. Br J Surg 1973; 60: 646-649 を参考に作成)

クエスチョン一覧

第4章　肝硬変合併症の診断・治療

略語一覧

2D-SWE	two dimensional shear wave elastography	
AASLD	American Association for the Study of Liver Diseases	
ACE	angiotensin converting enzyme	アンジオテンシン変換酵素
ACLF	acute-on-chronic liver failure	
AFP	α-fetoprotein	αフェトプロテイン
AIH	autoimmune hepatitis	自己免疫性肝炎
AKI	acute kidney injury	急性腎障害
ALBI	albumin-bilirubin	
AlT	alanine transaminase	アラニンアミノトランスフェラーゼ
AMA	anti-mitochondrial antibody	抗ミトコンドリア抗体
APASL	Asian Pacific Association for the Study of the Liver	アジア太平洋肝臓病学会
APRI	aspartate aminotransferase to platelet ratio index	
AQP	aquaporin	アクアポリン
ARB	angiotensin Ⅱ receptor blocker	アンジオテンシンⅡ受容体拮抗薬
ARFI	acoustic radiation force impulse	
AST	aspartate transaminase	アスパラギン酸アミノ基転移酵素
BCAA	branched chain amino acid	分岐鎖アミノ酸製剤
BIA	bioelectrical impedance	
BMI	body mass index	
BRTO	balloon-occluded transfemoral obliteration	バルーン下逆行性経静脈的静脈瘤塞栓術
BSG	British Society of Gastroenterology	
BT	bacterial translocation	
BTR	BCAA to tyrosine ratio	
BUN	blood urea nitrogen	血清尿素窒素
CA	cyanoacrylate	シアノアクリレート
CART	cell-free and concentrated ascites reinfusion therapy	腹水濾過濃縮再静注法
CHE	covert hepatic encephalopathy	不顕性肝性脳症
CI	confidence interval	信頼区間
CKD	chronic kidney disease	慢性腎臓病
CP	Child-Pugh	
DAA	direct acting antivirals	直接作用型抗ウイルス薬
DPP-4	dipeptidyl peptidase-4	
EASL	European Association for the Study of the Liver-chronic liver failure	欧州肝臓学会
eGFR	estimated glomerular filtration rate	推定糸球体濾過量
EIS	endoscopic injection sclerotherapy	内視鏡的静脈瘤硬化療法
ELTR	European Liver Transplant Registry	
eNOS	endothelial nitric oxide synthase	
ERA	endothelin receptor antagonist	エンドセリン受容体拮抗薬
ESPEN	European Society for Clinical Nutrition and Metabolism	
EVL	endoscopic variceal ligation	内視鏡的静脈瘤結紮術
FFA	free fatty acid	遊離脂肪酸

FIB-4	Fibrosis-4	
γ-GTP	γ-glutamyltransferase	γ-グルタミルトランスフェラーゼ
HBV	hepatitis B virus	B型肝炎ウイルス
HCV	hepatitis C virus	C型肝炎ウイルス
HR	hazard ratio	ハザード比
HRS	hepatorenal syndrome	肝腎症候群
HVPG	hepatic venous pressure gradient	肝静脈圧較差
IFN	iInterferon	インターフェロン
IsMn	isosorbide-5-mononitrate	一硝酸イソソルビド
LDH	lactate dehydrogenase	乳酸脱水素酵素
LES	late evening snack	
MELD	Model for End-Stage Liver Disease	
MHE	minimal hepatic encephalopathy	ミニマル肝性脳症
mPAP	mean pulmonary arterial pressure	平均肺動脈圧
MRE	magnetic response elastography	
MRE	magnetic resonance elastography	
NAFLD	nonalcoholic fatty liver disease	非アルコール性脂肪性肝疾患
NASH	nonalcoholic steatohepatitis	非アルコール性脂肪肝炎
NCT	number connection test	
npRQ	non-protein respiratory quotient	非蛋白呼吸商
NSBB	nonselective beta-blocker	非選択的βブロッカー
OR	odds ratio	オッズ比
P-Ⅲ-P	procollagen Ⅲ peptide	プロコラーゲンⅢペプチド
PAH	pulmonary arterial hypertension	門脈圧亢進に関連した肺動脈性肺高血圧症
PBC	primary biliary cholangitis	原発性胆汁性胆管炎
PCR	polymerase chain reaction	
PDE5	phosphodiesterase type-5	ホスホジエステラーゼ5
PELD	pediatric end stage liver disease	
PEM	protein-energy malnutrition	蛋白・エネルギー低栄養
PHG	portal hypertensive gastropathy	門脈圧亢進症性胃症
PI	pulsatility index	
PICD	paracentesis-induced circulatory dysfunction	
PoPH	portopulmonary hypertension	門脈圧亢進症に伴う肺動脈性肺高血圧症
PPI	proton pump inhibitor	プロトンポンプインヒビター
PSC	primary sclerosing cholangitis	原発性硬化性胆管炎
PSE	partial splenic embolization	部分的脾塞栓術
pSWE	point shear wave elastography	
PT-INR	prothrombin time International Normalized Ratio	プロトロンビン時間国際標準比
PTFE	polytetrafluoroethylene	ポリテトラフルオロエチレン
PVR	pulmonary vascular resistance	肺血管抵抗
QOL	quality of life	生活の質
RAA	renin-angiotensin-aldosterone	レニン・アンジオテンシン・アルドステロン

REE	resting energy expenditure	安静時エネルギー消費量
RFA	radiofrequency ablation	経皮的ラジオ波焼灼療法
RI	resistive index	
RTE	real-time tissue elastography	
SAAG	serum-ascites albumin gradient	
SBP	spontaneous bacterial peritonitis	特発性細菌性腹膜炎
SGLT2	sodium glucose cotransporter 2	ナトリウム / グルコース共輸送体 2
SVR	sustained virological response	持続的ウイルス陰性化
TDF	tenofovir	テノホビル
TE	transient elastography	
TIPS	transjugular intrahepatic portosystemic shunt	経頸静脈肝内門脈大循環シャント術
UDCA	ursodeoxycholic acid	ウルソデオキシコール酸
UNOS	United Network for Organ Sharing	
VTQ	virtual touch quantification	
WAIS	Wechsler adult intelligence scale	

第1章
疫学

BQ 1-1

肝硬変の原因や病態はどのようなものか？

回答

● 肝細胞の壊死・脱落と再生の過程で，線維化と肝類洞の毛細血管化を生じることによって成立する．肝実質細胞の減少，線維化と構造改築による血流障害，門脈–大循環シャント形成，などにより，門脈圧亢進，腹水，肝性脳症，肺障害，心障害，腎障害，血清ナトリウム低下などを引き起こす．さらに肝細胞癌発生の危険性が高い．わが国の肝硬変の成因別頻度はC型肝炎が最多であるが近年減少傾向にあり，NASHなど非B非Cの頻度が増加傾向にある．

解説

　肝硬変は，肝臓全体に再生結節が形成され，再生結節を線維性隔壁が取り囲む病変と定義され，肝疾患の終末像である．病因は慢性ウイルス性肝炎，アルコール性肝疾患，自己免疫性肝疾患が代表的疾患であり，肝細胞が慢性に，持続的に傷害されることに起因するが，劇症肝炎などで肝細胞に広範壊死が生じたあとに結節性再生が起こり肝硬変に進展する場合もある．肝機能がよく保たれ臨床症状がほとんどない代償性肝硬変と肝性脳症，黄疸，腹水，浮腫，出血傾向など肝不全に起因する症状が出現する非代償性肝硬変に分類される[1]．一般にChild-Pugh B以上（Child-Pugh score 7点以上）または過去に非代償性肝硬変の既往・治療歴がある場合に非代償性肝硬変としている[2]が，ガイドラインなどで明確な指針は示されていない．表1に肝硬変の機能的分類を示した．

　わが国の2018年の肝硬変成因別調査[3,4]では，B型肝炎11.5%，C型肝炎48.2%，B型＋C型0.7%，アルコール性19.9%，NASH 6.3%，胆汁うっ滞型3.4%，自己免疫性2.7%，うっ血性0.4%，代謝性0.2%，薬物性0.06%，特殊な感染症0.01%，原因不明6.6%とC型肝炎が最多である[4]が，2008年の調査ではC型肝炎60.9%，アルコール性13.6%，NASH 2.1%であっ

表1　機能的分類

1）代償性肝硬変
　○肝機能がよく保たれており，臨床症状はほとんどない．
　○肝脾腫，クモ状血管腫，手掌紅斑，食道静脈瘤などが存在していても，無症候性の場合は代償性とする．
2）非代償性肝硬変
　○肝性脳症，黄疸，腹水，浮腫，出血傾向など，肝不全に起因する症状が出現する．
　○治療を行わない状態で分類し，治療後に無症候性となった症例も非代償性とする．
　○現在あるいは以前に非代償性肝硬変であることを次のいずれかの基準で判定する．
　　Child-Pugh score 7点（分類B）以上
　　「非代償性肝硬変の対象医療行為」*の治療歴を現在あるいは以前に有する．

*：腹腔穿刺，胸水・腹水濾過濃縮再静注法，内視鏡的食道・胃静脈瘤結紮術などの肝不全および肝硬変合併症に対する治療．（腹水・肝性脳症・低栄養に対する内服薬治療などを含むものとする）

た[5]．C型肝炎による肝硬変の比率が減少しており，アルコール性やNASHの比率が増加している．

肝硬変では，門脈圧亢進により側副血行路が生じる[6]．食道，胃や直腸に生じた静脈瘤は出血の危険性があり，出血は致死的な結果をもたらすことがある[7]．門脈圧亢進は，脾腫の原因となり，そのため汎血球減少症を引き起こす[8]．また，実質細胞の低下によると考えられるが，ホルモンなどの代謝異常が生じる[9]．

門脈圧亢進と血清アルブミンの低下などにより腹水が生じ[10~12]，腹水貯留は有効循環血漿量低下を招き腎血流が低下する．これによりレニン・アンジオテンシン系の亢進，キニン・カリクレイン系の低下，腎交感神経亢進やバソプレシンの増加が生じて血清ナトリウム低下など，体液・電解質異常を引き起こす[13~19]．

腸内細菌により産生されるアンモニアなどの毒性物質は門脈から肝臓に流入するが，門脈-大循環シャントの形成に伴い，肝で代謝されない毒性物質が血液脳関門を通過して大脳機能の障害を引き起こし，肝性脳症をきたす[20~22]．

腸内細菌叢の変化によるdysbiosisや腸管透過性の亢進が生じ[23~25]，これは肝性脳症や特発性細菌性腹膜炎などの易感染性などと関連している．

また，末期肝硬変では，NOの産生が亢進する一方で多くの血管収縮因子が増強し，腎皮質血管の攣縮により腎内血行動態の不安定状態と腎血流分布異常が生じる[26,27]．この可逆性・機能性の腎障害は急性腎障害（AKI）または肝腎症候群と呼ばれる[28,29]．また，NO産生亢進に関連して肺血管床の血管拡張・血管新生が起こり，肺障害（換気血流不均衡）を生ずると考えられ，肝肺症候群と呼ばれる[30,31]．さらに末期肝硬変では，心筋障害をきたすことがある[32,33]．その発生機序の詳細は不明であるが，交感神経系の亢進などによりhyperdynamicな循環系となり，心臓への負荷が大きくなることが考えられている[34]．

さらに，肝硬変では肝細胞癌の発生の危険性が高く，最も大きな死亡原因となっている．

▌文献▌

1）日本肝臓学会（編）．慢性肝炎・肝硬変の診療ガイド2019，文光堂，東京，2019
2）「肝がん研究の推進及び肝がん患者等への支援のための最適な仕組みの構築を目指した研究」成果報告．https://www.mhlw.go.jp/file/05-Shingikai-10905750-Kenkoukyoku-Kanentaisakusuishinshitsu/0000197783.pdf
3）西口修平（監修）．肝硬変の成因別実態2018，医学図書出版，東京，2019（ケースシリーズ）
4）Enomoto H, Ueno Y, Hiasa Y, et al. Transition in the Etiology of Liver Cirrhosis in Japan: A Nationwide Survey. J Gastroenterol 2020; **55**: 353-362（ケースシリーズ）
5）Michitaka K, Nishiguchi S, Aoyagi Y, et al. Etiology of liver cirrhosis in Japan: a nationwide survey. J Gastroenterol 2010; **45**: 86-94（ケースシリーズ）
6）Sudhamshu KC, Matsutani S, Maruyama H, et al. Doppler study of hepatic vein in cirrhotic patients: correlation with liver dysfunction and hepatic hemodynamics. World J Gastroenterol 2006; **12**: 5853-5858（ケースシリーズ）
7）Sharma BC, Sarin SK. Hepatic venous pressure gradient in cirrhosis: role in variceal bleeding, non-bleeding complications and outcome. Asian J Surg 2006; **29**: 113-119（ケースシリーズ）
8）星野　博，多羅尾和郎，伊藤義彦，ほか．代償性肝硬変症の成因による肝臓と脾臓の容積に関する研究—CTscanによる測定結果．日本消化器病学会雑誌 1988; **85**: 2577-2582（ケースシリーズ）
9）Gluud C. Testosterone and alcoholic cirrhosis: epidemiologic, pathophysiologic and therapeutic studies in men. Dan Med Bull 1988; **35**: 564-575
10）Ginès P, Fernandez-Esparrach G, Arroyo V. Ascites and renal functional abnormalities in cirrhosis: pathogenesis and treatment. Baillieres Clin Gastroenterol 1997; **11**: 365-385
11）Gerbes AL. Pathophysiology of ascites formation in cirrhosis of the liver. Hepatogastroenterology 1991; **38**: 360-364

12) Kashani A, Landaverde C, Medici V, et al. Fluid retention in cirrhosis: pathophysiology and management. QJM 2008; **101**: 71-85

13) Salerno F, Guevara M, Bernardi M, et al. Refractory ascites: pathogenesis, definition and therapy of a severe complication in patients with cirrhosis. Liver Int 2010; **30**: 937-947

14) John S, Thuluvath PJ. Hyponatremia in cirrhosis: Pathophysiology and management. World J Gastroenterol 2015; **21**: 3197-3205

15) Cardenas A, Arroyo V. Mechanisms of water and sodium retention in cirrhosis and the pathogenesis of ascites. Best Pract Res Clin Endocrinol Metab 2003; **17**: 607-622

16) Palmer BF. Pathogenesis of ascites and renal salt retention in cirrhosis. J Investig Med 1999; **47**: 183-202

17) Levy M. Pathogenesis of sodium retention in early cirrhosis of the liver: evidence for vascular overfilling. Semin Liver Dis 1994; **14**: 4-13

18) Rector WG Jr, Hossack KF. Pathogenesis of sodium retention complicating cirrhosis: is there room for diminished "effective" arterial blood volume? Gastroenterology 1988; **95**: 1658-1663 (ケースシリーズ)

19) Epstein M. Pathogenesis of renal sodium handling in cirrhosis: a reappraisal. Am J Nephrol 1983; **3**: 297-309

20) Moriwaki H, Shiraki M, Iwasa J, et al. Hepatic encephalopathy as a complication of liver cirrhosis: an Asian perspective. J Gastroenterol Hepatol 2010; **25**: 858-863

21) Haussinger D, Schliess F. Pathogenetic mechanisms of hepatic encephalopathy. Gut 2008; **57**: 1156-1165

22) Gerber T, Schomerus H. Hepatic encephalopathy in liver cirrhosis: pathogenesis, diagnosis and management. Drugs 2000; **60**: 1353-1370

23) Qin N, Yang F, Li A, et al. Alterations of the human gut microbiome in liver cirrhosis. Nature 2014; **513**: 59-64

24) Bajaj JS, Hylemon PB, Ridlon JM, et al. Colonic mucosal microbiome differs from stoolmicrobiome in cirrhosis and hepatic encephalopathy and is linked to cognition and inflammation. Am J Physiol Gastrointest Liver Physiol 2012; **303**: G675-G685

25) Bajaj JS, Ridlon JM, Hylemon PB, et al. Linkage of gut microbiome with cognition in hepatic encephalopathy. Am J Physiol Gastrointest Liver Physiol 2012; **302**: G168-G175

26) Newell GC. Cirrhotic glomerulonephritis: incidence, morphology, clinical features, and pathogenesis. Am J Kidney Dis 1987; **9**: 183-190

27) Arroyo V, Ginés P, Rimola A, et al. Renal function abnormalities, prostaglandins, and effects of nonsteroidal anti-inflammatory drugs in cirrhosis with ascites: an overview with emphasis on pathogenesis. Am J Med 1986; **81**: 104-122

28) Ginès P, Sort P. Pathophysiology of renal dysfunction in cirrhosis. Digestion 1998; **59** (Suppl 2): 11-15

29) EASL Clinical Practice Guidelines for the management of patients with decompensated cirrhosis. J Hepatol 2018; **69**: 406-460 (ガイドライン)

30) Sussman NL, Kochar R, Fallon MB. Pulmonary complications in cirrhosis. Curr Opin Organ Transplant 2011; **16**: 281-288

31) Moller S, Krag A, Henriksen JH, et al. Pathophysiological aspects of pulmonary complications of cirrhosis. Scand J Gastroenterol 2007; **42**: 419-427

32) Al-Hamoudi WK. Cardiovascular changes in cirrhosis: pathogenesis and clinical implications. Saudi J Gastroenterol 2010; **16**: 145-153

33) Moller S, Henriksen JH. Cirrhotic cardiomyopathy: a pathophysiological review of circulatory dysfunction in liver disease. Heart 2002; **87**: 9-15

34) Moller S, Henriksen JH. Cardiovascular dysfunction in cirrhosis: pathophysiological evidence of a cirrhotic cardiomyopathy. Scand J Gastroenterol 2001; **36**: 785-794

FRQ 1-1

Acute-on-chronic liver failure (ACLF) の病態はどのようなものか？

回答

● ACLF は肝硬変患者における肝機能の急性増悪であり，何らかの誘因により発症・増悪し，28 日以内に急激に肝不全にいたる病態である．ACLF の進行における正確な病態は解明されていないが，多臓器にわたる集学的治療を必要とし，致死率は高い．

解説

　ACLF (acute-on-chronic liver failure) の病態は肝硬変患者 (Child-Pugh score 9 点以下) における肝機能の急性増悪であり，ウイルス性肝炎や自己免疫性肝炎などの原疾患の急性増悪に加えて，肝硬変患者におけるアルコール多飲，静脈瘤破裂，凝固異常に伴う筋肉出血，bacterial translocation を背景とした特発性細菌性腹膜炎，敗血症とそれに起因した全身の炎症性サイトカインの増加などによる増悪要因により，短期間に肝不全に進行するものである．明らかな誘因が特定できない場合も多い[1]．ACLF の進行における正確な病態は解明されていないが，重症度は多臓器不全の程度により規定される．ACLF は多臓器不全に対する集学的治療を必要とし，海外では致死率は 50〜90% と報告されている[2]．ACLF に対し，28 日以降にゆるやかに肝不全にいたる "chronic decompensation" はほとんどの場合不可逆的な病態であり，根本的な治療の選択肢としては肝移植以外ない[3]．

　ACLF の患者において，病態および予後を把握，決定するのに背景肝疾患の重症度，誘因の種類および重症度，炎症の重症度および生体の反応性，臓器不全の程度が重要である[4]．ACLF の定義はアジア太平洋肝臓病学会（Asian Pacific Association for the Study of the Liver：APASL)[3] では「慢性肝障害を背景とした患者に発生した，黄疸や凝固障害を伴う急性肝機能障害であり，4 週間以内に腹水および脳症を合併する」，欧州肝臓学会/慢性肝不全（European Association for the Study of the Liver-chronic liver failure：EASL-Clif）コンソーシアム[5] では「肝硬変における急性肝機能障害であり，肝臓を含む多臓器不全を呈し，28 日以内の短期間で 15% 以上の高い致死率を有する」としており，この 2 つの定義は異なっている（表 1）．本邦での診断基

表 1　APASL と EASL-Clif コンソーシアムにおける ACLF の定義

APASL	EASL-Clif コンソーシアム
慢性肝障害を背景とした患者に発生した，黄疸（血清総ビリルビン値 5 mg/dL 以上）や凝固障害（プロトロンビン時間 INR が 1.5 ないし同活性が 40% 未満）を伴う急性肝機能障害であり，4 週間以内に腹水および脳症を合併する．	肝硬変における急性肝機能障害であり，肝臓を含む多臓器不全を呈し，28 日以内の短期間で 15% 以上の高い致死率を有する．

(Moreau R, et al. Gastroenterology 2013; 144: 1426-1437 [5] および Jalan R, et al. J Hepatol 2014; 61: 1038-1047 [8] を参考に作成)

表2 わが国における acute-on chronic liver failure（ACLF）の診断基準（案）と重症度分類

診断基準（案）

Child-Pugh score が5～9点の代償性ないし非代償性肝硬変に，アルコール多飲，感染症，消化管出血，原疾患増悪などの増悪要因が加わって，28日以内に高度の肝機能異常に基づいて，プロトロンビン時間 INR が1.5以上ないし同活性が40％以下で，血清総ビリルビン値が5.0 mg/dL 以上を示す肝障害を ACLF と診断する．なお，その重症度に関しては，肝，腎，中枢神経，血液凝固，循環器，呼吸器の臓器機能障害の程度に応じて4段階に分類する．

重症度分類

a）臓器不全の基準

臓器機能	基準
肝臓	血清総ビリルビン値 ≧ 12 mg/dL
腎臓	血清クレアチニン値 ≧ 2 mg/dL ないし血液透析の実施
中枢神経	昏睡Ⅲ度以上の肝性脳症（犬山分類）
血液凝固	プロトロンビン時間 INR ＞ 2.5 ないし末梢血血小板数 ≦ 20,000/μL
循環器	ドパミンないしドブタミンの投与
呼吸器	動脈酸素分圧（PaO_2）/ 吸入酸素分圧（FiO_2）≦ 200 ないし経皮的動脈酸素飽和度（SpO_2）/FiO_2 ≦ 200

b）重症度の基準

Grade	基準
0	（1）臓器機能不全なし （2）腎臓以外の単一臓器機能不全で，血清クレアチニン値が 1.5 mg/dL 未満かつ肝性脳症なし （3）中枢神経の単一臓器機能不全で，血清クレアチニン値が 1.5 mg/dL 未満
1	（1）腎臓機能不全のみ （2）肝臓，血液凝固，循環器ないし呼吸器いずれか単一臓器機能不全で，血清クレアチニン値が 1.5 mg/dL 以上 2 mg/dL 未満ないし昏睡Ⅰ，Ⅱ度の肝性脳症 （3）中枢神経の単一臓器機能不全で，血清クレアチニン値が 1.5 mg/dL 以上 2 mg/dL 未満
2	（1）2臓器以上の機能不全
3	（1）3臓器以上の機能不全

（持田　智ほか．肝臓 2018; 59: 155-161 [7]）より引用）

準を作成するにあたり，厚生労働省研究班の劇症肝炎分科会は ACLF の後ろ向き調査を行い，本邦での ACLF の大部分が APASL の診断基準に満たしており，さらに EASL-Clif コンソーシアムの診断基準と重症度分類を併せて評価することで，本邦においても重症度分類が可能であることを明らかにした[6]．同調査に基づいてわが国における ACLF の診断基準（案）と重症度分類が作成された（表2）[7]が，今後改訂される可能性がある．現時点では本邦の ACLF の診断基準にはないが，EASL-Clif コンソーシアムは臓器障害より算出した予後予測式（CLIF-OF score）および，CLIF-OF score に年齢，白血球数を加えた CLIF-C ACLF score を発表している（表3）[8,9]．さらに，APASL ACLF リサーチコンソーシアム（AARC）も血清総ビリルビン値，肝性脳症のグレード，PT-INR，血中乳酸値，血清クレアチニン値より算出した予後予測スコア（AARC score）を発表している（表4）[10]．

　今後，本邦での ACLF の診断基準を用い，全国規模での ACLF の病態解明，予後予測および

表3 ACLF の予後予測式（EASL-Clif コンソーシアム）

a）CLIF-OF score

臓器機能	サブスコア		
	1	2	3
肝臓	血清総ビリルビン値が 6 mg/dL 未満	血清総ビリルビン値が 6 mg/dL 以上 12 mg/dL 未満	血清総ビリルビン値が 12 mg/dL 以上
腎臓	血清総クレアチニン値が 2 mg/dL 未満	血清総クレアチニン値が 2 mg/dL 以上 3.5 mg/dL 未満	血清総クレアチニン値が 3.5 mg/dL 以上，または血液透析
中枢神経	脳症なし	肝性脳症 I〜II 度	肝性脳症 III 度以上
血液凝固	プロトロンビン時間 INR が 2.0 未満	プロトロンビン時間 INR が 2.0 以上 2.5 未満	プロトロンビン時間 INR が 2.5 以上
循環器	平均動脈圧が 70 mmHg 以上	平均動脈圧が 70 mmHg 未満	昇圧薬の使用
呼吸器	PaO_2/FiO_2 が 300 を超える または SpO_2/FiO_2 が 357 を超える	PaO_2/FiO_2 が 300 以下で 200 を超える または SpO_2/FiO_2 が 357 以下で 214 を超える	PaO_2/FiO_2 が 200 以下 または SpO_2/FiO_2 が 214 以下

b）CLIF-C ACLF score

CLIF-C ACLF score
= 10 × {0.33 × CLIF-OF score + 0.04 × 年齢 + 0.63 × ln（白血球数）− 2}

(Jalan R, et al. J Hepatol 2014; 61: 1038-1047 [8]) および Engelmann C, et al. Crit Care 2018; 22: 254 [9]) を参考に作成)

表4 ACLF の予後予測式（APASL ACLF リサーチコンソーシアム）

a）AARC score

点数	血清総ビリルビン値（mg/dL）	肝性脳症グレード	PT-INR	血中乳酸値（mmol/L）	血清クレアチニン値（mg/dL）
1	< 15	0	< 1.8	< 1.5	< 0.7
2	15〜25	I〜II	1.8〜2.5	1.5〜2.5	0.7〜1.5
3	> 25	III〜IV	> 2.5	> 2.5	> 1.5

b）AARC ACLF grade

グレード	点数
1	5〜7
2	8〜10
3	11〜15

(Choudhury A, et al. Hepatol Int 2017; 11: 461-471 [10]) を参考に作成)

治療における研究が活発になされることが期待される．

文献

1) Jalan P, Jalan R, Gines P, et al. Acute-on chronic liver failure. J Hepatol 2012; 57: 1336-1348
2) Jalan R, Williams R. Acute-on-chronic liver failure: pathophysiological basis of therapeutic options. Blood Purif 2002; 20: 252-261

3) Sarin SK, Kumar A, Almeida JA, et al. Acute-on-chronic liver failure: consensus recommendations of the Asian Pacific Association for the Study of the Liver (APASL). Hepatol Int 2009; **3**: 269-282（ガイドライン）

4) Moreno RP, Metnitz B, Adler L, et al. SAPS 3 Investigators. Sepsis mortality prediction based on predisposition, infection and response. Intensive Care Med 2008; **34**: 496-504（コホート）

5) Moreau R, Jalan R, Gines P, et al. Acute-on-chronic liver failure is a distinct syndrome that develops in patients with acute decompensation of cirrhosis. Gastroenterology 2013; **144**: 1426-1437（コホート）

6) Nakayama N, Uemura H, Uchida Y, et al. Multicenter pilot survey to clarify clinical features of patients with acute-on-chronic liver failure in Japan. Hepatol Res 2018; **48**: 303-312（コホート）

7) 持田　智，中山伸朗，井戸章雄，ほか．我が国における Acute-On-Chronic Liver Failure（ACLF）の診断基準（案）．肝臓 2018; **59**: 155-161

8) Jalan R, Saliba F, Pavesi M, et al. Development and validation of a prognostic score to predict mortality in patients with acute-on-chronic liver failure. J Hepatol 2014; **61**: 1038-1047（コホート）

9) Engelmann C, Thomsen KL, Zakeri N, et al. Validation of CLIF-C ACLF score to define a threshold for futility of intensive care support for patients with acute-on-chronic liver failure. Crit Care 2018; **22**: 254（コホート）

10) Choudhury A, Jindal A, Maiwall R, et al. Liver failure determines the outcome in patients of acute-on-chronic liver failure (ACLF): comparison of APASL ACLF research consortium (AARC) and CLIF-SOFA models. Hepatol Int 2017; **11**: 461-471（コホート）

第2章

診断

BQ 2-1

血液生化学的検査・画像診断所見は肝硬変の診断に有用か？

回答

● 血液生化学的検査などを組み合わせたスコアリングシステムや肝硬度を評価する画像診断は肝硬変の診断に有用である.

解説

　肝生検は, 肝線維化の評価における gold standard であるが, 侵襲的な検査であり, sampling error と評価者間の組織診断の不一致という限界がある. 一方, 非侵襲的な肝線維化の評価方法には複数の血液生化学的検査所見を組み合わせたスコアリングシステムと超音波 elastography, magnetic response elastography（MRE）などの画像診断がある.

　代表的なスコアリングシステムを表1, 公表されている計算式を表2に示した. FibroTest® (www.biopredictive.com), FibroMeter®（www.fibrometer.com）は, ウェブ上で検査値などを入力すると肝硬変である確率が算出される有料システムである. なお, C型慢性肝疾患の日本人 205 例をもとに作成された C 型肝硬変の判別式[1] は, 結果が正であれば肝硬変, 負は慢性肝炎と判断するもので, 日本で用いられている.

　transient elastography（TE；FibroScan®）の肝硬変診断能は高いが, 肥満, 腹水, 狭い肋間な

表1　肝硬変の診断のためのスコアリングシステム

スコアリングシステム	報告者	パラメータ
Fibro Test®		年齢, 性別, α_2-マクログロブリン, ハプトグロビン, ApoA1, γ-GTP, TBil, ALT
FibroMeter®		年齢, 血小板数, PT, AST, α_2-マクログロブリン, ヒアルロン酸, 尿素
C 型肝硬変の判別式	Ikeda [1]	性別, 血小板数, γ-グロブリン, ヒアルロン酸
FIB-4	Vallet-Pichrd [4]	年齢, 血小板数, AST, ALT
APRI	Wai [5]	血小板数, AST
NAFLD score	Angulo [11]	年齢, 血小板数, BMI, 空腹時高血糖／糖尿病, AST, ALT, アルブミン
Hepascore	Adams [17]	年齢, 性別, TBil, γ-GTP, ヒアルロン酸, α_2-マクログロブリン
ELF score	Rosenberg [18]	年齢, ヒアルロン酸, P-Ⅲ-P, TIMP-1
Simplified ELF score	Parkes [19]	ヒアルロン酸, P-Ⅲ-P, TIMP-1
Forns index	Forns [20]	年齢, 血小板数, γ-GTP, コレステロール
Age-platelet index	Poynard [21]	年齢, 血小板数
FibroIndex	Koda [22]	血小板数, AST, γ-グロブリン
GUCI	Islam [23]	血小板数, AST, PT-INR
Lok index	Loc [24]	血小板数, AST, ALT, PT-INR

表2 スコアリングシステムの計算式

スコアリングシステム	計算式
C型肝硬変の判別式	$0.124 \times \gamma\text{-globulin} \% + 0.001 \times$ hyaluronic acid μg/L $- 0.075 \times$ platelet $10^4/\text{mm}^3 - 0.413 \times$ gender $- 2.005$ male : 1, female : 2
FIB-4*	(age $\times$ AST IU/L) / (platelet 10^9/L) $\times \sqrt{\text{ALT IU/L}}$
APRI	[(AST/upper limit normal AST IU/L) /platelet 10^9/L)] $\times 100$
NAFLD score	$-1.675 + 0.037 \times$ age $+ 0.094 \times$ BMI $+ 1.13 \times$ impaired fasting glucose/diabetes (yes 1, no 0) $+ 0.99 \times$ AST/ALT $- 0.013 \times$ platelet 10^9/L $- 0.66 \times$ albumin
Hepascore	$y = \exp[-4.185818 - (0.0249 \times \text{age}) + (0.7464 \times \text{sex}) + (1.0039 \times \alpha_2\text{-macroglobulin g/L}) + (0.0302 \times$ hyaluronic acid μg/L) $+ (0.0691 \times$ bilirubin μmol/L) $- 0.0012 \times$ GGT IU/L)] male sex : 1, female sex : 0　Hepascore $= y/(1 + y)$
Forns index	$7.811 - 3.131 \times \ln$ platelet 10^9/L $+ 0.781 \times \ln$ GGT IU/L $+ 3.647 \times \ln$ age $- 0.014 \times$ cholesterol mg/dL
Age-platelet index	age : $< 30 = 0$, $30\sim39 = 1$, $40\sim49 = 2$, $50\sim59 = 3$, $60\sim69 = 4$, $> 70 = 5$ platelet 10^9/L : $\geqq 22.5 = 0$, $22.0\sim22.4 = 1$, $17.5\sim19.9 = 2$, $15.0\sim17.4 = 3$, $12.5\sim14.9 = 4$, $< 12.5 = 5$
FibroIndex	$1.73 - 0.064 \times$ platelet $10^4/\text{mm}^3 + 0.005 \times$ AST IU/L $+ 0.463 \times \gamma\text{-globulin g/dL}$
GUCI	AST IU/L/ PT-INR $\times 100$/platelet 10^9/L
Lok index	log odds $= -5.56 - 0.0089 \times$ platelet $10^3/\text{mm}^3$) $+ 1.26 \times$ AST/ALT $+ 5.27 \times$ PT-INR Lok index $= \exp$ (log odds) / [1 $+ \exp$ (log odds)]

*日本肝臓学会HPにFIB-4計算サイトあり (https://www.jsh.or.jp/medical/guidelines/medicalinfo/eapharma)

どにより測定不能や診断能が低下し，肝臓の炎症や肝外動静脈・胆管の閉塞，うっ血性心不全などで測定値が上昇することが知られている．肥満者用に開発されたXLプローブを用いると測定不能となるリスクは減るが，診断能に差は認められていない[2,3]．acoustic radiation force impulse（ARFI）を用いてvirtual touch quantification（VTQ）などを測定するpoint shear wave elastography（pSWE）は，Bモード画像でリアルタイムに測定部位が観察でき，腹水が存在しても測定可能である．two dimensional shear wave elastography（2D-SWE）の二次元カラーマッピングは肝硬度の視覚的評価が可能であり，サンプリングエラーの防止にもつながる．real-time tissue elastography（RTE）は組織の歪みから硬度を評価しカラー表示する．MREは，体型や術者の技量の影響を受けず，短時間で広い領域を評価できる点が優れているが，コストと利便性に問題がある（保険適用外）．

　C型肝硬変の診断において，FibroTest®とFIB-4[4]，aspartate aminotransferase to platelet ratio index（APRI）[5]，およびTEのAUROCを比較した報告ではFIB-4とTEがAPRIより優れていた[6]．また，TE（カットオフ値9.2〜17.3kPa）の感度と特異度は0.89［95％CI 0.84〜0.92］と0.91［95％CI 0.89〜0.93］で[7]，APRIより優れており，FIB-4よりfalse positiveが少なかった[7,8]．

　B型肝硬変では，APRI，FIB-4，FibroTest®のAUROCは0.57，0.87，0.90であった[9]．TE（カットオフ値9.4〜16.0kPa）の感度と特異度は0.86［95％CI 0.79〜0.91］と0.85［95％CI 0.78〜0.89］で[7]，APRIより優れると推定され，FIB-4より肝硬変の除外診断に優れていた[7,8]．MREと

TE の比較では，AUROC 0.97 と 0.91，感度 0.90 [95%CI 0.86～0.92] と 0.80 [95%CI 0.77～0.83]，特異度は 0.92 [95%CI 0.90～0.94] と 0.87 [95%CI 0.85～0.88] と MRE が優れていた [10]．

非アルコール性脂肪性肝疾患（NAFLD）における肝硬変の診断は，AUROC で比較すると，2D-SWE 0.97，MRE 0.92，TE 0.92，FIB-4 0.85，NAFLD score [11] 0.83，APRI 0.75 で，陽性尤度比は MRE が 13.1 と最も高かった [3]．アルコール性肝硬変では，TE のカットオフ値を 12.5 kPa とすると感度と特異度は 0.95 [95%CI 0.87～0.0.98] と 0.71 [95%CI 0.56～0.82] であった [12]．

ARFI elastography の肝硬変診断能は AUROC 0.91 [95%CI 0.89～0.94] [13]，C 型・B 型肝硬変における感度は 0.86 [95%CI 0.80～0.91]，特異度は 0.84 [95%CI 0.80～0.88] であった [14]．2D-SWE の AUROC は C 型肝硬変 0.93，B 型肝硬変 0.96，NAFLD 0.92 で，B 型肝硬変で有意に TE より優れていた [15]．RTE の AUROC は 0.72，感度は 0.74 [95%CI 0.63～0.82]，特異度は 0.84 [95%CI 0.79～0.88] であった [16]．

肝硬変の診断は，スコアリングシステムと画像診断を肝硬変の成因や患者の条件，必要性に応じて取捨選択あるいは総合して行うのが理想的である（フローチャート 1 参照）．

文献

1) Ikeda K, Saitoh S, Kobayashi M, et al. Distinction between chronic hepatitis and liver cirrhosis in patients with hepatitis C virus infection. Practical discriminant function using common laboratory data. Hepatol Res 2000; **18**: 252-266（横断）

2) Xia B, Wang F, Friedrich-Rust M, et al. Feasibility and Efficacy of Transient Elastography using the XL probe to diagnose liver fibrosis and cirrhosis: A meta-analysis. Medicine 2018; **97**: e11816（メタ）

3) Xiao G, Zhu S, Xiao X, et al. Comparison of laboratory tests, ultrasound, or magnetic resonance elastography to detect fibrosis in patients with nonalcoholic fatty liver disease: A meta-analysis. Hepatology 2017; **66**: 1486-1501（メタ）

4) Vallet-Pichard A, Mallet V, Nalpas B, et al. FIB-4: an inexpensive and accurate marker of fibrosis in HCV infection. comparison with liver biopsy and fibrotest. Hepatology 2007; **46**: 32-36（横断）

5) Wai CT, Greenson JK, Fontana RJ, et al. A simple noninvasive index can predict both significant fibrosis and cirrhosis in patients with chronic hepatitis C. Hepatology 2003; **38**: 518-526（横断）

6) Houot M, Ngo Y, Munteanu M, et al. Systematic review with meta-analysis: direct comparisons of biomarkers for the diagnosis of fibrosis in chronic hepatitis C and B. Aliment Pharmacol Ther 2016; **43**: 16-29（メタ）

7) Crossan C, Tsochatzis EA, Longworth L, et al. Cost-effectiveness of non-invasive methods for assessment and monitoring of liver fibrosis and cirrhosis in patients with chronic liver disease: systematic review and economic evaluation. Health technology assessment (Winchester, England) 2015; **19**: 1-409, v-vi（メタ）

8) Singh S, Muir AJ, Dieterich DT, et al. American Gastroenterological Association Institute Technical Review on the Role of Elastography in Chronic Liver Diseases. Gastroenterology 2017; **152**: 1544-1577（ガイドライン）

9) Xu XY, Kong H, Song RX, et al. The effectiveness of noninvasive biomarkers to predict hepatitis B-related significant fibrosis and cirrhosis: a systematic review and meta-analysis of diagnostic test accuracy. PLoS One 2014; **9**: e100182（メタ）

10) Xiao H, Shi M, Xie Y, et al. Comparison of diagnostic accuracy of magnetic resonance elastography and Fibroscan for detecting liver fibrosis in chronic hepatitis B patients: A systematic review and meta-analysis. PLoS One 2017; **12**: e0186660（メタ）

11) Angulo P, Hui JM, Marchesini G, et al. The NAFLD fibrosis score: a noninvasive system that identifies liver fibrosis in patients with NAFLD. Hepatology 2007; **45**: 846-854（ケースコントロール）

12) Pavlov CS, Casazza G, Nikolova D, et al. Transient elastography for diagnosis of stages of hepatic fibrosis and cirrhosis in people with alcoholic liver disease. Cochrane Database Syst Rev 2015; **1**: Cd010542（メタ）

13) Nierhoff J, Chavez Ortiz AA, Herrmann E, et al. The efficiency of acoustic radiation force impulse imaging for the staging of liver fibrosis: a meta-analysis. Eur Radiol 2013; **23**: 3040-3053（メタ）

14) Hu X, Qiu L, Liu D, et al. Acoustic Radiation Force Impulse (ARFI) Elastography for noninvasive evaluation of hepatic fibrosis in chronic hepatitis B and C patients: a systematic review and meta-analysis. Med Ultrason 2017; **19**: 23-31（メタ）

15) Herrmann E, de Ledinghen V, Cassinotto C, et al. Assessment of biopsy-proven liver fibrosis by two-dimensional shear wave elastography: An individual patient data-based meta-analysis. Hepatology 2018; **67**: 260-272（メタ）

16) Kobayashi K, Nakao H, Nishiyama T, et al. Diagnostic accuracy of real-time tissue elastography for the staging of liver fibrosis: a meta-analysis. Eur Radiol 2015; **25**: 230-238（メタ）

17) Adams LA, Bulsara M, Rossi E, et al. Hepascore: an accurate validated predictor of liver fibrosis in chronic hepatitis C infection. Clin Chem 2005; **51**: 1867-1873（横断）

18) Rosenberg WM, Voelker M, Thiel R, et al. Serum markers detect the presence of liver fibrosis: a cohort study. Gastroenterology 2004; **127**: 1704-1713（横断）

19) Parkes J, Guha IN, Roderick P, et al. Enhanced Liver Fibrosis (ELF) test accurately identifies liver fibrosis in patients with chronic hepatitis C. J Viral Hepat 2011; **18**: 23-31（横断）

20) Forns X, Ampurdanes S, Llovet JM, et al. Identification of chronic hepatitis C patients without hepatic fibrosis by a simple predictive model. Hepatology 2002; **36**: 986-992（横断）

21) Poynard T, Bedossa P. Age and platelet count: a simple index for predicting the presence of histological lesions in patients with antibodies to hepatitis C virus. METAVIR and CLINIVIR Cooperative Study Groups. J Viral Hepat 1997; **4**: 199-208（横断）

22) Koda M, Matunaga Y, Kawakami M, et al. FibroIndex, a practical index for predicting significant fibrosis in patients with chronic hepatitis C. Hepatology 2007; **45**: 297-306（横断）

23) Islam S, Antonsson L, Westin J, et al. Cirrhosis in hepatitis C virus-infected patients can be excluded using an index of standard biochemical serum markers. Scand J Gastroenterol 2005; **40**: 867-872（横断）

24) Lok AS, Ghany MG, Goodman ZD, et al. Predicting cirrhosis in patients with hepatitis C based on standard laboratory tests: results of the HALT-C cohort. Hepatology 2005; **42**: 282-292（横断）

第3章
治療

BQ 3-1

肝硬変患者の低栄養状態や肥満は予後に影響するか？

回答

● 肝硬変患者の低栄養状態や肥満は予後に影響を及ぼすため適切な対策が必要である．

解説

2019年のESPENおよびEASLのガイドラインに，肝硬変患者では高度の栄養障害，蛋白低栄養，微量元素の欠乏が認められることが，強い合意として記載されている．肝硬変における蛋白・エネルギー低栄養（protein-energy malnutrition：PEM）の罹患率と重症度は，臨床病期の進行や肝予備能の低下と関連している．代償性肝硬変では20%程度であるPEMの頻度は，非代償性肝硬変では60%以上まで増加する．また，肝硬変患者の低栄養状態は，生存率の低下と関連する[1,2]．

本邦の肝硬変患者181名を対象にした検討にて，エネルギー低栄養を間接熱量計で測定した呼吸商0.85未満，蛋白低栄養を血清アルブミン値3.5mg/dL未満で判定すると，エネルギー低栄養は43%，蛋白低栄養は61%，PEMは27%に認められることが報告されている[3]．また，エネルギー低栄養，蛋白低栄養のいずれの患者群においても生存率は低下する[4]．

一方，肥満およびNASHを背景とする慢性肝疾患の増加に伴い，肝硬変患者の診療にあたっては肥満・過栄養にも注意を払う必要がある[1~3,5]．肥満は必ずしも低栄養を排除するものではなく，骨格筋の喪失と脂肪組織の増加の組み合わせはサルコペニア肥満と呼ばれ，肝硬変患者ではしばしば観察される病態である[2]．肥満に伴うインスリン抵抗性と糖代謝異常は，肝線維化進展のリスク因子であり，肝発癌率[6]と肝癌治療後の再発率を上げ，肝硬変・肝癌患者の予後を悪化させる．

文献

1) Plauth M, Bernal W, Dasarathy S, et al. ESPEN guideline on clinical nutrition in liver disease. Clin Nutr 2019; **38**: 485-521（ガイドライン）
2) European Association for the Study of the Liver. Electronic address: easloffice@easloffice.eu; European Association for the Study of the Liver. EASL Clinical Practice Guidelines on nutrition in chronic liver disease. J Hepatol 2019; **70**: 172-193（ガイドライン）
3) Shiraki M, Nishiguchi S, Saito M, et al. Nutritional status and quality of life in current patients with liver cirrhosis as assessed in 2007-2011. Hepatol Res 2013; **43**: 106-112（横断）
4) Moriwaki H, Miwa Y, Tajika M, et al. Branched-chain amino acids as a protein- and energy-source in liver cirrhosis. Biochem Biophys Res Commun 2004; **313**: 405-409
5) Chalasani N, Younossi Z, Lavine JE, et al. The diagnosis and management of nonalcoholic fatty liver disease: Practice guidance from the American Association for the Study of Liver Diseases. Hepatology 2018; **67**: 328-357
6) Wu D, Hu D, Chen H, et al. Glucose-regulated phosphorylation of TET2 by AMPK reveals a pathway linking diabetes to cancer. Nature 2018; **559** (7715): 637-641

BQ 3-2

就寝前エネルギー投与は肝硬変の病態に影響するか？

回答

● 就寝前エネルギー投与は肝硬変の病態を改善する．

解説

就寝前エネルギー投与 (late evening snack：LES) は，1日の総摂取カロリーより約200 kcal を分割し，夜間の飢餓状態改善を目的に就寝前に摂取する栄養療法である．これまでに，LES が肝硬変の病態に及ぼす影響を検討したメタアナリシスが2編報告されている[1,2]．どちらの報告においても血清アルブミン値の有意な上昇が報告されており，LES は肝硬変の病態を改善すると考えられる．同様に，LES による血清アルブミン値の改善効果は肝動脈化学塞栓術治療後の肝癌患者を対象とした RCT でも報告されている[3]．さらに，LES は肝硬変患者の健康関連 quality of life の改善 (SF-36®の日常役割機能[精神]・心の健康・全体的健康感)[4] や有痛性筋痙攣を改善することが RCT にて報告されているだけでなく[5]，難治性腹水患者を対象とした RCT にて患者予後を改善することも報告されている[6]．ただし，上記研究の多くは BCAA を含んだ LES によるものであり，BCAA を含まない LES での効果はいまだ明らかでない．

LES は肝硬変の病態を改善しうると考えられるが，いまだ LES に最適な成分や投与エネルギー量は明らかでない．また，コンセンサスの得られた LES の適応基準はない．75g 経口糖負荷試験2時間後の血糖値が 200 mg/dL 以上の症例では LES により耐糖能異常が悪化するという前後比較試験の研究結果が報告されており[7]，LES 開始後は耐糖能異常に留意して経過観察する必要がある．

文献

1) Chen CJ CJ, Wang LC, Kuo HT, et al. Significant effects of late evening snack on liver functions in patients with liver cirrhosis: A meta-analysis of randomized controlled trials. J Gastroenterol Hepatol 2019; **34**: 1143-1152（メタ）

2) Ying-Jie Guo YJ, Tian ZB, Jiang N, et al. Effects of Late Evening Snack on Cirrhotic Patients: A Systematic Review and Meta-Analysis. Gastroenterol Res Pract 2018; **2018**: 9189062（メタ）

3) Takeshita S, Ichikawa T, Nakao K, et al. A snack enriched with oral branched-chain amino acids prevents a fall in albumin in patients with liver cirrhosis undergoing chemoembolization for hepatocellular carcinoma. Nutr Res 2009; **29**: 89-93（ランダム）

4) Yamanaka-Okumura H, Nakamura T, Miyake H, et al. Effect of long-term late-evening snack on health-related quality of life in cirrhotic patients. Hepatol Res 2010; **40**: 470-476（ランダム）

5) Hidaka H, Nakazawa T, Kutsukake S, et al. The efficacy of nocturnal administration of branched-chain amino acid granules to improve quality of life in patients with cirrhosis. J Gastroenterol 2013; **48**: 269-276（ランダム）

6) Sorrentino P, Castaldo G, Tarantino L, et al. Preservation of nutritional-status in patients with refractory ascites due to hepatic cirrhosis who are undergoing repeated paracentesis. J Gastroenterol Hepatol 2012; **27**: 813-822（ランダム）

7) Aoyama K, Tsuchiya M, Mori K, et al. Effect of a late evening snack on outpatients with liver cirrhosis. Hepatol Res 2007; **37**: 608-614（ケースシリーズ）

第3章 治療

分岐鎖アミノ酸製剤投与は肝硬変の病態改善に有用か？

回答

● 肝硬変では蛋白・エネルギー低栄養（PEM）の状態を評価したうえで，必要に応じて分岐鎖アミノ酸製剤を投与する．

解説

　肝硬変患者に対する分岐鎖アミノ酸製剤（BCAA）の投与は，非代償性肝硬変に対して保険承認されている．代償性肝硬変患者に対して保険上使用は承認されていないが，肝硬変患者の栄養状態をアセスメントして，必要に応じて投与することが栄養療法として推奨されている[1]．

　すなわち多く肝硬変患者にみられる蛋白低栄養状態の評価を血清アルブミンで，エネルギー低栄養状態を非蛋白呼吸商などで評価し，蛋白・エネルギー低栄養状態（protein-energy malnutrition：PEM）ないし蛋白低栄養状態であれば分岐鎖アミノ酸製剤の経口投与を考える．特に，夜食（late evening snack：LES）として200 kcal程度の炭水化物とともに投与するのが望ましいとされる．肝硬変の病態栄養において，不足しているBCAAを補うことは理にかなっており，それによってアルブミン低下などの栄養障害[2,3]，夜間低血糖，肝硬変の進行，肝不全[4~6]，生存[7,8]，さらには肝硬変に伴う二次性サルコペニア[9~11]，肝発癌[12~16]を抑制できる可能性が報告されている．また，特に非アルコール性脂肪肝炎の肝硬変患者においては，肝硬変症例，非肝硬変症例ともに，蛋白量を十分摂取したうえで栄養の過量摂取を避けることが必要とされている[17]．

　肝硬変に対するBCAA投与に関するメタアナリシスは，主に肝性脳症に対して報告がある．2013年のメタアナリシスでは8つのRCTと自験データを用いて解析され，肝性脳症に対して有効であるものの生存には影響しないと報告されている[18]．また，Cochrane databaseを用いた最新のメタアナリシスでは，12のRCTと4つの臨床小試験を用いて解析し，同様に肝性脳症に対しては有効であるものの，生存，QOL，栄養学的指標には影響を与えなかったと報告されている[19]．本邦でのメタアナリシスはまだないがRCTにてQOLの改善が報告されている[20]．

文献

1) 日本消化器病学会（編）．肝硬変診療ガイドライン2015（改訂第2版），南江堂，東京，2015（ガイドライン）
2) Nakaya Y, Okita K, Suzuki K, et al. BCAA-enriched snack improves nutritional state of cirrhosis. Nutrition 2007; **23**: 113-120（ランダム）
3) Togo S, Tanaka K, Morioka D, et al. Usefulness of granular BCAA after hepatectomy for liver cancer complicated with liver cirrhosis. Nutrition 2005; **21**: 480-486（ランダム）
4) Kawamura E, Habu D, Morikawa H, et al. A randomized pilot trial of oral branched-chain amino acids in early cirrhosis: validation using prognostic markers for pre-liver transplant status. Liver Transpl 2009; **15**: 790-797（ランダム）
5) Kobayashi M, Ikeda K, Arase Y, et al. Inhibitory effect of branched-chain amino acid granules on progression of compensated liver cirrhosis due to hepatitis C virus. J Gastroenterol 2008; **43**: 63-70（ランダム）
6) Yoshida T, Muto Y, Moriwaki H, et al. Effect of long-term oral supplementation with branched-chain amino acid granules on the prognosis of liver cirrhosis. Gastroenterol Jpn 1989; **24**: 692-698（ランダム）
7) Muto Y, Sato Y, Watanabe A, et al. Effects of oral branched-chain amino acid granules on event-free survival in patients with liver cirrhosis. Clin Gastroenterol Hepatol 2005; **3**: 705-713（ランダム）

8) Marchesini G, Bianchi G, Merli M, et al. Nutritional supplementation with branched-chain amino acids in advanced cirrhosis: a double-blind, randomized trial. Gastroenterology 2003; **124**: 1792-1801 (ランダム)

9) Kitajima Y, Takahashi H, Akiyama T, et al. Supplementation with branched-chain amino acids ameliorates hypoalbuminemia, prevents sarcopenia, and reduces fat accumulation in the skeletal muscles of patients with liver cirrhosis. J Gastroenterol 2018; **53**: 427-437 (非ランダム)

10) Hiraoka A, Michitaka K, Kiguchi D, et al. Efficacy of branched-chain amino acid supplementation and walking exercise for preventing sarcopenia in patients with liver cirrhosis. Eur J Gastroenterol Hepatol 2017; **29**: 1416-1423 (非ランダム)

11) Hiraoka A, Izumoto H, Ueki H, et al. Easy surveillance of muscle volume decline in chronic liver disease patients using finger-circle (yubi-wakka) test. J Cachexia Sarcopenia Muscle 2019; **10**: 347-354 (コホート)

12) Poon RT, Yu WC, Wong ST, et al. Long-term oral branched chain amino acids in patients undergoing chemoembolization for hepatocellular carcinoma: a randomized trial. Aliment Pharmacol Ther 2004; **19**: 779-788 (ランダム)

13) Hayaishi S, Chung H, Kudo M, et al. Oral branched-chain amino acid granules reduce the incidence of hepatocellular carcinoma and improve event-free survival in patients with liver cirrhosis. Dig Dis 2011; **29**: 326-332 (コホート)

14) Muto Y, Sato S, Watanabe A, et al. Overweight and obesity increase the risk for liver cancer in patients with liver cirrhosis and long-term oral supplementation with branched-chain amino acid granules inhibits liver carcinogenesis in heavier patients with liver cirrhosis. Hepatol Res 2006; **35**: 204-214 (ランダム)

15) Tada T, Kumada T, Toyoda H, et al. Oral supplementation with branched-chain amino acid granules prevents hepatocarcinogenesis in patients with hepatitis C-related cirrhosis: A propensity score analysis. Hepatol Res 2014; **44**: 288-295 (コホート)

16) Kawaguchi T, Shiraishi K, Ito T, et al. Branched-chain amino acids prevent hepatocarcinogenesis and prolong survival of patients with cirrhosis. Clin Gastroentetol Hepatol 2014; **12**: 1012-1018 (コホート)

17) 日本消化器病学会(編). 消化器疾患のための栄養療法の手引き, 2018 https://www.jsge.or.jp/files/uploads/nutritional_therapy.pdf (2020年10月1日閲覧)

18) Gluud LL, Dam G, Borre M, et al. Oral branched-chain amino acids have a beneficial effect on manifestations of hepatic encephalopathy in a systematic review with meta-analyses of randomized controlled trials. J Nutr 2013; **143**: 1263-1268 (メタ)

19) Gluud LL, Dam G, Les I, et al. Branched-chain amino acids for people with hepatic encephalopathy. Cochrane Database Syst Rev 2017; **5**: CD001939 (メタ)

20) Hidaka H, Nakazawa T, Kutsukake S, et al. The efficacy of nocturnal administration of branched-chain amino acid granules to improve quality of life in patients with cirrhosis. J Gastroenterol 2013; **48**: 269-276 (ランダム)

第3章 治療

肝硬変患者に推奨されるエネルギー・蛋白質摂取量は？

回答

● エネルギー摂取量は，耐糖能異常のない場合 25〜35 kcal/kg（標準体重）/日，蛋白質必要量は，蛋白不耐症がない場合 1.0〜1.5 g/kg/日（BCAA 製剤を含む）を基本とする．

解説

　通常，肝硬変患者では安静時エネルギー消費量（resting energy expenditure：REE）は増加し，個人間のばらつきも大きいことが報告されている．2019 年の ESPEN および EASL のガイドライン [1,2] では，可能であれば間接熱量測定を使用して REE を評価することが推奨されている．総エネルギー消費量は REE の約 1.3 倍であり，エネルギー摂取量設定の目安となる．具体的には，肥満がない場合，エネルギー摂取量は 35 kcal/kg（実体重）/日が基準となる．飢餓状態を短くするために，1 日 3〜5 回の食事（分割食）と就寝前軽食（LES）が推奨されている．

　蛋白質は，栄養障害のない代償性肝硬変患者の場合は 1.2 g/kg（実体重）/日，栄養障害やサルコペニアを合併する肝硬変患者の場合は 1.2〜1.5 g/kg（実体重）/日を摂取する必要がある．肝性脳症時の蛋白質制限は，窒素平衡を負に傾け蛋白の分解を促進するため推奨されていない．分岐鎖アミノ酸製剤（BCAA）には，経腸栄養製剤と顆粒製剤があるが，経腸栄養製剤の適応は，肝不全の既往を有する肝硬変患者の栄養サポートである．顆粒製剤の適応は，肝硬変患者における低アルブミン血症であり，経口食によって十分な蛋白質摂取ができない場合に考慮される．

　本邦の肝発癌抑制を視野に入れた肝硬変の栄養療法のガイドライン [3] では，エネルギー必要量は食事摂取基準を目安にして 25〜35 kcal/kg（標準体重）/日，ただし耐糖能異常のある場合 25 kcal/kg（標準体重）/日とされている．また分割食（1 日 4 回）として，約 200 kcal の LES が推奨されている．蛋白質必要量は，蛋白不耐症がない場合は 1.0〜1.5 g/kg/日（BCAA 製剤を含む），蛋白不耐症がある場合は 0.5〜0.7 g/kg/日＋BCAA 高含有肝不全用経腸栄養剤とされている．特に BCAA 高含有肝不全用経腸栄養剤を用いて分割食や LES を行う際には，1 日に必要なエネルギー量や蛋白質摂取量が過剰にならないように注意する．

文献

1) Plauth M, Bernal W, Dasarathy S, et al. ESPEN guideline on clinical nutrition in liver disease. Clin Nutr 2019; **38**: 485-521（ガイドライン）
2) European Association for the Study of the Liver. Electronic address: easloffice@easloffice.eu; European Association for the Study of the Liver. EASL Clinical Practice Guidelines on nutrition in chronic liver disease. J Hepatol 2019; **70**: 172-193（ガイドライン）
3) Suzuki K, Endo R, Kohgo Y, et al. Guidelines on nutritional management in Japanese patients with liver cirrhosis from the perspective of preventing hepatocellular carcinoma. Hepatol Res 2012; **42**: 621-626（ガイドライン）

CQ **3-1**

糖尿病は肝硬変の病態に影響するか？

推奨

● 糖尿病や糖代謝異常は，合併症の増悪や肝発癌など肝硬変の病態に負の影響を与えるので，適切に管理・介入することを推奨する．
【推奨の強さ：強（合意率 100％），エビデンスレベル：**A**】

解説

　肝硬変ではインスリン抵抗性を背景とする糖代謝異常がみられる．肝硬変の成因別にみると，特に HCV 感染や NAFLD/NASH に起因する肝硬変と cryptogenic cirrhosis は 2 型糖尿病を合併しやすい[1,2]．糖尿病やインスリン抵抗性は，腹水や腎障害などの肝硬変合併症のリスクを高めるとともに[3]，初発および治療後再発も含めた肝発癌リスクの上昇とも関連する[4,5]．糖尿病や肥満によって惹起される病態（インスリン抵抗性，慢性炎症，酸化ストレスの亢進など）は，サルコペニアの発症・進展にも深く関与している[6]．一方，低血糖も肝性脳症や QOL の低下の原因となる．糖尿病や糖代謝異常は肝硬変の病態に負の影響を与える．

　糖尿病治療薬のメトホルミンは，乳酸アシドーシスや肝障害の問題があるため，重度の肝硬変患者に対する投与は禁忌とされていたが，2014 年に報告されたコホート研究にて，非代償性肝硬変の診断後も同剤を継続投与することで生命予後が改善することが報告された[7]．メトホルミンは肝発癌抑制も期待できるが[8,9]，同剤も含めた糖尿病治療薬の非代償性肝硬変に対する使用に関しては十分な注意を要する．特に，Child-Pugh C の症例に対する糖尿病治療薬の安全性については薬剤毎に十分に検討し，投与中は定期的に肝機能や腎機能を確認するなど慎重に対応する必要がある（例：重症肝障害に対する DPP-4 阻害薬ビルダグリプチンの投与は禁忌である）．NASH におけるメトホルミンの組織学的改善効果は報告されておらず，チアゾリジンの線維化改善作用も限定的である[10]．メトホルミンやチアゾリジンの保険適用は 2 型糖尿病であり，肝硬変に対する適応はない．また，糖尿病治療薬による糖代謝異常の改善が，直接的に生命予後の改善に寄与するかは明らかではない．

　メタアナリシスにて，メトホルミン投与群では肝発癌リスクが低下すること（8 スタディ；OR 0.50，95％CI 0.34～0.73），またスルホニル尿素薬投与群（8 スタディ；OR 1.62，95％CI 1.16～2.24）およびインスリン製剤投与群（7 スタディ；OR 2.61，95％CI 1.46～4.65）では同リスクが上昇することが報告されている[8]．ネットワークメタアナリシスでも，スルホニル尿素薬およびインスリン製剤に対するメトホルミンおよびチアゾリジンの肝発癌抑制効果が示されている[9]．インクレチン製剤や SGLT2 阻害薬と肝癌の関連性について明らかにした臨床的エビデンスはない．

文献

1) Fabiani S, Fallahi P, Ferrari SM, et al. Hepatitis C virus infection and development of type 2 diabetes mellitus: Systematic review and meta-analysis of the literature. Rev Endocr Metab Disord 2018; **19**: 405-420（メタ）

2) Lee WG, Wells CI, McCall JL, et al. Prevalence of diabetes in liver cirrhosis: A systematic review and meta-

analysis. Diabetes Metab Res Rev 2019; **35**: e3157（メタ）［検索期間外文献］

3) Elkrief L, Rautou PE, Sarin S, et al. Diabetes mellitus in patients with cirrhosis: clinical implications and management. Liver Int 2016; **36**: 936-948（メタ）

4) Chen J, Han Y, Xu C, et al. Effect of type 2 diabetes mellitus on the risk for hepatocellular carcinoma in chronic liver diseases: a meta-analysis of cohort studies. Eur J Cancer Prev 2015; **24**: 89-99（メタ）

5) Imai K, Takai K, Hanai T, et al. Homeostatic Model Assessment of Insulin Resistance for Predicting the Recurrence of Hepatocellular Carcinoma after Curative Treatment. Int J Mol Sci 2019; **20**: 605（ケースコントロール）［検索期間外文献］

6) Nishikawa H, Shiraki M, Hiramatsu A, et al. Japan Society of Hepatology guidelines for sarcopenia in liver disease (1st edition): Recommendation from the working group for creation of sarcopenia assessment criteria. Hepatol Res 2016; **46**: 951-963（ガイドライン）

7) Zhang X, Harmsen WS, Mettler TA, et al. Continuation of metformin use after a diagnosis of cirrhosis significantly improves survival of patients with diabetes. Hepatology 2014; **60**: 2008-2016（ケースコントロール）

8) Singh S, Singh PP, Singh AG, et al. Anti-diabetic medications and the risk of hepatocellular cancer: a systematic review and meta-analysis. Am J Gastroenterol 2013; **108**: 881-891; quiz 892（メタ）

9) Zhou YY, Zhu GQ, Liu T, et al. Systematic Review with Network Meta-Analysis: Antidiabetic Medication and Risk of Hepatocellular Carcinoma. Sci Rep 2016; **6**: 33743

10) Tacelli M, Celsa C, Magro B, et al. Antidiabetic Drugs in NAFLD: The Accomplishment of Two Goals at Once? Pharmaceuticals (Basel) 2018; **11**: 121

CQ 3-2　　　　　　　　　　　　　　　　　　　(1) 栄養療法

分割食や食習慣は肝硬変患者の病態に影響するか？

推奨

● 肝硬変患者には分割食や就寝前エネルギー投与を推奨する.

【推奨の強さ：強（合意率 100%），エビデンスレベル：B 】

解説

慢性肝疾患患者が様々な種類の食物をバランスよく摂取することは望ましく，肝障害を惹起するアルコール以外に禁忌となる食物はない．慢性肝疾患患者の食習慣について調査した研究では，肝硬変患者は一般健常人の推奨量より蛋白，脂質，炭水化物および総エネルギー摂取量が少ないことが報告されている[1]．味覚異常，食欲不振，門脈圧亢進に起因する腸管運動障害，消化吸収障害，不適切な蛋白や塩分の制限，入院治療による絶食などが食事摂取量の低下に寄与する．また，肝硬変患者のエネルギー代謝は異化亢進状態であり，早朝空腹時において同患者は，一般健常人が2～3日間絶食した場合と同程度の飢餓状態に陥っている[2]．肝硬変患者の食物摂取回数とエネルギー代謝の関係について検討した試験にて，1日4～7回の分割食は1日2回の食事と比べて，非蛋白呼吸商を改善することが報告されている[3]．

慢性肝疾患患者に対し食事，運動指導などの生活習慣への介入を行うことで，インスリン抵抗性，肝脂肪化，肝線維化が改善することが報告されている[4]．特にNAFLD/NASH患者において，体重減少を目標としたカロリー制限，果糖を多く含んだ食品やアルコール摂取の回避，さらにはコーヒー摂取が，これらの病態改善に有用であること報告されている[5~8]．しかしながら，多くは肥満を合併した患者を対象とした検討であり，NAFLD/NASH以外の病因，さらには肝硬変患者における食事，運動指導の有効性に関しては，今後さらなる検討が必要である．

肝硬変患者の病態に影響する食習慣として，コーヒー摂取の有用性が報告されている．日常的にコーヒーを摂取すること（特に1日2杯以上のコーヒーを追加摂取すること）が，肝線維化進展の予防や死亡リスクの低下と関連することがメタアナリシスで報告されている[9,10]．コーヒー摂取が肝発癌リスクを40%低下させることも，メタアナリシスで示されている[11]．

肝硬変ではビブリオ菌感染により，敗血症や壊死性筋膜炎などの重篤な感染症を引き起こすことがある．感染経路としては生の魚介類摂食よる経口感染が多いため，特に非代償性肝硬変肝硬変では注意を要する[12]．

文献

1) Davidson HI, Richardson R, Sutherland D, et al. Macronutrient preference, dietary intake, and substrate oxidation among stable cirrhotic patients. Hepatology 1999; **29**: 1380-1386（横断）
2) Schneeweiss B, Graninger W, Ferenci P, et al. Energy metabolism in patients with acute and chronic liver disease. Hepatology 1990; **11**: 387-393（横断）
3) Verboeket-van de Venne WP, Westerterp KR, van Hoek B, et al. Energy expenditure and substrate metabolism in patients with cirrhosis of the liver: effects of the pattern of food intake. Gut 1995; **36**: 110-116（非ランダム）
4) Rusu E, Jinga M, Enache G, et al. Effects of lifestyle changes including specific dietary intervention and

physical activity in the management of patients with chronic hepatitis C--a randomized trial. Nutr J 2013; **12**: 119（ランダム）

5) Vilar-Gomez E, Martinez-Perez Y, Calzadilla-Bertot L, et al. Weight Loss Through Lifestyle Modification Significantly Reduces Features of Nonalcoholic Steatohepatitis. Gastroenterology 2015; **149**: 367-378 e5; quiz e14-e15（コホート）

6) Barrera F, George J. The role of diet and nutritional intervention for the management of patients with NAFLD. Clin Liver Dis 2014; **18**: 91-112

7) Ascha MS, Hanouneh IA, Lopez R, et al. The incidence and risk factors of hepatocellular carcinoma in patients with nonalcoholic steatohepatitis. Hepatology 2010; **51**: 1972-1978（コホート）

8) Molloy JW, Calcagno CJ, Williams CD, et al. Association of coffee and caffeine consumption with fatty liver disease, nonalcoholic steatohepatitis, and degree of hepatic fibrosis. Hepatology 2012; **55**: 429-436（ケースコントロール）

9) Liu F, Wang X, Wu G, et al. Coffee Consumption Decreases Risks for Hepatic Fibrosis and Cirrhosis: A Meta-Analysis. PLoS One 2015; **10**: e0142457（メタ）

10) Kennedy OJ, Roderick P, Buchanan R, et al. Systematic review with meta-analysis: coffee consumption and the risk of cirrhosis. Aliment Pharmacol Ther 2016; **43**: 562-574（メタ）

11) Bravi F, Bosetti C, Tavani A, et al. Coffee reduces risk for hepatocellular carcinoma: an updated meta-analysis. Clin Gastroenterol Hepatol 2013; **11**: 1413-1421（メタ）

12) Menon MP, Yu PA, Iwamoto M, et al. Pre-existing medical conditions associated with Vibrio vulnificus septicaemia. Epidemiol Infect 2014; **142**: 878-881（ケースシリーズ）

BQ 3-5

B型肝硬変の予後にかかわるB型肝炎ウイルス（HBV）関連マーカーは何か？

回答

● HBV DNA量は，非代償化，生命予後，肝細胞癌発生のマーカーとなる．HBs抗原量と予後との関連については一定の結論は得られていないが，HBs抗原陰性化は，肝細胞癌発生抑止のマーカーとなる．コア関連抗原は肝細胞内cccDNAを反映し，自然経過および核酸アナログ治療中の肝細胞癌発生のマーカーとなる．

解説

　HBe抗原陽性例は陰性例と比較し肝炎の活動性が高いために代償性肝硬変が非代償性に進行するリスクが高く，予後不良のマーカーである[1]．慢性肝炎も含む11,893人の大規模コホート研究では，背景因子を調整した解析において，HBs抗原陰性者と比較した発癌リスクは，HBe抗原陽性では60.2倍，HBe抗原陰性では9.6倍であった[2]．しかし，代償性肝硬変に限定したコホート研究では，HBe抗原と発癌に関連はなかったため[3]，B型肝硬変におけるHBe抗原と発癌リスクについては一定の結論は得られていない．

　HBV DNAが検出されることは，代償性肝硬変が非代償性に進行するリスクおよび死亡リスクである[3]．HBV DNA量は自然経過における肝細胞癌の発症リスクであることが慢性肝炎も含む3,653例，11.4年間の大規模コホート研究で示されている[4]．肝硬変の有無を含む背景因子を調整した解析において，HBV DNA 300 copies/mL未満の症例と比較し，HBV DNA 300 copies/mL～4.0 log copies/mL，4.0～5.0 log copies/mL，5.0～6.0 log copies/mL，および6.0 log copies/mL以上の肝発癌リスク比が1.1，2.3，6.6，6.1倍であった．HBV DNA量と発癌との関連はコンセンサスであり，自然経過での肝細胞癌発症リスクを評価する各種スコアにはHBV DNA量が組み込まれている[5~8]．

　HBs抗原量と肝発癌との関連については，慢性肝炎を含む2,688人を14.7年追跡したコホート研究でHBs抗原高値が肝細胞癌発症と関連することが示された[9]．しかし，HBe抗原陰性かつ高ウイルス量例では関連はなかった．3,340人のコホート研究ではHBs抗原量と肝細胞癌の関連はHBe抗原陰性例においてのみ認められ，HBe抗原陽性例では関連がなかった[5]．HBs抗原量は加齢や肝線維化の進行といった発癌リスク因子ともに低下するため，予後との関連については一定の結論が得られていない．一方で，HBs抗原陰性化は，肝細胞癌発生抑止のマーカーとなることがメタアナリシスで示されている[10]．

　コア関連抗原は肝細胞内cccDNAを反映するマーカーである．1,031例のB型肝炎の自然経過を観察したコホートにおいて，コア関連抗原高値（>2.9 LogU/mL）は肝細胞癌発症と関連し，その予測精度はHBV DNA量よりもすぐれていた[11]．また，HBs抗原量低値かつコア関連抗原高値は発癌リスクであることも示された[12]．核酸アナログ治療中の1,268例における解析でも，治療開始後1年時点でのコア関連抗原高値は，発癌リスクであることが示され[13]，核酸アナロ

第3章　治療

グ治療中のコア関連抗原陽性例では肝内 HBV DNA 量が高く発癌リスクも高いことも示されている [14]. すなわちコア関連抗原は，自然経過および核酸アナログ治療中の発癌リスクマーカーであることを示すエビデンスが集積している.

文献

1) Realdi G, Fattovich G, Hadziyannis S, et al. Survival and prognostic factors in 366 patients with compensated cirrhosis type B: a multicenter study. The Investigators of the European Concerted Action on Viral Hepatitis (EUROHEP). J Hepatol 1994; **21**: 656-666 （コホート）
2) Yang HI, Lu SN, Liaw YF, et al. Hepatitis B e antigen and the risk of hepatocellular carcinoma. N Engl J Med 2002; **347**: 168-174 （コホート）
3) Fattovich G, Pantalena M, Zagni I, et al. Effect of hepatitis B and C virus infections on the natural history of compensated cirrhosis: a cohort study of 297 patients. Am J Gastroenterol 2002; **97**: 2886-2895 （コホート）
4) Chen CJ, Yang HI, Su J, et al. Risk of hepatocellular carcinoma across a biological gradient of serum hepatitis B virus DNA level. JAMA 2006; **295**: 65-73 （コホート）
5) Lee MH, Yang HI, Liu J, et al. Prediction models of long-term cirrhosis and hepatocellular carcinoma risk in chronic hepatitis B patients: risk scores integrating host and virus profiles. Hepatology 2013; **58**: 546-554 （コホート）
6) Yuen MF, Tanaka Y, Fong DY, et al. Independent risk factors and predictive score for the development of hepatocellular carcinoma in chronic hepatitis B. J Hepatol 2009; **50**: 80-88 （コホート）
7) Wong VW, Chan SL, Mo F, et al. Clinical scoring system to predict hepatocellular carcinoma in chronic hepatitis B carriers. J Clin Oncol 2010; **28**: 1660-1665 （コホート）
8) Yang HI, Yuen MF, Chan HL, et al. Risk estimation for hepatocellular carcinoma in chronic hepatitis B (REACH-B): development and validation of a predictive score. Lancet Oncol 2011; **12**: 568-574 （コホート）
9) Tseng TC, Liu CJ, Yang HC, et al. High levels of hepatitis B surface antigen increase risk of hepatocellular carcinoma in patients with low HBV load. Gastroenterology 2012; **142**: 1140-1149 e1143; quiz e1113-e1144 （コホート）
10) Liu F, Wang XW, Chen L, et al. Systematic review with meta-analysis: development of hepatocellular carcinoma in chronic hepatitis B patients with hepatitis B surface antigen seroclearance. Aliment Pharmacol Ther 2016; **43**: 1253-1261 （メタ）
11) Tada T, Kumada T, Toyoda H, et al. HBcrAg predicts hepatocellular carcinoma development: An analysis using time-dependent receiver operating characteristics. J Hepatol 2016; **65**: 48-56 （コホート）
12) Suzuki Y, Maekawa S, Komatsu N, et al. Hepatitis B virus (HBV)-infected patients with low hepatitis B surface antigen and high hepatitis B core-related antigen titers have a high risk of HBV-related hepatocellular carcinoma. Hepatol Res 2019; **49**: 51-63 （コホート）
13) Hosaka T, Suzuki F, Kobayashi M, et al. Impact of hepatitis B core-related antigen on the incidence of hepatocellular carcinoma in patients treated with nucleos(t)ide analogues. Aliment Pharmacol Ther 2019; **49**: 457-471 （コホート）
14) Honda M, Shirasaki T, Terashima T, et al. Hepatitis B Virus (HBV) Core-Related Antigen During Nucleos(t)ide Analog Therapy Is Related to Intra-hepatic HBV Replication and Development of Hepatocellular Carcinoma. J Infect Dis 2016; **213**: 1096-1106 （コホート）

BQ 3-6

ウイルス学的著効 (SVR) が得られた C 型肝硬変では線維化が改善するか？

回答

● SVR が得られると，肝線維化が改善する．

解説

　インターフェロン治療前後で肝生検を施行したコホート研究において，肝硬変の成績が判別可能な論文を抽出した．C 型代償性肝硬変に対するインターフェロン治療で sustained virological response (SVR) が得られると 34〜67％の症例で肝線維化が改善するエビデンスが示されている．日本からの 183 例を対象とした大規模コホート研究では中央値 3.7 年間の間隔で肝生検が行われた．肝硬変が 24 例含まれ，その 11 例 (46％) において肝線維化が改善した[1]．海外からの報告では，4 つの RCT 試験を統合した 3,010 例において平均 20 ヵ月間隔で肝生検が行われた．肝硬変が 37 例含まれ，その 25 例 (67％) において肝線維化が改善した[2]．3 つの RCT を統合した 1,441 例には肝硬変が 198 例含まれ，その 67 例 (34％) において肝線維化が改善した[3]．より小規模なコホート研究では，肝硬変 14 例中 9 例 (64％)[4]，15 例中 8 例 (53％)[5] において肝線維化が改善したと報告されている．

　一方，近年は肝生検を施行する施設が世界的に減少し，代用として肝硬度測定が広く普及している．インターフェロンフリー DAA 治療による SVR 前後で肝生検を施行したエビデンスの高い報告はないが，経時的に肝硬度を測定した報告は多数存在する．24 論文のメタアナリシスによると，SVR の 6〜12 ヵ月後にインターフェロン治療では肝硬度が 2.6 kPa 低下したのに対し，インターフェロンフリー DAA 治療でも 4.5 kPa と高度の低下が得られ，肝硬変においても 5.1 kPa の低下が得られることが報告された[6]．肝生検による直接的な証明ではないが，C 型代償性肝硬変に対するインターフェロンフリー DAA 治療でも SVR が得られると肝線維化が改善することが示されている．ただし肝線維化改善の程度は個々の症例により異なる．

　C 型肝硬変では SVR により門脈圧が低下することが，経時的に肝静脈喫入圧較差を測定した研究により示されている[7]．しかし，Child-Pugh B では A と比較し門脈圧低下が得られにくく，また治療前の肝静脈喫入圧較差が 16 mmHg 以上の症例では，SVR 後に門脈圧が上昇する症例が存在するなど個人差が大きい[7]．SVR 後の新規の食道静脈瘤発症が年率 2.1％，既存の食道静脈瘤の増悪が 5.9％との報告もあり[8]，門脈圧亢進症が不可逆である病態も存在する．

文献

1) Shiratori Y, Imazeki F, Moriyama M, et al. Histologic improvement of fibrosis in patients with hepatitis C who have sustained response to interferon therapy. Ann Intern Med 2000; **132**: 517-524 (コホート)
2) Poynard T, McHutchison J, Manns M, et al. Impact of pegylated interferon alfa-2b and ribavirin on liver fibrosis in patients with chronic hepatitis C. Gastroenterology 2002; **122**: 1303-1313 (コホート)
3) Cammà C, Di Bona D, Schepis F, et al. Effect of peginterferon alfa-2a on liver histology in chronic hepatitis C: a meta-analysis of individual patient data. Hepatology 2004; **39**: 333-342 (メタ)

第3章 治療

4) Maylin S, Martinot-Peignoux M, Moucari R, et al. Eradication of hepatitis C virus in patients successfully treated for chronic hepatitis C. Gastroenterology 2008; **135**: 821-829（コホート）

5) Balart LA, Lisker-Melman M, Hamzeh FM, et al., investigators Ls. Peginterferon alpha-2a plus ribavirin in Latino and Non-Latino Whites with HCV genotype 1: Histologic outcomes and tolerability from the LATI-NO Study. Am J Gastroenterol 2010; **105**: 2177-2185（コホート）

6) Singh S, Facciorusso A, Loomba R, et al. Magnitude and Kinetics of Decrease in Liver Stiffness After Antiviral Therapy in Patients With Chronic Hepatitis C: A Systematic Review and Meta-analysis. Clin Gastroenterol Hepatol 2018; **16**: 27-38 e4（メタ）

7) Mandorfer M, Kozbial K, Schwabl P, et al. Sustained virologic response to interferon-free therapies ame-liorates HCV-induced portal hypertension. J Hepatol 2016; **65**: 692-699（コホート）

8) Di Marco V, Calvaruso V, Ferraro D, et al. Effects of Eradicating Hepatitis C Virus Infection in Patients With Cirrhosis Differ With Stage of Portal Hypertension. Gastroenterology 2016; **151**: 130-139 e2（コホート）

CQ 3-3

B 型肝硬変患者に対して，核酸アナログは有用か？

推奨

●核酸アナログは B 型肝硬変の肝線維化，肝予備能を改善し，肝発癌を抑制することから，B 型代償性肝硬変，非代償性肝硬変患者に対して，核酸アナログの投与を推奨する．

【推奨の強さ：強（合意率 100%），エビデンスレベル：A 】

解説

　B 型肝硬変に対する核酸アナログの投与は肝線維化を改善することが報告されている．ラミブジンでは 1 年以内に 11 例中 5 例（46%），2 年以内に 8 例（73%）[1]，エンテカビルでは 3 年以上の経過で 4 例全例[2]，テノホビル（TDF）では 5 年以上の経過で 96 例中 71 例（74%）[3] で肝線維化が改善していた．Liaw らは 651 例の肝線維化進行例に対するラミブジンとプラセボの RCT により，中央値 32.4 ヵ月の観察期間における Child-Pugh score の 2 点以上の増悪が，プラセボの 8.8% に対してラミブジンでは 3.4% と有意に低いことを示した[4]．B 型代償性肝硬変に対する核酸アナログ投与の観察研究のメタアナリシスでは，非代償化を報告した 2 論文ではリスク比が 0.5（95%CI 0.2〜0.9）と有意に抑制されること，全死亡を報告した 3 論文ではリスク比が 0.5（95%CI 0.4〜0.6）と有意に抑制されることが報告された[5]．

　非代償性肝硬変に対する核酸アナログ投与の観察研究では，423 例の核酸アナログ投与例では 5 年無移植生存率が 59.7% であり，非投与例の 46.0% と比較し良好であることが示され，また肝機能の改善により 33.9% が移植リストから外れたと報告されている[6]．非代償性肝硬変 70 例にエンテカビルを投与した前向き観察研究では，1 年無移植生存率が 87.1% であり，12 ヵ月後に 66% が Child-Pugh A まで改善し，49% で Child-Pugh score の 2 点以上の改善がみられた[7]．非代償性肝硬変 57 例にテノホビル（TDF）を投与した前向き観察研究では，12 ヵ月後に 68.4% が Child-Pugh A まで改善し，49.1% で Child-Pugh score の 2 点以上の改善がみられた[8]．

　肝発癌については，6 論文のメタアナリシスによりラミブジンが有意に肝発癌を抑制することが報告されており[9]，肝硬変に核酸アナログを投与し発癌を解析した 10 論文のメタアナリシスでもリスク比が 0.6（95%CI 0.4〜0.8）と有意に抑制されることが報告されている[5]．

　以上のように，B 型代償性肝硬変に対する核酸アナログ投与は，肝線維化を改善し，肝機能の増悪や非代償化を阻止し，肝発癌を抑制し，生存率を向上させる．非代償性肝硬変においても肝機能を改善し，生命予後を改善する．

文献

1) Dienstag JL, Goldin RD, Heathcote EJ, et al. Histological outcome during long-term lamivudine therapy. Gastroenterology 2003; **124**: 105-117（コホート）
2) Chang TT, Liaw YF, Wu SS, et al. Long-term entecavir therapy results in the reversal of fibrosis/cirrhosis and continued histological improvement in patients with chronic hepatitis B. Hepatology 2010; **52**: 886-893（コホート）

3) Marcellin P, Gane E, Buti M, et al. Regression of cirrhosis during treatment with tenofovir disoproxil fumarate for chronic hepatitis B: a 5-year open-label follow-up study. Lancet 2013; **381** (9865): 468-475（コホート）

4) Liaw YF, Sung JJ, Chow WC, et al. Lamivudine for patients with chronic hepatitis B and advanced liver disease. N Engl J Med 2004; **351**: 1521-1531（ランダム）

5) Lok AS, McMahon BJ, Brown RS Jr, et al. Antiviral therapy for chronic hepatitis B viral infection in adults: A systematic review and meta-analysis. Hepatology 2016; **63**: 284-306（メタ）

6) Jang JW, Choi JY, Kim YS, et al. Long-term effect of antiviral therapy on disease course after decompensation in patients with hepatitis B virus-related cirrhosis. Hepatology 2015; **61**: 1809-1820（コホート）

7) Shim JH, Lee HC, Kim KM, et al. Efficacy of entecavir in treatment-naive patients with hepatitis B virus-related decompensated cirrhosis. J Hepatol 2010; **52**: 176-182（コホート）

8) Lee SK, Song MJ, Kim SH, et al. Safety and efficacy of tenofovir in chronic hepatitis B-related decompensated cirrhosis. World J Gastroenterol 2017; **23**: 2396-2403（コホート）

9) Singal AK, Salameh H, Kuo YF, Fontana RJ. Meta-analysis: the impact of oral anti-viral agents on the incidence of hepatocellular carcinoma in chronic hepatitis B. Aliment Pharmacol Ther 2013; **38**: 98-106（メタ）

CQ 3-4

ウイルス学的著効 (SVR) となった C 型肝硬変患者にはどのような (肝癌の) サーベイランスが推奨されるか？

推 奨

● C 型肝硬変患者では SVR 後もサーベイランスが必要であり，画像検査を主体とし，腫瘍マーカー測定も用いたスクリーニングを推奨する.

【推奨の強さ：強 (合意率 100%)，エビデンスレベル：A 】

解説

C 型肝硬変症例の肝細胞癌発癌率は，年率 2〜8% とされ[1]，発癌高危険群として 3〜6 ヵ月毎の画像および腫瘍マーカーによるサーベイランスが推奨されている．最近，忍容性が高く，高率にウイルス駆除が可能な直接作用型抗ウイルス薬 (direct acting antivirals：DAA) が開発され，C 型肝硬変症例においても持続的ウイルス陰性化 (sustained virological response：SVR) をもたらす率は 95% を超える[2]．SVR を達成した C 型肝硬変症例の発癌率および肝癌サーベイランスに関して検討した.

インターフェロン (IFN) ベースの治療により SVR を達成した症例で長期間の観察データが多数報告されている．25,000 例を超える症例が含まれた 12 個の研究のプール解析にて，非 SVR 症例では，6.2% であった発癌率が SVR 症例では，1.5% と SVR により発癌リスクが 0.24 (95%CI 0.18〜0.31) に減少すると報告された．さらに，線維化進行例 2,649 例を含んだ 6 個の研究のメタアナリシスでも HR は，0.24 (95%CI 0.16〜0.35) であった[3]．530 症例を 8.4 年経過観察した研究で 10 年間の累積発癌率は，SVR 例で 5.1% と非 SVR 例の 21.8% と比較し有意に低下したが，SVR 後 5 年以上経過したあとの発癌も認めている[4]．米国の大規模退役軍人のデータを用い，10,817 の SVR 症例を 30,562 人年追跡した研究では，肝硬変患者における SVR 後発癌率は年率 1.39% で，多変量解析における有意な危険因子は 55 歳以降の治癒，糖尿病，遺伝子型 3，アルコールの摂取，およびヒスパニックであった[5]．日本人を対象とした研究では，HCC の累積リスクは 15 年間の追跡調査を通して上昇し続けていることが示された．観察期間中央値が 4.8 年 (1〜20.5 年) の追跡で，5，10，および 15 年の累積発癌率は SVR なしの 351 人の患者における 15.8%，35.5%，および 42.3% と比較して SVR 患者 562 人のうち，3.1%，10.1%，および 15.9% であった．本研究における HCC の有意な危険因子には，線維化ステージ F2〜F4，IFN 開始時の年齢 50 歳以上，エタノール消費量 30g/日以上，およびベースラインの血清 α フェトプロテイン (AFP) 8 ng/mL 以上が含まれた[6]．別の日本の研究では，IFN 治療後の SVR 患者 1,094 人における HCC の累積発生率は，治療後 37 ヵ月の追跡期間中央値で 3% であった．HCC の累積発生率は 5 年で 4%，10 年で 6%，15 年後で 12% であり，多変量解析により 60 歳以上男性の性別，F3/4，および SVR 後 1 年目の AFP＞10 ng/mL が有意な予測因子であった[7]．これらの報告から，肝硬変を伴う患者は SVR を達成することで，未治療または治療後 SVR にいたらなかった患者と比較して 2.5〜5 倍発癌リスクが低下することが確認されているものの肝疾患の病歴のない人のレベルまで低減されることはない．SVR も，年齢を重ねることやアルコール摂取，脂

肪肝，糖尿病といった他の要因が加わることで発癌する複合的リスク要因のひとつとなることから[5]，SVR後時間が経過したあともサーベイランスを継続することがコンセンサスとなっている．

DAAでのSVR症例における発癌率は，DAAがIFNのような免疫賦活・抗腫瘍効果を持たないため，IFNによるSVR症例より高い可能性が懸念されていた．IFNとDAAで発癌を比較した26個の研究を検討したメタアナリシスにおいて，IFN群で1.14%，DAA群で2.96%であったが，追跡期間がIFN群5.0年，DAA群1.3年と大きく異なっていた．追跡期間や年齢などを補正すると有意な差は認めないと結論している[8]．その後もDAA治療を受けたC型肝硬変症例336例を，IFN治療を行いSVRにいたった495症例と比較した研究では，3年累積発癌率は，5.9%と3.1%で，HR 2.03（95%CI 1.07〜3.84）であったが，IPTCWを用いて他の因子を補正すると，統計学的な有意差はないことを示した（HR 0.89，95%CI 0.46〜1.73）[9]．DAAでSVRを達成した肝硬変症例における発癌率はIFN同様低下することが示されたが，DAAではより高齢，線維化進行例にSVRをもたらしたため，SVR症例においても一定の発癌リスクが残存した[10, 11]．米国退役軍人コホートでは，DAAによるSVR達成が発癌リスクを71%減少させるものの，肝硬変においては，年率1.97%と報告した[12]．DAAで治療された39%の肝硬変症例を含む22,500症例を後方視的に解析した研究では，SVR後でも肝硬変では1.82%と非肝硬変0.34%と比較し，発癌リスクが高かった[13]．このようにDAAによってSVRを達成した肝硬変症例において，年率発癌率1.8〜2.5%程度を示す報告が多く，各種ガイドラインにおいてサーベイランスを継続することが推奨されている．

イタリアのグループの報告で，DAA，SVR後1年での発癌率が，Child-Pugh class Aで2.1%，class Bで7.8%と示された[14]．別の報告でDAA治療開始後1年での発癌率がclass Aで1.49%，class Bで3.61%であるが，次の1年ではclass Aで0.20%，class Bで0.69%であると報告された[15]．これらの研究結果によると1年目の発癌が比較的多く指摘されていることから，すでに存在していた癌が明瞭化した可能性が示唆される．年率3.73%と比較的高い発癌率を認めた報告では，治療前の画像検査において，10 mm以下，あるいは10 mmを超えるが造影検査にてHCCと診断されなかった"non-characterized"の結節があった症例において，年率7.24%であった[16]．このことから肝硬変症例において，DAA治療前後の肝癌サーベイランスはより重要であることが示唆される．

肝硬変患者の生涯にわたるサーベイランスは，患者負担や医療コストの増加をもたらすため，どのような症例にサーベイランスを継続するか費用対効果の点でも検討されている[17]．線維化改善を評価する各種マーカーを組み入れながら，発癌率の予測およびサーベイランス頻度について，DAA治療後の大規模長期フォローデータの蓄積により検討していく必要がある

サーベイランスにおける腫瘍マーカー，AFPの併用は，炎症を伴う肝臓では，周囲肝組織から産生されたAFPの影響で診断能が低下するため，特に海外のガイドラインにおいて，推奨することには議論があった．SVR後は，炎症の改善とともに癌以外からのAFP産生が低下するため，診断能の向上が期待されている[18]．これまでも肝癌サーベイランスに腫瘍マーカーを組み合わせてきた日本の臨床診療の現状も鑑みて，SVR後サーベイランスにおいても引き続き腫瘍マーカーの測定が推奨される．

以上のことから，多くのガイドラインと同様，SVRを達成したC型肝硬変症例においても，腹部超音波検査を主体とした画像検査による肝癌サーベイランスが推奨される[19〜22]．わが国の肝癌ガイドラインに準じて，サーベイランスの間隔に関しては，3〜6ヵ月毎，腫瘍マーカーの併用が推奨される．

文献

1) Goodgame B, Shaheen NJ, Galanko J, et al. The risk of end stage liver disease and hepatocellular carcinoma among persons infected with hepatitis C virus: publication bias? Am J Gastroenterol 2003; **98**: 2535-2542（メタ）

2) Falade-Nwulia O, Suarez-Cuervo C, Nelson DR, et al. Oral Direct-Acting Agent Therapy for Hepatitis C Virus Infection: A Systematic Review. Ann Intern Med 2017; **166**: 637-648（メタ）

3) Morgan RL, Baack B, Smith BD, et al. Eradication of hepatitis C virus infection and the development of hepatocellular carcinoma: a meta-analysis of observational studies. Ann Intern Med 2013; **158**: 329-337（メタ）

4) van der Meer AJ, Veldt BJ, Feld JJ, et al. Association between sustained virological response and all-cause mortality among patients with chronic hepatitis C and advanced hepatic fibrosis. JAMA 2012; **308**: 2584-2593（コホート）

5) El-Serag HB, Kanwal F, Richardson P, et al. Risk of hepatocellular carcinoma after sustained virological response in Veterans with hepatitis C virus infection. Hepatology 2016; **64**: 130-137（コホート）

6) Yamashita N, Ohho A, Yamasaki A, et al. Hepatocarcinogenesis in chronic hepatitis C patients achieving a sustained virological response to interferon: significance of lifelong periodic cancer screening for improving outcomes. J Gastroenterol 2014; **49**: 1504-1513（コホート）

7) Nagaoki Y, Aikata H, Nakano N, et al. Development of hepatocellular carcinoma in patients with hepatitis C virus infection who achieved sustained virological response following interferon therapy: A large-scale, long-term cohort study. J Gastroenterol Hepatol 2016; **31**: 1009-1015（コホート）

8) Waziry R, Hajarizadeh B, Grebely J, et al. Hepatocellular carcinoma risk following direct-acting antiviral HCV therapy: A systematic review, meta-analyses, and meta-regression. J Hepatol 2017; **67**: 1204-1212（メタ）

9) Nahon P, Layese R, Bourcier V, et al. Incidence of Hepatocellular Carcinoma After Direct Antiviral Therapy for HCV in Patients With Cirrhosis Included in Surveillance Programs. Gastroenterology 2018; **155**: 1436-1450.e6（コホート）［検索期間外文献］

10) Innes H, Barclay ST, Hayes PC, et al. The risk of hepatocellular carcinoma in cirrhotic patients with hepatitis C and sustained viral response: Role of the treatment regimen. J Hepatol 2018; **68**: 646-654（コホート）

11) Li DK, Ren Y, Fierer DS, et al. The short-term incidence of hepatocellular carcinoma is not increased after hepatitis C treatment with direct-acting antivirals: An ERCHIVES study. Hepatology 2018; **67**: 2244-2253（コホート）

12) Ioannou GN, Green PK, Berry K. HCV eradication induced by direct-acting antiviral agents reduces the risk of hepatocellular carcinoma. J Hepatol 2017; S0168-8278(17)32273-0. doi: 10.1016/j.jhep.2017.08.030（コホート）

13) Kanwal F, Kramer J, Asch SM, et al. Risk of Hepatocellular Cancer in HCV Patients Treated With Direct-Acting Antiviral Agents. Gastroenterology 2017; **153**: 996-1005.e1（コホート）

14) Calvaruso V, Cabibbo G, Cacciola I, et al. Incidence of Hepatocellular Carcinoma in Patients With HCV-Associated Cirrhosis Treated With Direct-Acting Antiviral Agents. Gastroenterology 2018; **155**: 411-421.e4（コホート）

15) Romano A, Angeli P, Piovesan S, et al. Newly diagnosed hepatocellular carcinoma in patients with advanced hepatitis C treated with DAAs: A prospective population study. J Hepatol 2018; **69**: 345-352（コホート）

16) Marino Z, Darnell A, Lens S, et al. Time association between hepatitis C therapy and hepatocellular carcinoma emergence in cirrhosis: Relevance of non-characterized nodules. J Hepatol 2019; **70**: 874-884（コホート）［検索期間外文献］

17) Farhang Zangneh H, Wong WWL, Sander B, et al. Cost Effectiveness of Hepatocellular Carcinoma Surveillance After a Sustained Virologic Response to Therapy in Patients With Hepatitis C Virus Infection and Advanced Fibrosis. Clin Gastroenterol Hepatol 2019; **17**: 1840-1849.e16［検索期間外文献］

18) Minami T, Tateishi R, Kondo M, et al. Serum Alpha-Fetoprotein Has High Specificity for the Early Detection of Hepatocellular Carcinoma After Hepatitis C Virus Eradication in Patients. Medicine (Baltimore) 2015; 94: e901（コホート）

19) Terrault NA, Hassanein TI. Management of the patient with SVR. J Hepatol 2016; **65**: S120-S129

20) Jacobson IM, Lim JK, Fried MW. American Gastroenterological Association Institute Clinical Practice Update-Expert Review: Care of Patients Who Have Achieved a Sustained Virologic Response After Antiviral Therapy for Chronic Hepatitis C Infection. Gastroenterology 2017; **152**: 1578-1587

21) Marrero JA, Kulik LM, Sirlin CB, et al. Diagnosis, Staging, and Management of Hepatocellular Carcinoma: 2018 Practice Guidance by the American Association for the Study of Liver Diseases. Hepatology 2018; **68**: 723-750（ガイドライン）

22) Singal AG, Lim JK, Kanwal F. AGA Clinical Practice Update on Interaction Between Oral Direct-Acting Antivirals for Chronic Hepatitis C Infection and Hepatocellular Carcinoma: Expert Review. Gastroenterology 2019; **156**: 2149-2157［検索期間外文献］

第3章 治療

どのような C 型肝硬変患者に対して，DAA は有用か？

推 奨

● 予後不良の場合を除き，C 型肝硬変患者に対して DAA の投与を推奨する．
【推奨の強さ：強（合意率 100%），エビデンスレベル：A 】

解説

C 型肝硬変に対する治療目標は，HCV 排除により肝臓の炎症，線維化進展を抑制することにより肝発癌・肝不全を減少させ，生命予後を改善することである．インターフェロン治療では，肝硬変は慢性肝炎に比して安全性，治療効果ともに劣りウイルス排除が困難であった[1]．本邦において 2014 年以降インターフェロンフリーの直接作用型抗ウイルス薬（direct acting antivirals：DAA）が承認となり，代償性肝硬変においても慢性肝炎と同様に，安全かつ高い治療効果で HCV 排除が可能となった[2~7]．さらに，HIV 共感染[8]，腎機能障害/透析[9~11]，肝移植後 C 型肝炎再発[12]といった併存症を有する代償性 C 型肝硬変に対しても DAA により高い治療効果と安全性が報告された．治療に際しては，併用薬との薬剤相互作用を確認するとともに，HCV ゲノタイプなども考慮して DAA が選択されるべきである．注意すべき点として，NS5B ポリメラーゼ阻害薬ソホスブビルは腎排泄であり高度腎機能障害（eGFR＜30 mL/分/1.73m^2）・透析症例に対しては本邦においては禁忌であり，また非代償性肝硬変などの重度肝障害患者においては NS3/4A プロテアーゼ阻害薬も血中濃度が上昇するために禁忌である．このように C 型肝硬変に対するDAA プロトコールは，肝機能，腎機能，併存合併症，併用薬を考慮して選択することを推奨する．

2019 年に C 型非代償性肝硬変に対してソホスブビルと NS5A 複製複合体阻害薬ベルパタスビル併用療法の治療効果が国内第 Ⅲ 相試験にて確認[13]され承認となった．これにより本邦においても C 型非代償性肝硬変へも DAA が可能となった．しかし，この試験では Child-Pugh score 13 点以上の非代償性肝硬変は除外されたため，同症例に対する本邦でのエビデンスはない．さらに，重篤な副作用，死亡例の報告もあり，治療は専門家によって慎重に行われることが望まれる．

DAA 治療による発癌抑制に関しては，IFN 治療と同程度の肝発癌抑制効果が得られることに否定的な報告もあるが[14,15]，IFN と同様に発癌抑制効果があるとする報告が集積されつつある[16,17]．最近，C 型慢性肝疾患に対する DAA による前向きでの予後改善効果の解析結果が報告された．約 1 万例の C 型慢性肝疾患に対する前向きコホート研究（観察期間中央値 33 ヵ月）により，DAA 治療群は DAA 非治療群と比較して 3 年後の肝発癌および死亡リスクが有意に低下することが報告された．さらに肝硬変に限定したサブ解析ではその抑制効果がより顕著であった[18]．

このように C 型肝硬変に対する DAA は有用であり，重篤な肝病態または全身の合併疾患により予後改善を見込めない場合を除き，DAA の投与を推奨する．

▌文献▌

1) Fried MW, Shiffman ML, Reddy KR, et al. Peginterferon alfa-2a plus ribavirin for chronic hepatitis C virus infection. N Engl J Med 2002; **347**: 975-982（コホート）

2) Kumada H, Suzuki Y, Ikeda K, et al. Daclatasvir plus asunaprevir for chronic HCV genotype 1b infection. Hepatology 2014; **59**: 2083-2091（コホート）

3) Mizokami M, Yokosuka O, Takehara T, et al. Ledipasvir and sofosbuvir fixed-dose combination with and without ribavirin for 12 weeks in treatment-naive and previously treated Japanese patients with genotype 1 hepatitis C: an open-label, randomised, phase 3 trial. Lancet Infect Dis 2015; **15**: 645-653（ランダム）

4) Kumada H, Suzuki Y, Karino Y, et al. The combination of elbasvir and grazoprevir for the treatment of chronic HCV infection in Japanese patients: a randomized phase II/III study. J Gastroenterol 2017; **52**: 520-533（ランダム）

5) Omata M, Nishiguchi S, Ueno Y, et al. Sofosbuvir plus ribavirin in Japanese patients with chronic genotype 2 HCV infection: an open-label, phase 3 trial. J Viral Hepat 2014; **21**: 762-768（ケースシリーズ）

6) Toyoda H, Chayama K, Suzuki F, et al. Efficacy and safety of glecaprevir/pibrentasvir in Japanese patients with chronic genotype 2 hepatitis C virus infection. Hepatology 2018; **67**: 505-513（ランダム）

7) Chayama K, Suzuki F, Karino Y, et al. Efficacy and safety of glecaprevir/pibrentasvir in Japanese patients with chronic genotype 1 hepatitis C virus infection with and without cirrhosis. J Gastroenterol 2018; **53**: 557-565（ランダム）

8) Naggie S, Cooper C, Saag M, et al. Ledipasvir and Sofosbuvir for HCV in Patients Coinfected with HIV-1. N Engl J Med 2015; **373**: 705-713（ケースシリーズ）

9) Suda G, Kudo M, Nagasaka A, et al. Efficacy and safety of daclatasvir and asunaprevir combination therapy in chronic hemodialysis patients with chronic hepatitis C. J Gastroenterol 2016; **51**: 733-740（ケースシリーズ）

10) Gane E, Lawitz E, Pugatch D, et al. Glecaprevir and Pibrentasvir in Patients with HCV and Severe Renal Impairment. N Engl J Med 2017; **377**: 1448-1455（ケースシリーズ）

11) Roth D, Nelson DR, Bruchfeld A, et al. Grazoprevir plus elbasvir in treatment-naive and treatment-experienced patients with hepatitis C virus genotype 1 infection and stage 4-5 chronic kidney disease (the C-SURFER study): a combination phase 3 study. Lancet 2015; **386**: 1537-1545（ランダム）

12) Ueda Y, Ikegami T, Akamatsu N, et al. Treatment with sofosbuvir and ledipasvir without ribavirin for 12 weeks is highly effective for recurrent hepatitis C virus genotype 1b infection after living donor liver transplantation: a Japanese multicenter experience. J Gastroenterol 2017; **52**: 986-991（ケースシリーズ）

13) Takehara T, Sakamoto N, Nishiguchi S, et al. Efficacy and safety of sofosbuvir-velpatasvir with or without ribavirin in HCV-infected Japanese patients with decompensated cirrhosis: an open-label phase 3 trial. J Gastroenterol 2019; **54**: 87-95（ランダム）［検索期間外文献］

14) Mettke F, Schlevogt B, Deterding K, et al. Interferon-free therapy of chronic hepatitis C with direct-acting antivirals does not change the short-term risk for de novo hepatocellular carcinoma in patients with liver cirrhosis. Aliment Pharmacol Ther 2018; **47**: 516-525（コホート）

15) Reig M, Marino Z, Perello C, et al. Unexpected high rate of early tumor recurrence in patients with HCV-related HCC undergoing interferon-free therapy. J Hepatol 2016; **65**: 719-726（ケースシリーズ）

16) Li DK, Ren Y, Fierer DS, et al. The short-term incidence of hepatocellular carcinoma is not increased after hepatitis C treatment with direct-acting antivirals: An ERCHIVES study. Hepatology 2018; **67**: 2244-2253（コホート）

17) Nagata H, Nakagawa M, Asahina Y, et al. Effect of interferon-based and -free therapy on early occurrence and recurrence of hepatocellular carcinoma in chronic hepatitis C. J Hepatol 2017; **67**: 933-939（コホート）

18) Carrat F, Fontaine H, Dorival C, et al. Clinical outcomes in patients with chronic hepatitis C after direct-acting antiviral treatment: a prospective cohort study. Lancet 2019; **393**: 1453-1456（コホート）［検索期間外文献］

抗ウイルス療法以外にウイルス性肝硬変の線維化を抑制する治療法はあるか？

推 奨

● 現時点で有効性が確認されている治療法はないが，代償性肝硬変では ACE 阻害薬あるいは ARB の投与を考慮する.

【推奨の強さ：**なし**（合意率−），エビデンスレベル：**C**】

解説

　かつての抗ウイルス療法はインターフェロン治療が中心であり，不耐例，不応例が多く存在したことから，それらの症例に対する肝庇護療法は広く行われていたが，核酸アナログ製剤，直接作用型抗ウイルス薬（DAA）が広く普及した昨今において，ウイルス性肝硬変の線維化抑制の主体は抗ウイルス治療である．一方で，非代償性肝硬変まで進行した症例においては抗ウイルス療法のみでは線維化進展が抑制できず，肝不全にいたる症例が散見される．非代償性肝硬変に対する線維化治療は治験段階の治療法は存在するが，現時点では保険診療として可能な治療法は存在しない.

　ウイルス性肝硬変患者のみを対象に，ウルソデオキシコール酸（UDCA）の線維化抑制作用を組織学的に検討した論文はない．Child-Pugh A の肝硬変患者 19 例，HBV 陽性 5 例，HCV 陽性 45 例を含む 56 例の慢性肝疾患患者で，UDCA を 1 年間投与する RCT では，投与群と非投与群で肝線維化の組織学的スコアに差がなかった[1].

　肝移植後の C 型肝炎症例に対する後方視的解析において，アンジオテンシン変換酵素（ACE）阻害薬／アンジオテンシンⅡ受容体拮抗薬（ARB）を投与されていた 27 例と投与されなかった 101 例との間において，移植 5 年後の肝生検による肝硬変進展率は ACE 阻害薬／ARB 投与群非投与群の 32％に対し，投与群は 9％で有意に肝硬変進展例が少なかった[2].　また，線維化スコアを用いたシステマティックレビューでは，ACE 阻害薬／ARB を投与された群が対象群に比べ，線維化スコア（Ishak あるいは METAVIR）が有意に低値であったと報告している[3].　しかし，解析された 7 編の論文はウイルス性肝炎に限定されておらず，また RCT は 2 編のみであることより，ウイルス性肝炎において ACE 阻害薬／ARB が線維化を改善する十分な根拠があるとはいえない．一方で，非代償性肝硬変の腹水症例においては ACE 阻害薬／ARB は腎機能悪化の危険性があるため，投与は推奨されない[4,5].

　強力ネオミノファーゲンシーおよび除鉄療法のウイルス性肝硬変における線維化抑制作用を組織学的に検討した論文はない．C 型慢性肝炎患者では，除鉄療法の施行群と未施行群で治療の前後に肝生検を行い，staging score の増加が施行群に比べ未施行群で有意に認められたとの報告がある[6].　また，亜鉛製剤のウイルス性肝硬変における線維化抑制作用を組織学的に検討した論文はない.

█ 文献 █

1) Bellentani S, Podda M, Tiribelli C, et al. Ursodiol in the long-term treatment of chronic hepatitis: a double-blind multicenter clinical trial. J Hepatol 1993; **19**: 459-464 （ランダム）

2) Rimola A, Londoño MC, Guevara G, et al. Beneficial effect of angiotensin-blocking agents on graft fibrosis in hepatitis C recurrence after liver transplantation. Transplantation 2004; 78: 686-691 （コホート）

3) Kim G, Kim J, Lim YL, et al. Renin-angiotensin system inhibitors and fibrosis in chronic liver disease: a systematic review. Hepatol Int 2016; **10**: 819-828 （メタ）

4) Pariente EA, Bataille C, Bercoff E, et al. Acute effects of captopril on systemic and renal hemodynamics and on renal function in cirrhotic patients with ascites. Gastroenterology 1985; **88**: 1255-1259 （ケースコントロール）

5) Albillos A, Lledo JL, Rossi I, et al. Continuous prazosin administration in cirrhotic patients: effects on portal hemodynamics and on liver and renal function. Gastroenterology 1995; 109: 1257-1265 （コホート）

6) Yano M, Hayashi H, Wakusawa S, et al. Long term effects of phlebotomy on biochemical and histological parameters of chronic hepatitis C. Am J Gastroenterol 2002; **97**: 133-137 （ケースコントロール）

第３章　治療

禁酒はアルコール性肝硬変の線維化や予後を改善するか？

回答

●長期間の禁酒はアルコール性肝硬変の予後を改善する．

解説

　禁酒がアルコール性肝硬変の線維化を改善するかについて，肝硬変症例に限定して組織学的に線維化の推移を検討した報告は少ないが，線維化マーカーの変化を検討したわが国の報告で禁酒による線維化マーカーの改善を認めている[1]．また，禁酒による肝硬変からの著明な線維化改善を経時的肝生検で確認した症例報告がある[2]．経時的肝生検により禁酒例と飲酒継続例での肝線維化の変化を系統的に比較検討した報告はない．

　一方，アルコール性肝硬変の予後は禁酒により有意に改善する．複数の報告で，禁酒は肝硬変の予後を有意に改善する[3〜8]とされている．アルコール性肝硬変に対する肝移植後の予後に関しても，禁酒継続例で予後が有意に良好であるとの報告がある[9]．わが国では，1990年代まではアルコール性肝硬変の減酒/禁酒群で肝細胞癌発生率が高いという報告が散見されたが，いずれも観察研究でエビデンスレベルは高くなく，以降の年代での報告はない．現在，アルコール性肝硬変では禁酒が直接的に肝細胞癌発生率を上昇させるのではなく，禁酒による生命予後の延長が肝発癌率上昇の主たる原因と考えられている．

　近年の研究で，肝生検で確認した肝線維化軽度群と高度群の両群において禁酒は長期予後を改善するという報告[10]，改善するがその効果の発現には少なくとも1.5年程度の禁酒継続が必要であるとの報告[11]があり，長期間の禁酒はアルコール性肝硬変の予後を改善する．

文献

1) Urashima S, Tsutsumi M, Shimanaka K, et al. Histochemical study of hyaluronate in alcoholic liver disease. Alcohol Clin Exp Res 1999; **23**: 56S-60S（ケースシリーズ）

2) Takahashi H, Shigefuku R, Maeyama S, et al. Cirrhosis improvement to alcoholic liver fibrosis after passive abstinence. BMJ Case Rep 2014; **2014**: bcr2013201618（ケースシリーズ）

3) Teli MR, Day CP, Burt AD, et al. Determinants of progression to cirrhosis or fibrosis in pure alcoholic fatty liver. Lancet 1995; **346**: 987-990（コホート）

4) Merkel C, Marchesini G, Fabbri A, et al. The course of galactose elimination capacity in patients with alcoholic cirrhosis: possible use as a surrogate marker for death. Hepatology 1996; **24**: 820-823（ケースシリーズ）

5) Bell H, Jahnsen J, Kittang E, et al. Long-term prognosis of patients with alcoholic liver cirrhosis: a 15-year follow-up study of 100 Norwegian patients admitted to one unit. Scand J Gastroenterol 2004; **39**: 858-863（ケースシリーズ）

6) Pessione F, Ramond MJ, Peters L, et al. Five-year survival predictive factors in patients with excessive alcohol intake and cirrhosis. Effect of alcoholic hepatitis, smoking and abstinence. Liver Int 2003; **23**: 45-53（ケースシリーズ）

7) Alvarez MA, Cirera I, Solà R, et al. Long-term clinical course of decompensated alcoholic cirrhosis: a prospective study of 165 patients. J Clin Gastroenterol 2011; **45**: 906-911（ケースシリーズ）

8) Verrill C, Markham H, Templeton A, et al. Alcohol-related cirrhosis--early abstinence is a key factor in prognosis, even in the most severe cases. Addiction. 2009; **104**: 768-774（ケースシリーズ）

9）Platz KP, Mueller AR, Spree E, et al. Liver transplantation for alcoholic cirrhosis. Transpl Int 2000; **13** (Suppl 1): S127-S130

10）Lackner C, Spindelboeck W, Haybaeck J, et al. Histological parameters and alcohol abstinence determine long-term prognosis in patients with alcoholic liver disease. J Hepatol 2017; **66**: 610-618（横断）

11）Xie YD, Feng B, Gao Y, et al. Effect of abstinence from alcohol on survival of patients with alcoholic cirrhosis: A systematic review and meta-analysis. Hepatol Res 2014; **44**: 436-449（メタ）

第3章 治療

ステロイドは自己免疫性肝炎 (AIH) による肝硬変の線維化や予後を改善するか？

推奨

● 自己免疫性肝炎による活動性肝硬変に対する副腎皮質ステロイド治療は，線維化を改善することで予後改善が見込まれるので，投与することを提案する．
【推奨の強さ：**弱**（合意率 100%），エビデンスレベル：**B** 】

解説

　自己免疫性肝炎（autoimmune hepatitis：AIH）による肝硬変の線維化や予後の改善の有無を明らかにしたシステマティックレビューや RCT はないが，EASL のガイドラインでは活動性であれば肝硬変症例もステロイド治療をすべきとしている[1]．その理由として，線維化進展例は予後不良であることをあげている．87 例の AIH 症例にステロイド治療を開始し，63±6 ヵ月観察した報告では，肝硬変の症例数が 14 例から 10 例に減少した[2]．ステロイド治療を行った 8 例の肝硬変患者は全例 13〜118 ヵ月後に組織学的に肝硬変ではなくなり，Knodell score の線維化スコアの中央値は 3.3 から 0.8 に減少したとの報告もある[3]．また，ステロイドを含む免疫抑制療法を行った 7 例の肝硬変症例のうち 5 例で線維化が改善し，5 年以上経過した 4 例は全例肝硬変を認めなかった[4]．一方，AASLD のガイドラインでは，血清 ALT 値が正常に近く，組織学的に炎症所見の乏しい非活動性肝硬変では，副作用のリスクを考慮して，ステロイドの適応はないとされている[5]．

　AIH による非代償性肝硬変に限った報告によると，ステロイドで治療した 64 例と未治療 18 例を後方視的に比較した結果，腹水，静脈瘤出血，肝性脳症，黄疸などの症状が認められない代償性肝硬変となったのは治療群のみ 40 例あり，肝関連死あるいは肝移植にいたったのは治療群 9 例（14%），未治療群 9 例（50%）で両群の無移植生存率に有意な差を認めた[6]．

文献

1) EASL Clinical Practice Guidelines: Autoimmune hepatitis. J Hepatol 2015; **63**: 971-1004（ガイドライン）
2) Czaja AJ, Carpenter HA. Decreased fibrosis during corticosteroid therapy of autoimmune hepatitis. J Hepatol 2004; **40**: 646-652（ケースシリーズ）
3) Dufour JF, DeLellis R, Kaplan MM. Reversibility of hepatic fibrosis in autoimmune hepatitis. Ann Intern Med 1997; **127**: 981-985（ケースシリーズ）
4) Malekzadeh R, Mohamadnejad M, Nasseri-Moghaddam S, et al. Reversibility of cirrhosis in autoimmune hepatitis. Am J Med 2004; **117**: 125-129（ケースシリーズ）
5) Manns MP, Czaja AJ, Gorham JD, et al. Diagnosis and management of autoimmune hepatitis. Hepatology 2010; **51**: 2193-2213（ガイドライン）
6) Wang Z, Sheng L, Yang Y, et al. The Management of Autoimmune Hepatitis Patients with Decompensated Cirrhosis: Real-World Experience and a Comprehensive Review. Clin Rev Allergy Immunol 2017; **52**: 424-435（ケースコントロール）

CQ **3-8**　　　　　　　　　　　　

薬物療法は原発性胆汁性胆管炎（PBC）による肝硬変の線維化や予後を改善するか？

推奨

● 原発性胆汁性胆管炎（PBC）による肝硬変には予後改善が期待できるのでウルソデオキシコール酸（UDCA）を投与することを提案する.

【推奨の強さ：**弱**（合意率 100％），エビデンスレベル：**B**】

解説

Cochrane ライブラリーのメタアナリシス（Cochrane Database Syst Rev）では，ウルソデオキシコール酸（ursodeoxycholic acid：UDCA）は原発性胆汁性胆管炎（primary biliary cholangitis：PBC）の生存率改善につながらないとしている[1]が，2 年以上の観察で 100 例以上の報告に限ってメタアナリシスすると，移植数，死亡率は有意に改善されているため[2]，生化学データの改善などを合わせ，また，UDCA の安全性を考慮すると，PBC には UDCA の投与を提案する. AASLD[3]，EASL[4]，BSG（British Society of Gastroenterology）[5]，日本における原発性胆汁性胆管炎（PBC）の診療ガイドライン[6]でも治療薬として推奨されている. 最近発表された欧米の大規模コホート研究では肝硬変症例においても UDCA 投与による長期予後改善効果が示されている[7]. 投与量に関しては，欧米のガイドラインでは，体重 1 kg あたり 13〜15 mg/日の投与が推奨されている. 100 mg/錠が繁用される日本の診療ガイドラインでは，通常，成人 1 日 6 錠（600 mg）を 2〜3 回に分割経口投与し，最大投与量は 900 mg としており，1 日量として 600 mg 以上投与されることが重要であるとしている.

UDCA への併用薬・代替薬としては，ベザフィブラート[8]，フェノフィブラート[9]，オベチコール酸に UDCA 不応例に対する改善効果が期待されている.

ベザフィブラートの UDCA への上乗せ効果について検討した二重盲検プラセボコントロール RCT では，投与 24 ヵ月でエンドポイントである生化学的データの改善が示された[10]. 最近，Japan PBC Study Group のデータを用いた研究で，1 年以上 UDCA を投与したあと，ベザフィブラートを追加した 118 例を解析し，UDCA 単剤投与の予後予測式である Globe スコアないし UK-PBC スコアから算出される長期予後が，ベザフィブラート追加により改善されていることを示したが，ベザフィブラートによる長期予後改善効果はアルブミン低下・ビリルビン上昇など進行した肝硬変患者では限定的であった[11]. フェノフィブラートも，併用による生化学的データの改善が示されている[12]. フェノフィブラートを併用した 46 例と UDCA 単剤 74 例を比較した研究では，生存率の改善を示しているが，後方視的な解析であり，ビリルビン上昇の副作用を伴うことから肝硬変症例において併用可能かは更なる研究結果を踏まえて判断する必要がある[13]. 以上のことから，日本の PBC 診療ガイドラインに従い，UDCA 増量で効果が得られない症例，ことにビリルビンやアルブミンが基準値範囲内の患者に対して，ベザフィブラート併用を検討してもよい. ただしフィブラート製剤は高脂血症にのみ保険適用があるため，高脂血症を合併しない PBC に対しては，臨床研究として投与することが適切である.

第3章　治療

オベチコール酸は，欧米のガイドラインでは UDCA でコントロール不能な際の選択肢として提案されている [3~5]．フィブラート同様，二重盲検プラセボコントロール RCT で生化学データの改善が示されているが，瘙痒症などの副作用の出現が懸念されている [14, 15]．現在，長期予後を観察する試験が進行中である [16]．

PBC に対する副腎皮質ステロイドに関しては，少人数（19 vs. 17）の 3 年間の RCT があり，ALP や蛋白量，抗ミトコンドリア抗体（AMA）の抗体価，組織の進行などに改善が認められたが，死亡率の改善はなかった．骨塩量の有意な低下もみられなかったが，感染症，糖尿病，潰瘍などの肝以外の有害合併症が有意に高率に発生しているため [17]，PBC-AIH オーバーラップ症候群が疑われる症例以外では，推奨できる治療とは考えられない．

▌文献▌

1) Rudic JS, Poropat G, Krstic MN, et al. Ursodeoxycholic acid for primary biliary cirrhosis. Cochrane Database Syst Rev 2012; **12**: CD000551（メタ）

2) Shi J, Wu C, Lin Y, et al. Long-term effects of mid-dose ursodeoxycholic acid in primary biliary cirrhosis: a meta-analysis of randomized controlled trials. Am J Gastroenterol 2006; **101**: 1529-1538（メタ）

3) Lindor KD, Bowlus CL, Boyer J, et al. Primary Biliary Cholangitis: 2018 Practice Guidance from the American Association for the Study of Liver Diseases. Hepatology 2019; **69**: 394-419（ガイドライン）

4) European Association for the Study of the Liver. Electronic address eee, European Association for the Study of the L. EASL Clinical Practice Guidelines: The diagnosis and management of patients with primary biliary cholangitis. J Hepatol 2017; **67**: 145-172（ガイドライン）

5) Hirschfield GM, Dyson JK, Alexander GJM, et al. The British Society of Gastroenterology/UK-PBC primary biliary cholangitis treatment and management guidelines. Gut 2018; **67**: 1568-1594（ガイドライン）

6) 厚生労働省難治性疾患政策事業「難治性の肝・胆道疾患に関する調査研究」班，2017 年 3 月 http://www.hepatobiliary.jp/modules/medical/index.php?content_id=14 （2020 年 10 月 10 日閲覧）

7) Harms MH, van Buuren HR, Corpechot C, et al. Ursodeoxycholic Acid Therapy and Liver Transplant-free Survival in Patients with Primary Biliary Cholangitis. J Hepatol 2019 **71**: 357-365（コホート）［検索期間外文献］

8) Zhang Y, Chen K, Dai W, et al. Combination therapy of bezafibrate and ursodeoxycholic acid for primary biliary cirrhosis: A meta-analysis. Hepatol Res 2015; **45**: 48-58（メタ）

9) Zhang Y, Li S, He L, et al. Combination therapy of fenofibrate and ursodeoxycholic acid in patients with primary biliary cirrhosis who respond incompletely to UDCA monotherapy: a meta-analysis. Drug Des Devel Ther 2015; **9**: 2757-2766（メタ）

10) Corpechot C, Chazouilleres O, Rousseau A, et al. A Placebo-Controlled Trial of Bezafibrate in Primary Biliary Cholangitis. N Engl J Med 2018; **378**: 2171-2181（ランダム）

11) Honda A, Tanaka A, Kaneko T, et al. Bezafibrate Improves GLOBE and UK-PBC Scores and Long-Term Outcomes in Patients With Primary Biliary Cholangitis. Hepatology 2019; **70**: 2035-2046（コホート）［検索期間外文献］

12) Grigorian AY, Mardini HE, Corpechot C, et al. Fenofibrate is effective adjunctive therapy in the treatment of primary biliary cirrhosis: A meta-analysis. Clin Res Hepatol Gastroenterol 2015; **39**: 296-306（メタ）

13) Cheung AC, Lapointe-Shaw L, Kowgier M, et al. Combined ursodeoxycholic acid (UDCA) and fenofibrate in primary biliary cholangitis patients with incomplete UDCA response may improve outcomes. Aliment Pharmacol Ther 2016; **43**: 283-293（コホート）

14) Nevens F, Andreone P, Mazzella G, et al. A Placebo-Controlled Trial of Obeticholic Acid in Primary Biliary Cholangitis. N Engl J Med 2016; **375**: 631-643（ランダム）

15) Kowdley KV, Luketic V, Chapman R, et al. A randomized trial of obeticholic acid monotherapy in patients with primary biliary cholangitis. Hepatology 2018; **67**: 1890-1902（ランダム）

16) Trauner M, Nevens F, Shiffman ML, et al. Long-term efficacy and safety of obeticholic acid for patients with primary biliary cholangitis: 3-year results of an international open-label extension study. Lancet Gastroenterol Hepatol 2019; **4**: 445-453（ランダム）［検索期間外文献］

17) Mitchison HC, Palmer JM, Bassendine MF, et al. A controlled trial of prednisolone treatment in primary biliary cirrhosis. Three-year results. J Hepatol 1992; **15**: 336-344（ケースコントロール）

薬物療法は原発性硬化性胆管炎（PSC）による肝硬変の予後を改善するか？

推　奨

- ●原発性硬化性胆管炎（PSC）による肝硬変へのウルソデオキシコール酸（UDCA）の投与に関しては，効果が定まっていないことを理解したうえで，個々の症例で投与を考慮する．

【推奨の強さ：なし（合意率 100%），エビデンスレベル：C】

- ●副腎皮質ステロイドの投与は，PSC の予後を改善せず，投与しないことを推奨する．

【推奨の強さ：強（合意率 100%），エビデンスレベル：A】

解説

　原発性硬化性胆管炎（primary sclerosing cholangitis：PSC）に対して，常用量（13～15 mg/kg）のウルソデオキシコール酸（UDCA）投与により ALT，ALP など生化学データの改善を認めるとする RCT [1,2] に対し，有意差はないとする RCT [3] があるが，前者の症例数が数十例であるのに対し，後者は 219 例であり，検査値を含め大きな改善効果は期待できない．4 年間の長期に高用量 UDCA（25～30 mg/kg/日）を投与したパイロットスタディ（$n=30$）では，生存率の改善を報告しているが，PSC 患者以外の生存率は計算式で求めて比較しており，エビデンスに乏しく評価できない [4]．また，150 例を対象とした UDCA 28～30 mg/kg/日の高用量投与とプラセボの RCT では，5 年後に肝生検を施行しており，組織像を含め，ALP，AST，総ビリルビンなどにも有意な改善は認められなかった．死亡率，移植率には差はなく，逆に UDCA 投与群で Mayo risk score の悪化，食道静脈瘤発生率の上昇がみられ有用ではなかった [5]．すなわち生命予後が改善するというエビデンスはない．

　Cochrane ライブラリーによるメタアナリシスにおいても生化学的データの改善は示されるが，生存率，移植，静脈瘤，腹水，肝性脳症のリスクを有意に改善することは示していない [6]．海外の診療ガイドラインでも PSC に対しての常用量 UDCA 投与については意見が分かれている [7~9]．しかしながら，日本では UDCA を投与して経過観察することが多く，生化学データの改善を指摘する報告もある．UDCA 投与により ALP が低下した症例では長期予後が良好であることが確認されつつあり [10]，標準的な用量である 13～15 mg/kg/日投与であれば予後を悪化させるという報告もないことから，わが国における実臨床においては UDCA を第一選択薬とするのが妥当と考えられる．

　ブデソニド単独投与 [11] のほか，UDCA 不応例へのアザチオプリン，プレドニゾロン併用投与 [12] やブデソニド，プレドニゾロンの追加投与 [13]，ベザフィブラート追加投与 [14]，腸管細菌由来の病因物質を除去する目的でバンコマイシンやメトロニダゾールの投与 [15] などが試みられているが，パイロットスタディやエビデンスの低い報告で，その臨床効果も明らかではない．

　Cochrane ライブラリー（2010 年）によるメタアナリシスでは，副腎皮質ステロイド（CS）では，

第3章　治療

副作用だけが強く残り，胆管病変の改善が認められず，PSC 患者に対する有意な有用性はない[16]．CS 投与に関しては，改善効果がないうえに骨粗鬆症などの副作用の発現が大きな問題であり，IgG4 関連硬化性胆管炎の可能性が除外できない場合を除き，投与しないことを推奨する．

　有効性が証明された内科治療はないため，重症症例には肝移植が検討される．しかし，全国調査の結果では，生体肝移植を施行した 114 症例の解析で 5 年生存率 78％，5 年グラフト生存率 74％，5 年無再発生存率 57％との結果であり[17]，移植後の成績も良好とはいえない．

■ 文献 ■

1) Stiehl A, Walker S, Stiehl L, et al. Effect of ursodeoxycholic acid on liver and bile duct disease in primary sclerosing cholangitis: A 3-year pilot study with a placebo-controlled study period. J Hepatol 1994; **20**: 57-64（ランダム）

2) Mitchell SA, Bansi DS, Hunt N, et al. A preliminary trial of high-dose ursodeoxycholic acid in primary sclerosing cholangitis. Gastroenterology 2001; **121**: 900-907（ランダム）

3) Olsson R, Boberg KM, de Muckadell OS, et al. High-dose ursodeoxycholic acid in primary sclerosing cholangitis: a 5-year multicenter, randomized, controlled study. Gastroenterology 2005; **129**: 1464-1472（ランダム）

4) Harnois DM, Angulo P, Jorgensen RA, et al. High-dose ursodeoxycholic acid as a therapy for patients with primary sclerosing cholangitis. Am J Gastroenterol 2001; **96**: 1558-1562（ケースシリーズ）

5) Lindor KD, Kowdley KV, Luketic VA, et al. High-dose ursodeoxycholic acid for the treatment of primary sclerosing cholangitis. Hepatology 2009; **50**: 808-814（ランダム）

6) Poropat G, Giljaca V, Stimac D, et al. Bile acids for primary sclerosing cholangitis. Cochrane Database Syst Rev 2011; **1**: CD003626（メタ）

7) Lindor KD, Kowdley KV, Harrison ME, American College of G. ACG Clinical Guideline: Primary Sclerosing Cholangitis. Am J Gastroenterol 2015; **110**: 646-659; quiz 660（ガイドライン）

8) Chapman R, Fevery J, Kalloo A, et al. Diagnosis and management of primary sclerosing cholangitis. Hepatology 2010; **51**: 660-678（ガイドライン）

9) European Association for the Study of the L. EASL Clinical Practice Guidelines: management of cholestatic liver diseases. J Hepatol 2009; **51**: 237-267（ガイドライン）

10) de Vries EM, Wang J, Leeflang MM, et al. Alkaline phosphatase at diagnosis of primary sclerosing cholangitis and 1 year later: evaluation of prognostic value. Liver Int 2016; **36**: 1867-1875（コホート）

11) Angulo P, Batts KP, Jorgensen RA, et al. Oral budesonide in the treatment of primary sclerosing cholangitis. Am J Gastroenterol 2000; **95**: 2333-2337（ケースシリーズ）

12) Schramm C, Schirmacher P, Helmreich-Becker I, et al. Combined therapy with azathioprine, prednisolone, and ursodiol in patients with primary sclerosing cholangitis. A case series. Ann Intern Med 1999; **131**: 943-946（ケースシリーズ）

13) van Hoogstraten HJ, Vleggaar FP, Boland GJ, et al. Budesonide or prednisone in combination with ursodeoxycholic acid in primary sclerosing cholangitis: a randomized double-blind pilot study. Belgian-Dutch PSC Study Group. Am J Gastroenterol 2000; **95**: 2015-2022（ランダム）

14) Mizuno S, Hirano K, Isayama H, et al. Prospective study of bezafibrate for the treatment of primary sclerosing cholangitis. J Hepatobiliary Pancreat Sci 2015; **22**: 766-770（コホート）

15) Tabibian JH, Weeding E, Jorgensen RA, et al. Randomised clinical trial: vancomycin or metronidazole in patients with primary sclerosing cholangitis - a pilot study. Aliment Pharmacol Ther 2013; **37**: 604-612（ランダム）

16) Giljaca V, Poropat G, Stimac D, et al. Glucocorticosteroids for primary sclerosing cholangitis. Cochrane Database Syst Rev 2010; **1**: CD004036（メタ）

17) Egawa H, Ueda Y, Ichida T, et al. Risk factors for recurrence of primary sclerosing cholangitis after living donor liver transplantation in Japanese registry. Am J Transplant 2011; **11**: 518-527（コホート）

FRQ 3-1

アルコール性肝硬変について禁酒以外の治療法はあるか？

回答

● 減酒による"ハームリダクション"が提唱されているが，肝硬変患者に対する有用性は今後の検討課題である．

解説

　アルコール性肝硬変の治療の基本は禁酒であり禁酒が継続できれば予後は改善されるが，断酒ができず難渋する症例が多い．断酒補助剤であるジスルフィラム，アカンプロサート，ナルトレキソンは断酒率を上げるが，現在のところ，これらいずれの薬剤もアルコール性肝硬変患者に対する治験は行われていない．ジスルフィラムは肝毒性があり重篤な肝障害のある患者には禁忌である．ナルトレキソンは肝毒性があるため，アルコール性肝障害患者への使用は勧められておらず，また，日本では保険承認が得られていない．日本人のアルコール依存症患者を対象としたアカンプロサートの有効性を評価する二重盲検 RCT で，アカンプロサートの有効性が示されたが，投与 24 週間後の断酒率はプラセボ群で 36.0％，アカンプロサート投与群で 47.2％と断酒成功率は半分に満たなかった[1]．

　近年，アルコール依存症治療において，すぐに断酒できない場合は飲酒量を減らすことから始め，飲酒による害をできるだけ減らすという"ハームリダクション"の概念が提唱されている[2]．二重盲検 RCT で，飲酒量低減薬であるナルメフェンは心理社会的治療と併用することで，飲酒量低減効果を認めたと報告されている[3]．フィブロスキャン 6 kPa 以上の肝硬度上昇あるいは脂肪肝を伴うアルコール依存症患者において，ナルメフェン投与 12 週間で，有意差は認められなかったが肝硬度や脂肪肝の改善傾向があったとの報告がある[4]．現在のところ，アルコール性肝硬変患者を対象とした減酒およびナルメフェンの効果についての報告はなく今後の検討課題である．

文献

1) Higuchi S; Japanese Acamprosate Study Group. Efficacy of acamprosate for the treatment of alcohol dependence long after recovery from withdrawal syndrome: a randomized, double-blind, placebo-controlled study conducted in Japan (Sunrise Study). J Clin Psychiatry 2015; **76**: 181-188（ランダム）
2) 日本アルコール・アディクション医学会ほか（監修）．新アルコール・薬物使用障害の診断治療ガイドラインに基づいたアルコール依存症の診断治療の手引き，第 1 版，2018
3) Miyata H, Takahashi M, Murai Y, et al. Nalmefene in alcohol-dependent patients with a high drinking risk: Randomized controlled trial. Psychiatry Clin Neurosci 2019; **73**: 697-706（ランダム）［検索期間外文献］
4) Mueller S, Luderer M, Zhang D, et al. Open-label Study with Nalmefene as Needed Use in Alcohol-Dependent Patients with Evidence of Elevated Liver Stiffness and/or Hepatic Steatosis. Alcohol 2020; **55**: 63-70（ケースシリーズ）［検索期間外文献］

第3章 治療

非アルコール性脂肪肝炎（NASH）による肝硬変の線維化を改善する薬物療法はあるか？

回答

● 現時点では NASH による肝硬変の肝線維化を改善する薬物療法はない.

解説

　非アルコール性脂肪肝炎（nonalcoholic steatohepatitis：NASH）による肝線維化の改善効果を検証した RCT はこれまで主に慢性肝炎（F1～3）患者を対象に施行されており，チアゾリジン誘導体，ビタミン E，GLP-1 受容体作動薬などの有効性が報告されている[1~4]．また，現在，obeticholic acid（ファルネソイド X 受容体アゴニスト）[5]，cenicriviroc（CC モチーフ型ケモカイン受容体 2/5 アンタゴニスト）[6]，resmetirom（甲状腺ホルモン β 受容体アゴニスト）[7]，elafibranor（ペルオキシソーム増殖剤応答性受容体 α / σ デュアルアゴニスト）など様々な作用機序の治験が進行中である[8]．一方，NASH 肝硬変患者を対象とし，肝線維化改善効果を検証した RCT は，アポトーシス・シグナル調節キナーゼ 1（apoptosis signal-regulating kinase-1）の阻害薬である selonsertib と線維性架橋形成にかかわる lysyl oxidase-like 2 の阻害薬である simtuzumab を用いた 2 報のみである[5,6]．いずれの薬剤もプラセボ群と比較して試験薬の肝線維化改善効果は認められていない[9,10]．このように，現時点では NASH による肝硬変の線維化を改善する薬物療法はない.

文献

1) Musso G, Cassader M, Paschetta E, et al. Thiazolidinediones and Advanced Liver Fibrosis in Nonalcoholic Steatohepatitis: A Meta-analysis. JAMA Intern Med 2017; **177**: 633-640（メタ）
2) Sato K, Gosho M, Yamamoto T, et al. Vitamin E has a beneficial effect on nonalcoholic fatty liver disease: a meta-analysis of randomized controlled trials. Nutrition 2015; **31**: 923-930（メタ）
3) Neuschwander-Teri BA, Loomba R, Sanyal AJ, et al. Farnesoid X nuclear receptor ligand obeticholic acid for non-cirrhotic, non-alcoholic steatohepatitis (FLINT): a multicentre, randomised, placebo-controlled trial. Lancet 2015; **385** (9972): 956-965（ランダム）
4) Armstrong MJ, Gaunt P, Aithal GP, et al. Liraglutide safety and efficacy in patients with non-alcoholic steatohepatitis (LEAN): a multicentre, double-blind, randomised, placebo-controlled phase 2 study. Lancet 2016; **387** (10019): 679-690（ランダム）
5) Ratziu V, Sanyal AJ, Loomba R, et al. REGENERATE: Design of a pivotal, randomised, phase 3 study evaluating the safety and efficacy of obeticholic acid in patients with fibrosis due to nonalcoholic steatohepatitis. Contemp Clin Trials 2019; **84**: 105803［検索期間外文献］
6) Pedrosa M, Seyedkazemi S, Francque S, et al. A randomized, double-blind, multicenter, phase 2b study to evaluate the safety and efficacy of a combination of tropifexor and cenicriviroc in patients with nonalcoholic steatohepatitis and liver fibrosis: Study design of the TANDEM trial. Contemp Clin Trials 2020; **88**: 105889［検索期間外文献］
7) Harrison SA, Bashir MR, Guy CD, et al. Resmetirom (MGL-3196) for the treatment of non-alcoholic steatohepatitis: a multicentre, randomised, double-blind, placebo-controlled, phase 2 trial. Lancet 2019; **394** (10213): 2012-2024（ランダム）［検索期間外文献］
8) Sumida Y, Okanoue T, Nakajima A. Phase 3 drug pipelines in the treatment of non-alcoholic steatohepatitis. Hepatol Res 2019; **49**: 1256-1262［検索期間外文献］

9) Harrison SA, Abdelmalek MF, Caldwell S, et al. Simtuzumab Is Ineffective for Patients With Bridging Fibrosis or Compensated Cirrhosis Caused by Nonalcoholic Steatohepatitis. Gastroenterology 2018; **155**: 1140-1153（ランダム）

10) Harrison SA, Wong VW, Okanoue T, et al. Selonsertib for patients with bridging fibrosis or compensated cirrhosis due to NASH: Results from randomized phase III STELLAR trials. J Hepatol 2020; **73**: 26-39（ランダム）［検索期間外文献］

第3章　治療

第4章
肝硬変合併症の診断・治療

上部内視鏡検査での発赤所見 (RC sign) は，食道・胃静脈瘤出血の危険因子か？

回答

● 上部内視鏡検査での発赤所見 (RC sign) は，食道・胃静脈瘤出血の危険因子である．

解説

　食道静脈瘤を有する 627 例を用いた患者の検討において，Merkel ら[1] は初回出血を起こす有意な因子は，静脈瘤の大きさ・RC sign の程度そして Child-Pugh score であると解析している．また，AASLD と EASL のガイドライン[2,3] において，small varices（F1 程度）であっても RC sign 陽性の場合には予防的治療の適応とされている．さらに Baveno VI Consensus Workshop においては，RC sign 陽性に加え Child-Pugh C も静脈瘤出血を増加させる因子と明記されている[4]．

　胃静脈瘤に関しては 2 つのコホート研究の結果[5,6] から，出血の危険因子に選択されるものとして胃静脈瘤の存在部位・形態・RC sign 陽性の有無そして肝予備能があげられ，AASLD ガイドラインにもその旨が明記されている．したがって，上部内視鏡検査での RC sign 陽性は，食道・胃静脈瘤出血の危険因子であり，静脈瘤治療の判断基準として推奨される．

文献

1) Merkel C, Bolognesi M, Berzigotti A, et al. Clinical significance of worsening portal hypertension during long-term medical treatment in patients with cirrhosis who had been classified as early good-responders on haemodynamic criteria. J Hepatol 2010; **52**: 45-53（ケースコントロール）
2) 2016 practice guidance by the American Association for the study of liver diseases. Hepatology 2016; **65**: 310-335（ガイドライン）
3) EASL Clinical Practice Guidelines for the management of patients with decompensated cirrhosis. J Hepatol 2018; **69**: 406-460（ガイドライン）
4) de Franchis R. Expanding consensus in portal hypertension: Report of the Baveno VI Consensus Workshop: Stratifying risk and individualizing care for portal hypertension. J Hepatol 2015; **63**: 743-752
5) Sarin SK, Lahoti D, Saxena SP, et al. Prevalence, classification and natural history of gastric varices: a long-term follow-up study in 568 portal hypertension patients. Hepatology 1992; **16**: 1343-1349（ランダム）
6) Kim T, Shijo H, Kokawa H, et al. Risk factors for hemorrhage from gastric fundal varices. Hepatology 1997; **25**: 307-312（コホート）

BQ 4-2　　　(1) 消化管出血，門脈圧亢進症

腹部超音波，腹部造影 CT，MRI 検査は門脈圧亢進症の診断に有用か？

回答

● 腹部超音波，腹部造影 CT，MRI 検査は門脈圧亢進症の診断に有用である．

解説

　門脈圧亢進症は静脈瘤破裂，肝不全，生存率低下などに関連するため，門脈圧を測定することは実臨床において非常に重要である[1]．門脈圧亢進症の診断におけるゴールドスタンダードは肝静脈圧較差（hepatic venous pressure gradient：HVPG）の測定であり，門脈圧亢進症のコンセンサスワークショップである Baveno Ⅵ においても，HVPG≧10 mmHg が診断基準として提唱されている[2]．一方，同検査は侵襲的であることから代替となる指標が検討されてきた．

　腹部造影 CT および MRI 検査は，門脈圧亢進症患者の門脈血行動態（門脈側副血行路，食道胃静脈瘤，門脈-大循環シャントなど）の評価に極めて有用である．腹部 CT 検査に関するメタアナリシスでは，食道胃静脈瘤を検知する感度は 87％，特異度は 88％であると報告されている[3]．また，造影 MRI 検査による血行動態の評価や，MR elastography（保険適用外）による肝硬度や脾硬度の測定は，門脈圧亢進症や食道胃静脈瘤の診断に有用である[4,5]．

　腹部超音波による腹水や門脈側副血行路の検出，門脈径や脾腫の計測は，間接的に門脈圧亢進症の存在を示唆する．また，超音波ドプラ法により，門脈圧を非侵襲的に推定する方法も考案されているが，有用性については限定的であるという報告もある[6~8]．さらに造影超音波検査において，造影剤である SonoVue や Sonazoid を用いて体内の気泡動態を解析することで，門脈圧を推定する方法も考案されている[9,10]．

　超音波 elastography 法には，transient elastography 法，point shear wave elastography 法，2D shear wave elastography 法などがあり，それらを用いて肝硬度や脾硬度を測定することで，門脈圧を推定する方法が報告されている[11~14]．さらに超音波 elastography 法と血小板数や脾臓径を組み合わせることが，門脈圧亢進症患者の特定に有用であることも報告もされている[2,15,16]．しかしながら，elastography の測定には肥満や腹水，肝炎，食事，心不全などの合併症が影響することを考慮する必要がある[17]．

文献

1）Garcia-Tsao G, Abraldes JG, Berzigotti A, et al. Portal hypertensive bleeding in cirrhosis: Risk stratification, diagnosis, and management: 2016 practice guidance by the American Association for the study of liver diseases. Hepatology 2017; **65**: 310-335（ガイドライン）

2）de Franchis R, Baveno VIF. Expanding consensus in portal hypertension: Report of the Baveno VI Consensus Workshop: Stratifying risk and individualizing care for portal hypertension. J Hepatol 2015; **63**: 743-752（ガイドライン）

3）Deng H, Qi X, Guo X. Computed tomography for the diagnosis of varices in liver cirrhosis: a systematic review and meta-analysis of observational studies. Postgrad Med 2017; **129**: 318-328（メタ）

4）Palaniyappan N, Cox E, Bradley C, et al. Non-invasive assessment of portal hypertension using quantitative magnetic resonance imaging. J Hepatol 2016; **65**: 1131-1139（横断）

5) Morisaka H, Motosugi U, Ichikawa S, et al. Association of splenic MR elastographic findings with gastroe-sophageal varices in patients with chronic liver disease. J Magn Reson Imaging 2015; **41**: 117-124（横断）

6) Kim MY, Baik SK, Park DH, et al. Damping index of Doppler hepatic vein waveform to assess the severity of portal hypertension and response to propranolol in liver cirrhosis: a prospective nonrandomized study. Liver Int 2007; **27**: 1103-1110（非ランダム）

7) Maruyama H, Shiha G, Yokosuka O, et al. Non-invasive assessment of portal hypertension and liver fibro-sis using contrast-enhanced ultrasonography. Hepatol Int 2016; **10**: 267-276

8) Maruyama H, Yokosuka O. Ultrasonography for Noninvasive Assessment of Portal Hypertension. Gut Liver 2017; **11**: 464-473

9) Kim MY, Suk KT, Baik SK, et al. Hepatic vein arrival time as assessed by contrast-enhanced ultrasonogra-phy is useful for the assessment of portal hypertension in compensated cirrhosis. Hepatology 2012; **56**: 1053-1062（横断）

10) Shimada T, Maruyama H, Kondo T, et al. Impact of splenic circulation: non-invasive microbubble-based assessment of portal hemodynamics. Eur Radiol 2015; **25**: 812-820（横断）

11) You MW, Kim KW, Pyo J, et al. A Meta-analysis for the Diagnostic Performance of Transient Elastography for Clinically Significant Portal Hypertension. Ultrasound Med Biol 2017; **43**: 59-68（メタ）

12) Attia D, Schoenemeier B, Rodt T, et al. Evaluation of Liver and Spleen Stiffness with Acoustic Radiation Force Impulse Quantification Elastography for Diagnosing Clinically Significant Portal Hypertension. Ultraschall Med 2015; **36**: 603-610（横断）

13) Thiele M, Madsen BS, Procopet B, et al. Reliability Criteria for Liver Stiffness Measurements with Real-Time 2D Shear Wave Elastography in Different Clinical Scenarios of Chronic Liver Disease. Ultraschall Med 2017; **38**: 648-654（横断）

14) Song J, Huang J, Huang H, et al. Performance of spleen stiffness measurement in prediction of clinical sig-nificant portal hypertension: A meta-analysis. Clin Res Hepatol Gastroenterol 2018; **42**: 216-226（メタ）

15) Abraldes JG, Bureau C, Stefanescu H, et al. Noninvasive tools and risk of clinically significant portal hypertension and varices in compensated cirrhosis: The "Anticipate" study. Hepatology 2016; **64**: 2173-2184（横断）

16) Berzigotti A, Seijo S, Arena U, et al. Elastography, spleen size, and platelet count identify portal hyperten-sion in patients with compensated cirrhosis. Gastroenterology 2013; **144**: 102-111 e1（横断）

17) Berzigotti A. Non-invasive evaluation of portal hypertension using ultrasound elastography. J Hepatol 2017; **67**: 399-411

CQ 4-1

食道・胃静脈瘤出血予防に有用な薬物療法は何か？

推奨

● 食道・胃静脈瘤出血予防に有用な薬物療法として，非選択的 β ブロッカー，一硝酸イソソルビド，あるいは両薬剤の併用を提案する．
【推奨の強さ：弱（合意率 100%），エビデンスレベル：B】

解説

出血予防に有用な薬物として，非選択的 β ブロッカー，一硝酸イソソルビドなどの薬物が提案されている．

非選択的 β ブロッカー（nonselective beta-blocker：NSBB）は，β_1 受容体阻害による心拍出量の減少と β_2 受容体阻害，α_1 交感神経作用による腹部内臓血管の収縮，門脈血流量の減少により門脈圧低下をもたらす．過去にはプロプラノロール（propranolol），ナドロール（nadolol）などの薬物が用いられ有効性のエビデンスが蓄積されている[1〜9]．最近のメタアナリシスにおいて，これらの NSBB 投与により閉塞肝静脈圧較差（hepatic venous pressure gradient：HVPG）が 10%以上低下した症例では静脈瘤出血が有意に低下しており，投与後の門脈圧評価の有用性が指摘されている[10]．近年，これらの古典的非選択的 β ブロッカーよりも，α，β ブロッカー作用を持つカルベジロール（carvedilol）がより強力に HVPG を低下しうる薬物として注目されている．カルベジロールとプロプラノロールの HVPG 低下作用について検討された RCT において，投与後 1 ヵ月でカルベジロールにおいて有意に HVPG 低下症例が増加した[11]．また，他の RCT において，カルベジロールはナドロールと後述する一硝酸イソソルビド（isosorbide-5-mononitrate：IsMn）との併用療法とほぼ同等の出血リスクに抑えることができ，さらに副作用が有意に少ない結果が得られている[12]．最新の Cochrane などのデータベースを用いたメタアナリシスでカルベジロールの優位性について検証され，カルベジロールがより効果的に HVPG を下げるものの，生命予後，上部消化管出血，副作用について古典的な NSBB との明らかな差は指摘できないとされている[13]．しかしながら，まだ十分なクオリティの試験はなく，結論づけることはできないとも指摘されている．

一硝酸イソソルビド（IsMn）は肝内で NO を増加させ，肝内の血管抵抗を下げる．40 mg の用量で肝静脈圧較差，奇静脈血流量，静脈瘤内圧を下げて，食後の門脈圧増加を抑制し，血圧への影響は少ない[14]．IsMn の出血予防効果については，2010 年のメタアナリシスで初回の出血予防効果は明らかではないが，再出血のリスクを下げることが期待されている[15]．しかし，IsMn 単独あるいは IsMn＋NSBB 併用による再出血予防効果については trial sequential analysis では証明できていない[15]．2011 年に報告されている 18 の RCT を用いたメタアナリシスでは，食道静脈瘤の初回出血予防の治療法として内視鏡的食道静脈瘤結紮術（EVL），NSBB のいずれも有用であり，再出血の予防には NSBB と IsMn の併用治療が最もよい治療として推奨されている[16]．

また，アンジオテンシン II 受容体拮抗薬（ARB）にも門脈圧降下作用と肝線維化抑制作用が報告されており，ARB であるオルメサルタン（olmesartan）について，少数例ではあるがオープン

第 4 章　肝硬変合併症の診断・治療

ラベルの比較試験が行われている．その結果，HVPG の有意な低下がみられている[17]．

加えて，シンバスタチン（simvastatin），アトルバスタチン（atorvastatin）などのスタチンは血管内皮障害を改善し，endothelial nitric oxide synthase（eNOS）を活性化し，NO を増加させることから，IsMn と同じく門脈圧低下作用がある[18]．また，スタチンは肝星細胞の活性を低下させ，肝線維化を改善する効果が期待されることから予防効果が想定されるが，まだそれを証明できる十分なエビデンスはない．

なお，これらの NSBB，IsMn，ARB，スタチンについて，胃静脈瘤に対する有用性について明確なエビデンスはない．また，海外では有効性が示されているものの，本邦において食道・胃静脈瘤出血予防に対する保険適用はなく，有用性についてのエビデンスは乏しい．投与量についても注意を要する．

文献

1) Lo GH, Lai KH, Cheng JS, et al. Endoscopic variceal ligation plus nadolol and sucralfate compared with ligation alone for the prevention of variceal rebleeding: a prospective, randomized trial. Hepatology 2000; **32**: 461-465（ランダム）

2) Merkel C, Marin R, Angeli P, et al. A placebo-controlled clinical trial of nadolol in the prophylaxis of growth of small esophageal varices in cirrhosis. Gastroenterology 2004; **127**: 476-484（ランダム）

3) Sarin SK, Wadhawan M Agarwal SR, et al. Endoscopic variceal ligation plus propranolol versus endoscopic variceal ligation alone in primary prophylaxis of variceal bleeding. Am J Gastroenterol 2005; **100**: 797-804（ランダム）

4) Vinel JP, Lamouliatte H, Cales P, et al. Propranolol reduces the rebleeding rate during endoscopic sclerotherapy before variceal obliteration. Gastroenterology 1992; **102**: 1760-1763（ランダム）

5) Garden OJ, Mills PR, Birnie GG, et al. Propranolol in the prevention of recurrent variceal hemorrhage in cirrhotic patients. A controlled trial. Gastroenterology 1990; **98**: 185-190（ランダム）

6) Jensen LS, Krarup N. Propranolol in prevention of rebleeding from oesophageal varices during the course of endoscopic sclerotherapy. Scand J Gastroenterol 1989; **24**: 339-345（ランダム）

7) Sheen IS, Chen TY, Liaw YF. Randomized controlled study of propranolol for prevention of recurrent esophageal varices bleeding in patients with cirrhosis. Liver 1989; **9**: 1-5（ランダム）

8) Lebrec D, Poynard T, Capron JP, et al. Nadolol for prophylaxis of gastrointestinal bleeding in patients with cirrhosis. A randomized trial. J Hepatol 1988; **7**: 118-125（ランダム）

9) Ideo G, Bellati G, Fesce E, et al. Nadolol can prevent the first gastrointestinal bleeding in cirrhotics: a prospective, randomized study. Hepatology 1988; **8**: 6-9（ランダム）

10) Kerbert AJ, Chiang FW, van der Werf M, et al. Hemodynamic response to primary prophylactic therapy with nonselective β-blockers is related to a reduction of first variceal bleeding risk in liver cirrhosis: a meta-analysis. Eur J Gastroenterol Hepatol 2017; **29**: 380-387（メタ）

11) Gupta V, Rawat R, Shalimar, et al. Carvedilol versus propranolol effect on hepatic venous pressure gradient at 1 month in patients with index variceal bleed: RCT. Hepatol Int 2017; **11**: 181-187（ランダム）

12) Lo GH, Chen WC, Wang HM, et al. Randomized, controlled trial of carvedilol versus nadolol plus isosorbide mononitrate for the prevention of variceal rebleeding. J Gastroenterol Hepatol 2012; **27**: 1681-1687（ランダム）

13) Zacharias AP, Jeyaraj R, Hobolth, L, et al. Carvedilol versus traditional, non-selective beta-blockers for adults with cirrhosis and gastroesophageal varices. Cochrane Database Syst Rev 2018; **10**: CD011510（メタ）

14) Escorsell A, Feu F, Bordas JM, et al. Effects of isosorbide-5-mononitrate on variceal pressure and systemic and splanchnic haemodynamics in patients with cirrhosis. J Hepatol 1996; **24**: 423-429（ランダム）

15) Gluud LL, Langholz E, Krag A. Meta-analysis: isosorbide-mononitrate alone or with either beta-blockers or endoscopic therapy for the management of oesophageal varices. Aliment Pharmacol Ther 2010; **32**: 859-871（メタ）

16) Li L, Yu C, Li Y. Endoscopic band ligation versus pharmacological therapy for variceal bleeding in cirrhosis: a meta-analysis. Can J Gastroenterol 2011; **25**: 147-155（メタ）

17) Hidaka H, Kokubu S, Nakazawa T, et al. New angiotensin II type 1 receptor blocker olmesartan improves portal hypertension in patients with cirrhosis. Hepatol Res 2007; **37**: 1011-1017（非ランダム）

18) Abraldes JG, Albillos A, Bañares R, at al. Simvastatin lowers portal pressure in patients with cirrhosis and portal hypertension: a randomized controlled trial. Gastroenterology 2009; **136**: 1651-1658（ランダム）

CQ 4-2

食道・胃静脈瘤出血時に血管作動性薬の投与は有用か？

> **推奨**
>
> ● 食道静脈瘤出血時にテルリプレシンとオクトレオチドなどの血管作動性薬を投与することを提案する．
>
> **【推奨の強さ：弱（合意率 100％），エビデンスレベル：B】**

解説

バソプレシン（vasopressin）は V_1 受容体を介して強力な血管収縮作用を示し，静脈瘤出血時の緊急止血に用いられる．欧州で頻用されている V_1 受容体アゴニストのテルリプレシン（terlipressin）は腹部内臓動脈系を収縮させ，門脈血流量を減少させる．2018 年掲載された 30 の RCT を用いたメタアナリシスで，テルリプレシン投与は，血管作動性薬を用いない場合に比較して，48 時間以内の出血を有意にコントロールし，院内死亡率を低下させた[1]．バソプレシンとの比較では，テルリプレシンは合併症が有意に少ない結果であった．また，RCT 試験において 72 時間治療と比較して 24 時間治療で 30 日間以内の再出血のリスクに差はなく[2]，72 時間と 12 時間治療の比較でも同等の出血コントロールが得られている[3]．

また，ソマトスタチン（somatostatin）とその合成アナログであるオクトレオチド（octreotide）も門脈圧低下作用があり，その機序としてグルカゴンの分泌抑制と血管平滑筋への直接作用が考えられている[4]．オクトレオチドはプロプラノロールで抑制できない食後の門脈圧上昇を抑制するが[5]，その作用は一過性であり門脈圧の長期管理には不向きである[6]．また，血漿エンドセリンを増加させて腎血管抵抗の高い例で腎障害を助長する可能性がある[7]．腎障害を合併した食道静脈瘤出血患者に対するテルリプレシンとソマトスチンの比較試験では，30 日間の生存率について同等の治療効果であった[8]．

出血時には消化管内視鏡処置が行われている．処置後の再出血についての検討で，内視鏡的静脈瘤硬化療法（EIS）と血管作動性薬との併用についてのメタアナリシスにおいて，各種血管作動性薬（バソプレシン，テルリプレシン，ソマトスタチン，オクトレオチド）の比較において，どれも有意差は認められなかった[9]．無作為に内視鏡的静脈瘤結紮術（EVL）＋オクトレオチド併用群とオクトレオチド単独群の 2 群に割り付けて，止血効果，コストと安全性を比較した RCT 試験では，併用群では単独群よりも止血成功率は有意に高く，早期再出血率，死亡率と治療コストは有意に低く，安全性は同等と報告されている[10]．テルリプレシン 5 日間の単独投与と EVL＋テルリプレシン 2 日間併用投与の 2 群に分けて早期（48〜120 時間）再出血に関して効果と安全性を検証した RCT では，併用群は単独群に比べて有意に早期再出血と止血失敗率を低下させた[11]．また，2014 年に掲載された内視鏡処置後の血管作動性薬併用治療における血管作動性薬の効果について検証した多施設 RCT 試験では，出血して内視鏡治療後 5 日までにおいて，テルリプレシンとソマトスタチン，オクトレオチドの間で治療効果と安全性に有意差はみられなかった[12]．EVL 処置後のプロトンポンプインヒビター（proton pump inhibitor：PPI）投与による再出血抑制効果について，RCT 試験が行われてソマトスタチンかテルリプレシンを投与した

第4章　肝硬変合併症の診断・治療

群と比較されている．その結果，少数例ではあるが再出血リスクは両群に差はなく，特に有害事象において PPI が有意に少ない結果であった [13]．2017 年の比較試験では，EVL 後の再出血予防のため血管作動性薬に PPI や H$_2$ ブロッカーなどの制酸薬を併用することによる効果は，制酸薬なしの群と有意差がないと報告されている [14]．

　食道静脈瘤出血例を対象に血管作動性薬（ソマトスタチン，テルリプレシン，バプレオチド，オクトレオチド）が死亡のリスクを減少できるかを検証したメタアナリシスでは，血管作動性薬の使用により，全死亡率と輸血必要のリスクは有意に低下し，入院期間が短縮された [15]．また，血管作動性薬間の比較検討では有効性における差はみられていない．前述の 2018 年のメタアナリシスでは，テルリプレシンとソマトスタチン，オクトレオチドとの比較も検討されており，テルリプレシンはソマトスタチンに比較して有意に合併症が少ないものの，オクトレオチドと比較して 24 時間以内の出血コントロールは有意に劣っている結果が報告されている [1]．

　なお，静脈瘤出血時の血管作動性薬の使用について，胃静脈瘤に対する有用性について明確なエビデンスはない．また，血管作動性薬は食道・胃静脈瘤出血に対して海外では有効性が示されているものの，本邦においては保険適用はなく，有用性についてのエビデンスは乏しい．EVL に加えて EIS や BRTO を施行している本邦の現状は海外と異なることが想定され，本邦におけるエビデンスの構築が望まれる．

文献

1) Zhou X, Tripathi D, Song T, et al. Terlipressin for the treatment of acute variceal bleeding: A systematic review and meta-analysis of randomized controlled trials. Medicine (Baltimore) 2018; **97**: e13437（メタ）［検索期間外文献］

2) Azam Z, Hamid S, Jafri W, et al. Short course adjuvant terlipressin in acute variceal bleeding: a randomized double blind dummy controlled trial. J Hepatol 2012; **56**: 819-824（ランダム）

3) Salim A Malik K, Haq IU, et al. Comparison of 12-Hour with 72-Hour Terlipressin Therapy for Bleeding Esophageal Varices. J Coll Physicians Surg Pak 2017; **27**: 334-337（ランダム）

4) Yang JF, Wu XJ, Li JS, et al. Effect of somatostatin versus octreotide on portal haemodynamics in patients with cirrhosis and portal hypertension. Eur J Gastroenterol Hepatol 2005; **17**: 53-57（ランダム）

5) Vorobioff JD, Gamen M, Kravetz D, et al. Effects of long-term propranolol and octreotide on postprandial hemodynamics in cirrhosis: a randomized, controlled trial. Gastroenterology 2002; **122**: 916-922（ランダム）

6) Gonzalez-Abraldes J, Albillos A, Bañares R, et al. Randomized comparison of long-term losartan versus propranolol in lowering portal pressure in cirrhosis. Gastroenterology 2001; **121**: 382-388（ランダム）

7) Guney Duman D, Tüney D, Bilsel S, et al. Octreotide in liver cirrhosis: a salvage for variceal bleeding can be a gunshot for kidneys. Liver Int 2005; **25**: 527-535（ケースシリーズ）

8) Hung TH, Tsai CC, Tseng CW, et al. No difference in mortality between terlipressin and somatostatin treatments in cirrhotic patients with esophageal variceal bleeding and renal functional impairment. Eur J Gastroenterol Hepatol 2016; **28**: 1275-1279（非ランダム）

9) D'Amico G, Pagliaro L, Pietrosi G, et al. Emergency sclerotherapy versus vasoactive drugs for bleeding oesophageal varices in cirrhotic patients. Cochrane Database Syst Rev 2010; **3**: CD002233（メタ）

10) Liu JS, Liu J. Comparison of emergency endoscopic variceal ligation plus octride or octride alone for acute esophageal variceal bleeding. Chin Med J 2009; **122**: 3003-3006（ランダム）

11) Lo GH, Chen WC, Wang HM, et al. Low-dose terlipressin plus banding ligation versus low-dose terlipressin alone in the prevention of very early rebleeding of oesophageal varices. Gut 2009; **58**: 1275-1280（ランダム）

12) Seo YS, Park SY, Kim MY, et al. Lack of difference among terlipressin, somatostatin, and octreotide in the control of acute gastroesophageal variceal hemorrhage. Hepatology 2014; **60**: 954-963（ランダム）

13) Lo GH, Perng D S, Chang CY, et al. Controlled trial of ligation plus vasoconstrictor versus proton pump inhibitor in the control of acute esophageal variceal bleeding. J Gastroenterol Hepatol 2013; **28**: 684-689（ランダム）

14) Wu CK, Liang CM, Hsu CN, et al. The Role of Adjuvant Acid Suppression on the Outcomes of Bleeding Esophageal Varices after Endoscopic Variceal Ligation. PLoS One 2017; **12**: e0169884（非ランダム）

15) Wells M, Chande N, Adams P, et al. Meta-analysis: vasoactive medications for the management of acute variceal bleeds. Aliment Pharmacol Ther 2012; **35**: 1267-1278（メタ）

CQ **4-3**

門脈圧亢進症性胃症 (PHG) に対して薬物療法は有用か？

推奨

●門脈圧亢進症性胃症 (PHG) に対して，非選択的 β ブロッカーを用いた薬物療法を提案する．

【推奨の強さ：弱（合意率 100%），エビデンスレベル：B 】

解説

　門脈圧亢進症性胃症 (portal hypertensive gastropathy：PHG) は，門脈圧の上昇により発生する胃粘膜のうっ血性病変で，急性胃出血の原因となる．治療として門脈圧を低下させうる薬物の使用が提案され，臨床試験の報告がある．最も多く臨床試験されているのが，非選択的 β ブロッカー (nonselective beta-blocker：NSBB) であり，特にプロプラノロール (propranolol) が多く試験されている．1990 年代の RCT において，プロプラノロールが PHG 患者の門脈圧を低下させ[1]，PHG からの再出血率を有意に低下させ，再出血予防につながることが示唆されている[2]．2001 年の RCT では，プロプラノロール投与群では非投与群に比べて内視鏡的静脈瘤結紮術 (EVL) 後の PHG 発生率が低率であった[3]．

　最近の報告でも，2010 年に内視鏡的シアノアクリレート (cyanoacrylate) 治療と NSBB との RCT において，26 ヵ月の観察期間で NSBB 投与群では有意に門脈圧の指標である hepatic venous pressure gradient (HVPG) が低下していた[4]．しかし，55% の症例で再出血しシアノアクリレート治療群に比べて有意に高い結果であった．胃静脈瘤からの出血に対する予防効果について，別のシアノアクリレート治療，NSBB 投与，無治療の 3 群比較の RCT では，26 ヵ月の観察期間で 28% の症例で出血し，無治療 (45%) に比べて低率であった[5]．また，NSBB 投与群のみで有意な HVPG の低下がみられた．EVL の適応がある胃静脈瘤の患者に対して，EVL 治療群，プロプラノロール投与群，カルベジロール投与群の 3 群で 1 年後の PHG 発症を比較した RCT では，EVL 群で有意に PHG が増加し，プロプラノロール群，カルベジロール群では有意に PHG が減少した[6]．NSBB の 2 群間で治療効果に差はなかったが，副作用はカルベジロール群がプロプラノロール群よりも少ない結果であった．

　一硝酸イソソルビド (isosorbide-5-mononitrate：IsMn) については，ナドロール (nadolol) との併用試験が報告されているが，PHG の発生については明確な効果は得られていない[7]．また，angiotensin Ⅱ receptor antagonist (ARB) については胃粘膜のうっ血の有意な改善が報告されているが[8]，治療効果は明確ではない．

　肝硬変では胃粘膜障害の頻度が高い．HVPG 12 mmHg 以上の門脈圧亢進症では胃潰瘍が頻発し[9]，消化性潰瘍が PHG の胃出血の原因となる．C 型肝硬変では H. pylori 感染が 89% と高率にみられ，潰瘍および出血の原因となりうる[10]．しかし，胃酸分泌抑制薬であるプロトンポンプインヒビター (proton pump inhibitor：PPI) の出血予防効果について，2010 年の後方視的臨床研究の報告では有意差は得られていない[11]．

　PHG からの急性出血時の薬物治療として，ソマトスタチン (somatostatin)，オクトレオチド

第 4 章　肝硬変合併症の診断・治療

（octreotide），バソプレシン（vasopressin）の使用について臨床試験がある．1994年のRCTにおいて，ソマトスタチン投与の有用性が報告されている[12]．また，1996年のRCTでもソマトスタチンの経静脈投与による門脈圧低下，胃粘膜血流の低下作用が示されている[13]．また，他の施設からもソマトスタチンの3日間持続投与がPHGからの急性胃出血に有効であったと報告されている[14]．オクトレオチドについては，2002年に少数例ではあるがPHGを対象にしたRCTにより出血を全例でコントロールできた[15]．一方，バソプレシンは64%であった．1996年のRCTでバソプレシンはプラセボと比較して胃粘膜血流を低下させることが報告されている[16]．

PHGからの出血に対する薬物療法として，NSBBが最もエビデンスがある．複数のRCTで出血予防効果の有用性が報告されているが，まだメタアナリシスの報告はない．また，プロプラノロールを用いた古い報告が多く，カルベジロールのエビデンスは十分ではない．PHGからの急性出血に対する薬物療法としてソマトスタチンを用いたRCTは散見されるものの，メタアナリシスはなく，オクトレオチドのエビデンスは十分ではない．

なお，NSBB，IsMn，ソマトスタチン，バソプレシンなど薬物は海外では有効性が示されているものの，本邦においてはPHGおよびそれによる出血についての保険適用はなく，有用性についてのエビデンスは乏しい．投与量についても注意を要する．

文献

1) Panes J, Bordas JM, Piqué JM, et al. Effects of propranolol on gastric mucosal perfusion in cirrhotic patients with portal hypertensive gastropathy. Hepatology 1993; **17**: 213-218 （ランダム）

2) Perez-Ayuso RM, Piqué JM, Bosch J, et al. Propranolol in prevention of recurrent bleeding from severe portal hypertensive gastropathy in cirrhosis. Lancet 1991; **337**: 1431-1434 （ランダム）

3) Lo GH, Lai KH, Cheng JS, et al. The effects of endoscopic variceal ligation and propranolol on portal hypertensive gastropathy: a prospective, controlled trial. Gastrointest Endosc 2001; **53**: 579-584 （ランダム）

4) Mishra SR, Chander Sharma B, Kumar A, et al. Endoscopic cyanoacrylate injection versus beta-blocker for secondary prophylaxis of gastric variceal bleed: a randomised controlled trial. Gut 2010; **59**: 729-735 （ランダム）

5) Mishra SR, Chander Sharma B, Kumar A, et al. Primary prophylaxis of gastric variceal bleeding comparing cyanoacrylate injection and beta-blockers: a randomized controlled trial. J Hepatol 2011; **54**: 1161-1167 （ランダム）

6) Abd ElRahim AY, Fouad R, Khairy M, et al. Efficacy of carvedilol versus propranolol versus variceal band ligation for primary prevention of variceal bleeding. Hepatol Int 2018; **12**: 75-82 （ランダム）

7) Merkel C, Marin R, Sacerdoti D, et al. Long-term results of a clinical trial of nadolol with or without isosorbide mononitrate for primary prophylaxis of variceal bleeding in cirrhosis. Hepatology 2000; **31**: 324-329 （ランダム）

8) Wagatsuma Y, Naritaka Y, Shimakawa T, et al. Clinical usefulness of the angiotensin II receptor antagonist losartan in patients with portal hypertensive gastropathy. Hepatogastroenterology 2006; **53**: 171-174 （非ランダム）

9) Chen LS, Lin HC, Hwang SJ, et al. Prevalence of gastric ulcer in cirrhotic patients and its relation to portal hypertension. J Gastroenterol Hepatol 1996; **11**: 59-64 （ケースシリーズ）

10) Pellicano R, Leone N, Berrutti M, et al. Helicobacter pylori seroprevalence in hepatitis C virus positive patients with cirrhosis. J Hepatol 2000; **33**: 648-650 （ケースシリーズ）

11) Garcia-Saenz-de-Sicilia M, Sanchez-Avila F, Chavez-Tapia NC, et al. PPIs are not associated with a lower incidence of portal-hypertension-related bleeding in cirrhosis. World J Gastroenterol 2010; **16**: 5869-5873 （非ランダム）

12) Panés J, Piqué JM, Bordas JM, et al. Effect of bolus injection and continuous infusion of somatostatin on gastric perfusion in cirrhotic patients with portal-hypertensive gastropathy. Hepatology 1994; **20**: 336-341 （ランダム）

13) Li MK, Sung JJ, Woo KS, et al. Somatostatin reduces gastric mucosal blood flow in patients with portal hypertensive gastropathy: a randomized, double-blind crossover study. Dig Dis Sci 1996; **41**: 2440-2446 （ランダム）

14) Kouroumalis EA, Koutroubakis IE, Manousos ON. Somatostatin for acute severe bleeding from portal hypertensive gastropathy. Eur J Gastroenterol Hepatol 1998; **10**: 509-512（非ランダム）

15) Zhou Y, Qiao L, Wu J, et al. Comparison of the efficacy of octreotide, vasopressin, and omeprazole in the control of acute bleeding in patients with portal hypertensive gastropathy: a controlled study. J Gastroenterol Hepatol 2002; **17**: 973-979（ランダム）

16) Iwao T, Toyonaga A, Shigemori H, et al. Vasopressin plus oxygen vs vasopressin alone in cirrhotic patients with portal-hypertensive gastropathy: effects on gastric mucosal haemodynamics and oxygenation. J Gastroenterol Hepatol 1996; **11**: 216-222（ランダム）

酸分泌抑制薬は肝硬変患者の消化管出血予防に有用か？

推 奨

● 食道胃静脈瘤治療後の再出血予防目的に酸分泌抑制薬の短期間投与を提案する．
【推奨の強さ：**弱**（合意率 100%），エビデンスレベル：**B**】

解説

　肝硬変患者において，消化管出血予防を目的とした酸分泌抑制薬投与の有効性を示すデータはない[1]．ただし，肝硬変患者に特有の食道静脈瘤治療後の潰瘍からの再出血予防に，酸分泌抑制薬の投与が有用との短期（28 日間）と観察期間 18 ヵ月の報告は存在する[2,3]．一方で酸分泌抑制薬の長期間使用することは，特発性細菌性腹膜炎の発生率を増加させるとのメタアナリシス[4]や約 1 年の観察期間で有意に肝性脳症を悪化させるとの報告[5]，さらには 2.7 年の観察期間でCKD を有意に悪化させると報告[6] されており，EASL のガイドラインにおいてもその旨は明記されている[7]．しかし，最近の研究では，酸分泌抑制薬の使用と特発性細菌性腹膜炎の関係を否定する約 3 ヵ月間の前向き研究は存在する[8]．以上より食道胃静脈瘤治療後の再出血予防目的に，酸分泌抑制薬の投与は治療法のひとつとして考慮されるもの，長期投与の安全性は確立されておらず感染症の併発などに注意する必要がある．

文献

1) Yang J, Guo Z, Wu Z, et al. Antacids for preventing oesophagogastric variceal bleeding and rebleeding in cirrhotic patients. Cochrane Database Syst Rev 2008; **2**: CD005443（メタ）

2) Shaheen NJ, Stuart E, Schmitz SM, et al. Pantoprazole reduces the size of post banding ulcers after variceal band ligation: a randomized, controlled trial. Hepatology 2005; **41**: 588-594（ランダム）

3) Hidaka H, Nakazawa T, Wang G, et al. Long-term administration of PPI reduces treatment failures after esophageal variceal band ligation: a randomized, controlled trial. J Gastroenterol 2012; **47**: 118-126（ランダム）

4) Deshpande A, Pasupuleti V, Thota P, et al. Acid-suppressive therapy is associated with spontaneous bacterial peritonitis in cirrhotic patients: a meta-analysis. J Gastroenterol Hepatol 2013; **28**: 235-242（メタ）

5) Dam G, Vilstrup H, Watson H, et al. Proton pump inhibitors as a risk factor for hepatic encephalopathy and spontaneous bacterial peritonitis in patients with cirrhosis with ascites. Hepatology 2016; **64**: 1265-1272（コホート）

6) Klatte DCF, Gasparini A, Xu H, et al. Association Between Proton Pump Inhibitor Use and Risk of Progression of Chronic Kidney Disease. Gastroenterology 2017; **153**: 702-710（ケースコントロール）

7) EASL Clinical Practice Guidelines for the management of patients with decompensated cirrhosis. J Hepatol 2018; 69: 406-460（ガイドライン）

8) Terg R, Casciato P, Garbe C, et al. Proton pump inhibitor therapy does not increase the incidence of spontaneous bacterial peritonitis in cirrhosis: a multicenter prospective study. J Hepatol 2015; **62**: 1056-1060（コホート）

CQ 4-5

食道静脈瘤に対する予防的内視鏡的食道静脈瘤結紮術（EVL）と内視鏡的食道静脈瘤硬化療法（EIS）は再発防止に有用か？

推奨

● EVL と EIS のいずれの治療も提案する．

【推奨の強さ：弱（合意率 100%），エビデンスレベル：C】

解説

再発予防を目的とした内視鏡的静脈瘤硬化療法（endoscopic injection sclerotherapy：EIS）と内視鏡的静脈瘤結紮術（endoscopic variceal ligation：EVL）を比較したメタアナリシスにおいて，EVL 治療単独と EVL 治療後に EIS を併用する療法との比較では再出血率や生存率に違いはなく，EIS を併用することにより狭窄などの偶発症率が増加するとされる[1,2]．上記データに基づき，欧米におけるコンセンサスにおいては再発食道静脈瘤に対する治療法は EVL＋βブロッカーが第一選択とされ，多数のエビデンスが蓄積されている[3~5]．一方，本邦からの再発予防を目的とした EIS 単独治療と EIS＋EVL 併用療法の比較試験では，12.3 ヵ月の観察期間において，EIS 単独群では全周性の潰瘍形成が有意に多かった（EIS：91.7% vs. EIS＋EVL：21.7%）．静脈瘤再発率においては，EIS 単独群は 8.3% に対し EVL＋EIS 併用群 39.1% であり，再発予防のためには EIS を繰り返すほうが有効であった[6]．以上より食道静脈瘤の再発予防に対して EVL と EIS いずれの治療も提案されるが，EIS 群においては偶発症を十分にコントロールする必要がある．また，投与可能な症例に対しては βブロッカーの併用が提案される．

（本邦においては，食道静脈瘤治療における βブロッカーの使用は保険適用が得られていない）

文献

1) Singh P, Pooran N, Indaram A, et al. Combined ligation and sclerotherapy versus ligation alone for secondary prophylaxis of esophageal variceal bleeding: a meta-analysis. Am J Gastroenterol 2002; **97**: 623-629（メタ）

2) Karsan HA, Morton SC, Shekelle PG, et al. Combination endoscopic band ligation and sclerotherapy compared with endoscopic band ligation alone for the secondary prophylaxis of esophageal variceal hemorrhage: a meta-analysis. Dig Dis Sci 2005; **50**: 399-406（メタ）

3) de Franchis R. Expanding consensus in portal hypertension: Report of the Baveno VI Consensus Workshop: Stratifying risk and individualizing care for portal hypertension. J Hepatol 2015; **63**: 743-752（ガイドライン）

4) 2016 practice guidance by the American Association for the study of liver diseases. Hepatology 2016; **65**: 310-335（ガイドライン）

5) EASL Clinical Practice Guidelines for the management of patients with decompensated cirrhosis. J Hepatol 2018; **69**: 406-460（ガイドライン）

6) Iso Y, Kawanaka H, Tomikawa M, et al. Repeated injection sclerotherapy is preferable to combined therapy with variceal ligation to avoid recurrence of esophageal varices: a prospective randomized trial. Hepatogastroenterology 1997; **44**: 467-471（ケースコントロール）

第4章 肝硬変合併症の診断・治療

胃静脈瘤や脳症に対してバルーン下逆行性経静脈的静脈瘤塞栓術 (BRTO) は有用か？

推奨

● 孤立性胃静脈瘤の再出血予防には，BRTO を提案する.

【推奨の強さ：弱 (合意率 100%)，エビデンスレベル：C】

● また門脈大循環シャント由来の肝性脳症に対しては，BRTO を提案する.

【推奨の強さ：弱 (合意率 100%)，エビデンスレベル：C】

解説

　食道静脈瘤を伴うことなく主に胃穹窿部に存在する胃静脈瘤は，孤立性静脈瘤とも呼ばれ胃腎シャントなどの門脈大循環シャントを伴う. 予防・待機的治療法として金川ら[1] により開発されたバルーン下逆行性経静脈的静脈瘤塞栓術 (balloon-occluded transfemoral obliteration：BRTO) は本邦において広く行われており，2018 年に医師主導型治験の結果[2] に基づき保険収載された. しかし，予防的治療の有効性を示す RCT は存在せず，欧米のガイドライン[3,4] においては推奨されていない. 一方，出血既往歴のある症例に対する BRTO の治療有効性と生存率改善を示すデータは，ケースコントロールスタディではあるものの Akahoshi ら[5]によって示されており，胃静脈瘤出血後止血の得られた 110 例を A 群 44 例 (内視鏡治療的止血治療および ethanolamine oleate を用いた内視鏡的治療)，B 群 66 例 (止血治療後 BRTO 追加) の 2 群に分けて検討したところ，5 年後非再出血率は A 群 58.3%，B 群 98.1%であり，5 年後の生存率は A 群 53.8%，B 群 87.6%であったと報告している. 以上より胃静脈瘤の再出血予防には BRTO が提案される. また，欧米のガイドライン[3,4] においても，同様に再出血予防には推奨されるも更なるエビデンスの集積が必要とされている.

　一方，肝性脳症に対する BRTO の有効性を示すデータは，ケースコントロールスタディを認めるものの[6〜9]，ランダムされたデータやシステマティックレビューは存在しない. また，有効性を示した報告の多くが，門脈大循環シャントなどの血行動態を事前に評価したのち，シャント由来の脳症に対して施行されている. したがって，門脈大循環シャント由来の肝性脳症に対して BRTO が提案されるとした. 欧米のガイドライン[3,4] において本記載は存在しない. ただし 2020 年 6 月時点において肝性脳症の改善を目的とした BRTO の保険適用は得られていない.

文献

1) Kanagawa H, Mima S, Kouyama H, et al. Treatment of gastric fundal varices by balloon-occluded retrograde transvenous obliteration. J Gastroenterol Hepatol 1996; **11**: 51-58 (ケースコントロール)

2) Kobayakawa M, Kokubu S, Hirota S, et al. Short-Term Safety and Efficacy of Balloon-Occluded Retrograde Transvenous Obliteration Using Ethanolamine Oleate: Results of a Prospective, Multicenter, Single-Arm Trial. J Vasc Interv Radiol 2017; **28**: 1108-1115 (コホート)

3) Garcia-Tsao G, Abraldes JG, Berzigotti A, et al. Portal hypertensive bleeding in cirrhosis: Risk stratification, diagnosis, and management: 2016 practice guidance by the American Association for the study of liver diseases. Hepatology 2017; **65**: 310-335 (ガイドライン)

4) EASL Clinical Practice Guidelines for the management of patients with decompensated cirrhosis. J Hepatol 2018; **69**: 406-460（ガイドライン）

5) Akahoshi T, Tomikawa M, Kamori M, et al. Impact of balloon-occluded retrograde transvenous obliteration on management of isolated fundal gastric variceal bleeding. Hepatol Res 2012; **42**: 385-393（ケースコントロール）

6) Kato T, Uematsu T, Nishigaki Y, et al. Therapeutic effect of balloon-occluded retrograde transvenous obliteration on portal-systemic encephalopathy in patients with liver cirrhosis. Intern Med 2001; **40**: 688-691（ケースコントロール）

7) Miyamoto Y, Oho K, Kumamoto M, et al. Balloon-occluded retrograde transvenous obliteration improves liver function in patients with cirrhosis and portal hypertension. J Gastroenterol Hepatol 2003; **18**: 934-942（ケースコントロール）

8) Choudhary NS, Baijal SS, Saigal S, et al. Results of Portosystemic Shunt Embolization in Selected Patients with Cirrhosis and Recurrent Hepatic Encephalopathy. J Clin Exp Hepatol 2017; **7**: 300-304（ケースコントロール）

9) Ishikawa T, Sasaki R, Nishimura T, et al. Comparison of patients with hepatic encephalopathy and those with gastric varices before and after balloon-occluded retrograde transvenous obliteration. Hepatol Res 2018; **48**: 1020-1030（コホート）［検索期間外文献］

第4章　肝硬変合併症の診断・治療

胃穹窿部静脈瘤に対する出血予防治療において，cyanoacrylate 系薬剤注入法は予後を改善するか？

推 奨

● 出血歴を有しない胃穹窿部静脈瘤に対して，cyanoacrylate 系薬剤注入法は予後を改善する．一方，出血歴を有する症例に対しては，BRTO のほうが優れているため行わないことを提案する．

【推奨の強さ：**弱**（合意率 93%），エビデンスレベル：**C** 】

解説

　胃穹窿部静脈瘤（孤立性静脈瘤）は，その血行動態の違いから食道胃噴門部静脈瘤とは大きく異なる．食道胃噴門部静脈瘤に対する治療は，食道静脈瘤治療に準じて行われる．胃穹窿部静脈瘤に対する緊急止血時は，シアノアクリレート系薬剤（cyanoacrylate：CA）を用いた内視鏡的止血術，または S-B Tube による圧迫止血がコンセンサスを得られている [1~3]．CA は製品名ヒストアクリル（N-buthyl-2-cyanoacrylate）であり，本邦では 2013 年 4 月に血管内塞栓促進用補綴剤として出血性および出血歴を有する胃静脈瘤治療の薬事承認がある．Mishra ら [4] は，出血歴を有しない症例を対象とした無作為化比較試験において，胃穹窿部静脈瘤に対する cyanoacrylate 系薬剤注入法後の 2 年後の非出血率は 87%，β ブロッカー群 72%，非治療群 55% と有意に非出血率を改善させることが示された．また，cyanoacrylate 系薬剤注入法群の 2 年生存率は 90%，β ブロッカー群 85%，非治療群 72% と有意に予後も延長することを示している．その一方で出血歴を有する症例の追加治療において，内視鏡治療と BRTO の直接比較に関するケースコントロールスタディが存在し，Akahoshi ら [5] は一時止血の得られた 110 例の検討において，再出血率・生存率のいずれにおいても BRTO が優れていたと報告している．以上の結果より，出血歴を有しない胃穹窿部静脈瘤に対しては予後を改善するが，出血歴を有する症例に対しては BRTO のほうが優れているため行わないことを提案する．同様に AASLD ガイドラインにおいても，胃静脈瘤に対する待期的 cyanoacrylate 系薬剤注入法は，TIPS や BRTO が行えない場合に限り，専門施設で行うことが明記されている（米国では cyanoacrylate 系薬剤注入は未適応）．

文献

1) Garcia-Tsao G, Abraldes JG, Berzigotti A, et al. Portal hypertensive bleeding in cirrhosis: Risk stratification, diagnosis, and management: 2016 practice guidance by the American Association for the study of liver diseases. Hepatology 2017; **65**: 310-335（ガイドライン）
2) EASL Clinical Practice Guidelines for the management of patients with decompensated cirrhosis. J Hepatol 2018; **69**: 406-460（ガイドライン）
3) 小原勝敏，豊永　純，國分茂博．食道・胃静脈瘤内視鏡治療ガイドライン，日本消化器内視鏡学会（監修），消化器内視鏡ガイドライン，第 3 版．医学書院，東京，2006: p.215-233（ガイドライン）
4) Mishra SR, Sharma BC, Kumar A, et al. Primary prophylaxis of gastric variceal bleeding comparing cyanoacrylate injection and beta-blockers: a randomized controlled trial. J Hepatol 2011; **54**: 1161-1167（ランダム）
5) Akahoshi T, Tomikawa M, Kamori M, et al. Impact of balloon-occluded retrograde transvenous obliteration on management of isolated fundal gastric variceal bleeding. Hepatol Res 2012; **42**: 385-393（ケースコントロール）

BQ 4-3　　　　　　　　　　　　　　　　　　　　　　(2) 腹水

肝性腹水や特発性細菌性腹膜炎 (SBP) の有用な診断方法は何か？

回答

● 血清と腹水のアルブミン濃度差が 1.1 g/dL 以上という指標は肝性腹水の診断に有用であるが，例外もあるため総合的判断が必要である．特発性細菌性腹膜炎 (SBP) の診断には腹水中の好中球数の算定と培養検査の併用が有用である．

解説

　腹水の鑑別診断においては，血清と腹水のアルブミン濃度差 (serum-ascites albumin gradient：SAAG) が 1.1 g/dL 以上であれば漏出液，1.1 g/dL 未満であれば滲出液と判断する．SAAG の臨床的意義を 901 症例で検討した報告では，SAAG が 1.1 g/dL 以上を門脈圧亢進症の診断基準とすると診断精度は 96.7％であったのに対して，腹水総蛋白 2.5 g/dL 未満を漏出液とした場合の診断精度は 55.6％であった[1]．さらに，感染や炎症を伴っていても SAAG は高い精度で門脈圧亢進症による腹水と診断可能であった[1]．

　一方，SAAG が 1.1 g/dL 未満の 92 例の腹水症例のうち 76 例が肝硬変であったとの報告もある[2]．そのうち 47 例は原因を特定できず，11 例は特発性細菌性腹膜炎 (spontaneous bacterial peritonitis：SBP)，8 例が癌性腹膜炎，5 例がネフローゼ症候群を合併していた．さらに，33 例で腹水穿刺を繰り返した結果，24 例で SAAG が上昇した．また，門脈圧亢進症の 85％，悪性疾患の 30％で SAAG が 1.1 g/dL 以上との報告もある[3]．SAAG が 1.1 g/dL 以上の場合，肝性腹水の可能性は高いが，1.1 g/dL 未満であっても SBP や癌性腹膜炎などを合併した肝性腹水である可能性を否定できないので総合的な判断が必要となる．

　SBP は，門脈圧亢進症を有する高度肝障害例で，腹腔内に感染巣や悪性腫瘍がなく腹水に細菌が感染し，発熱や腹痛を生じる病態である．しかし，明らかな症状を認めない症例が多いことから，肝性腹水の診断に際しては症状の有無にかかわらず SBP を疑い腹水中の好中球数を算定することが推奨される．腹水中の好中球数のカットオフ値として診断感度に優れる 250/mm³ と診断特異度に優れる 500/mm³ があるが，致死的な SBP の治療を逸することを避けるために，腹腔内に感染巣や悪性腫瘍がなく腹水中の好中球数が 250/mm³ 以上であれば SBP と診断して早期に抗菌薬治療を開始することが推奨されている[4]．一方，このカットオフ値の検討は細菌培養陽性の症例で検討されており，細菌の種類が好中球数に影響することも報告されていることから，SBP の診断基準としては「腹水中の好中球数が 250/mm³ 以上もしくは細菌培養が陽性の場合」が提唱されている[5] (フローチャート 3 参照)．

　好中球数算定が困難な救急現場などにおいて，尿中好中球エステラーゼ検出試験紙は SBP の迅速診断に有用との報告[6] や，腹水用に改良された診断能の比較的高い試験紙の報告[7] もあるが，保険適用外である．

第4章　肝硬変合併症の診断・治療

▌文献▐

1) Runyon BA, Montano AA, Akriviadis EA, et al. The serum-ascites albumin gradient is superior to the exudate-transudate concept in the differential diagnosis of ascites. Ann Intern Med 1992; **117**: 215-220 (横断)

2) Khandwalla HE, Fasakin Y, El-Serag HB. The utility of evaluating low serum albumin gradient ascites in patients with cirrhosis. Am J Gastroenterol 2009; **104**: 1401-1405 (コホート)

3) Khan J, Pikkarainen P, Karvonen AL, et al. Ascites: aetiology, mortality and the prevalence of spontaneous bacterial peritonitis. Scand J Gastroenterol 2009; **44**: 970-974 (コホート)

4) Rimola A, Garcia-Tsao G, Navasa M, et al. Diagnosis, treatment and prophylaxis of spontaneous bacterial peritonitis: a consensus document. International Ascites Club. J Hepatol 2000; **32**: 142-153 (ガイドライン)

5) Wiest R, Krag A, Gerbes A. Spontaneous bacterial peritonitis: recent guidelines and beyond. Gut 2012; **61**: 297-310

6) Tellez-Avila FI, Chavez-Tapia NC, Franco-Guzman AM, et al. Rapid diagnosis of spontaneous bacterial peritonitis using leukocyte esterase reagent strips in emergency department: uri-quick clini-10SG(R) vs. Multistix 10SG(R). Ann Hepatol 2012; **11**: 696-699 (横断)

7) Mendler MH, Agarwal A, Trimzi M, et al. A new highly sensitive point of care screen for spontaneous bacterial peritonitis using the leukocyte esterase method. J Hepatol 2010; **53**: 477-483 (横断)

BQ 4-4

肝硬変に伴う腹水に対して減塩食は有用か？

回答

● 食欲を損なわない程度（5〜7g/日）の緩やかな食塩摂取制限を加える．

解説

　古くから腎におけるナトリウム排泄量の減少が腹水貯留の重要な因子であることが指摘されており，食塩摂取制限を行わない腹水貯留患者の1日尿中ナトリウム排泄量が10mmol（約0.2g）以下であること，腎外性のナトリウム喪失が0.5gであることから，理論的には0.75g以上のナトリウム摂取は腹水を招くことになる．欧米では歴史的には1日22〜40mmolのナトリウム含有食が勧められてきたが，現在は食塩非添加食（1日70〜90mmol）と利尿薬の組み合わせが，尿中ナトリウムの増加につながるとされている．安静と食塩制限のみでも10%の症例で腹水をコントロールできると考えられている[1]．しかし一方で，過度の食塩制限は食欲低下による蛋白栄養不良状態をもたらし，推奨できない．欧米のすべてのガイドラインではこうした歴史的経緯を踏まえて，減塩食の摂取を推奨している[2~4]．

　減塩食の有効性をRCTなどで科学的に証明した研究は多くないが，欧州から以下の報告がある．利尿薬投与下に腹水患者を無作為に食塩制限群と非制限群に割り付けて効果をみた研究がある．スピロノラクトンを200→400→600mgと段階的に増量し，これで不応ならフロセミドを追加投与して40→80mgと増量するという利尿薬投与条件で行い，腹水消失までの期間は食塩制限群で短かったが，120日までの生存期間に差はなかったとしている．この際，消化管出血の既往がない例に限ると食塩制限群の生存率がよかったという[5]．別の研究でもスピロノラクトンにフロセミドあるいはModuretic（アミロライド＋ハイドロクロロサイアザイド）を併用する利尿薬治療に500mgナトリウム制限を加えた群と加えなかった群を比較し，減塩食群で腹水がやや早く消失して入院期間が短縮する傾向はあるものの，有意差は認められなかったとしている[6]．これに対し，カンレノ酸カリウムを200mg/4日から600mg/日まで増量し，不応例にはカンレノ酸カリウム400mg/日にフロセミドを追加して増量するという段階的利尿薬投与スケジュールに対する反応性にはナトリウム摂取量は影響しなかったという報告もある[7]．

　最近の中国からの報告で，B型肝硬変の腹水貯留例をナトリウム制限群と非制限群に無作為に割り付けて，アルブミン静注5〜10g，週3回（25g/週），フロセミド（20mg×2/日），スピロノラクトン（40mg×2/日）を基本とする利尿薬投与を行ったところ，腹水消失率はナトリウム非制限群でむしろ高率であり，血清ナトリウム，腎血流量はナトリウム非制限群で高値に，血漿レニン活性は低値にとどまったという．さらに血清ナトリウム低下に関連した腎障害は，ナトリウム制限群のほうが高率であったとしており，ナトリウム摂取は制限しないほうがよいと主張している[8]．また，トルコにおいて利尿薬＋塩分制限でコントロール不能な難治性腹水症例において，スピロノラクトン100mg/日＋フロセミド240mg×2/日→360mg×2mg/日に3%高張食塩水150mLを投与する群（A），スピロノラクトン100mg/日＋フロセミド360mg×2/日→520mg×2/日＋食塩3gを朝夕2回追加する群（B），穿刺ドレナージとアルブミン投与を反

復する群（C）の 3 群に無作為に分け比較したところ，C 群で肝性脳症，SBP が多く発症したことを示し，難治性腹水コントロールのためのフロセミド増量を行う際には塩分投与が必要であることを示している[9]．このように大量のループ利尿薬投与時の塩分制限に関しては見直しがされており，今後の研究結果が待たれるが，V2 受容体拮抗薬使用可能なわが国においては独自の研究が展開されることが期待される．

　EASL ガイドラインでは，4.6〜6.9 g/日，AASLD ガイドラインでは，5.1 g/日の塩分制限を推奨しているが，栄養状態を損なうほどの塩分制限は逆に肝病態に悪影響を及ぼす可能性があることも記載されており，注意喚起がなされている[10]．

文献

1） Gerbes AL. Medical treatment of ascites in cirrhosis. J Hepatol 1993; **17** (Suppl 2): S4-S9
2） Moore KP, Aithal GP. Guidelines on the management of ascites in cirrhosis. Gut 2006; **55** (Suppl 6): vi1-12（ガイドライン）
3） Runyon BA, Committee APG. Management of adult patients with ascites due to cirrhosis: an update. Hepatology 2009; **49**: 2087-2107（ガイドライン）
4） European Association for the Study of the L. EASL clinical practice guidelines on the management of ascites, spontaneous bacterial peritonitis, and hepatorenal syndrome in cirrhosis. J Hepatol 2010; **53**: 397-417（ガイドライン）
5） Gauthier A, Levy VG, Quinton A, et al. Salt or no salt in the treatment of cirrhotic ascites: a randomised study. Gut 1986; **27**: 705-709（ランダム）
6） Descos L, Gauthier A, Levy VG, et al. Comparison of six treatments of ascites in patients with liver cirrhosis. A clinical trial. Hepatogastroenterology 1983; **30**: 15-20（ランダム）
7） Bernardi M, Laffi G, Salvagnini M, et al. Efficacy and safety of the stepped care medical treatment of ascites in liver cirrhosis: a randomized controlled clinical trial comparing two diets with different sodium content. Liver 1993; **13**: 156-162（ランダム）
8） Gu XB, Yang XJ, Zhu HY, et al. Effect of a diet with unrestricted sodium on ascites in patients with hepatic cirrhosis. Gut Liver 2012; **6**: 355-361（ランダム）
9） Yakar T, Demir M, Dogan O, et al. High Dose Oral Furosemide with Salt Ingestion in the Treatment of Refractory Ascites of Liver Cirrhosis. Clin Invest Med 2016; **39**: 27502（ランダム）
10） Haberl J, Zollner G, Fickert P, et al. To salt or not to salt?-That is the question in cirrhosis. Liver Int 2018; **38**: 1148-1159

BQ 4-5　　　　　　　　　　　　　　　(2) 腹水

肝硬変に伴う腹水に対してアルブミン投与は有効か？

回答

● 低アルブミン血症の症例では，アルブミン投与は利尿薬との併用により腹水の消失を促進し腹水の再発を抑制するとともに合併症の発現を抑制し予後を改善する．

● 大量の腹水穿刺排液時のアルブミン投与の併用は，循環不全を予防し予後も改善する．

● 特発性細菌性腹膜炎 (SBP) や 1 型肝腎症候群 (HRS-AKI) 合併例に対するアルブミンの投与は，予後を改善するため有用である．

解説

1. アルブミン投与は利尿薬に対する反応性を高めて腹水消失を促し，腹水の再発を抑制するとともに生存期間の延長にも寄与する（フローチャート 4 参照）

アルブミンは血中でループ利尿薬を結合して腎臓に運び，近位尿細管で尿管腔に分泌させる役割を担うため，その血中レベルが低下すると利尿薬の効果が減弱する．肝硬変腹水 126 例を利尿薬投与群と利尿薬＋アルブミン（12.5g/日）投与群にランダムに割り付けたところ，アルブミン併用群で利尿薬に対する累積反応率は高く，入院期間は短かった[1]．また，肝硬変腹水 100 例を利尿薬投与群と利尿薬＋アルブミン（1 年目は 25g/週，それ以後は 25g/2 週）投与群にランダムに割り付けて平均 84 ヵ月間観察した結果，アルブミン併用群で腹水再発が有意に低率であり，平均生存期間は約 17 ヵ月延長した[2]．

2018 年に報告されている医師主導型多施設共同臨床研究では，非代償性肝硬変腹水 440 名を利尿薬投与群と利尿薬＋アルブミン（1 回 40g 投与をはじめの 2 週間は週 2 回，その後は週 1 回）投与群にランダムに割り付け 18 ヵ月間の観察した結果，アルブミン併用群では腹水再発だけでなく肝腎症候群や高度な肝性脳症の発現が抑制され，観察期間中における全生存率も有意に改善し，費用対効果の観点からも 1 ヵ月あたり 240g（2 ヵ月目以降は 160g）のアルブミンの使用は是認しうることを実証した[3]．これらの予後改善には，①多くの有害物質のリガンドとしての作用，②抗酸化作用，③フリーラジカルやエンドトキシンのスカベンジャーとしての作用，④抗炎症作用など様々なアルブミンの生理作用が考えられている[4,5]．

2. 大量穿刺排液時のアルブミン投与は，循環不全を予防するとともに患者の生命予後も改善する（BQ 4-8 参照）（フローチャート 4 参照）

メタアナリシスにおいて大量穿刺排液時のアルブミン投与群は dextran など他の血漿増量薬投与群と比較して循環不全や低ナトリウム血症の発生が少なく，予後改善効果が報告されている[6]．

日本輸血・細胞治療学会「科学的根拠に基づいたアルブミン製剤の使用ガイドライン」（第 2 版）[7] において「大量腹水穿刺排液後の循環不全予防・死亡率の低下には他の血漿増量剤より優れている（推奨度 1A）」と記載されている．欧州 EASL のガイドラインでは，5L 以上の腹水全

量排液時は8g/L のアルブミン投与が推奨されている[8]. 本療法は一時的に underfilling 状態を招き，AKI を惹起する可能性もあることから難治性腹水の治療に習熟した医師により行われるべきである.

3. 特発性細菌性腹膜炎(SBP)や1型肝腎症候群(HRS-AKI)合併例に対するアルブミンの投与は予後を改善する

急速に進行して死の転帰をとる HRS-AKI に対してアルブミン投与によって予後が改善することがメタアナリシスで報告されている．アルブミン総投与量 200g 投与群，400g 投与群，600g 投与群で比較すると，投与量が多いほど 30 日間の生存率が高かった[9].

HRS-AKI の原因疾患として SBP は最も重要であり[10]，SBP 治療時には抗菌薬にアルブミン静注を併用すると肝腎症候群の発症および死亡率を抑制できた[11]. 特に，アルブミン投与は腎機能が不良な患者に有用であり[12,13]，メタアナリシスでもその有用性が評価されたことを踏まえて[14]，米国 AASLD ガイドラインでは，『血清クレアチニン>1mg/dL，BUN>30mg/dL または血清総ビリルビン>4mg/dL の SBP が疑われる症例』に対しては，直ちに 1.5g/kg のアルブミンを 6 時間以内に静注投与し，3 日目にはさらに 1.0g/kg のアルブミンを追加投与すべきとしている[15]. 欧州 EASL のガイドラインでも「SBP 患者に対し診断時に 1.5g/kg のアルブミンを投与し，さらに 3 日目に 1.0g/kg のアルブミン追加投与を推奨する」としている[8].

▌文献▌

1) Gentilini P, Casini-Raggi V, Di Fiore G, et al. Albumin improves the response to diuretics in patients with cirrhosis and ascites: results of a randomized, controlled trial. J Hepatol 1999; **30**: 639-645（ランダム）

2) Romanelli RG, La Villa G, Barletta G, et al. Long-term albumin infusion improves survival in patients with cirrhosis and ascites: an unblinded randomized trial. World J Gastroenterol 2006; **12**: 1403-1407（ランダム）

3) Caraceni P, Riggio O, Angeli P, et al. Long-term albumin administration in decompensated cirrhosis (ANSWER): an open-label randomised trial. Lancet 2018; **391**: 2417-2429（ランダム）

4) Cárdenas A, Ginès P, Runyon BA. Is albumin infusion necessary after large volume paracentesis? Liver Int 2009; **29**: 636-640; discussion: 640-641

5) Facciorusso A, Nacchiero MC, Rosania R, et al. The use of human albumin for the treatment of ascites in patients with liver cirrhosis: item of safety, facts, controversies and perspectives. Curr Drug Saf 2011; **6**: 267-274

6) Bernardi M, Caraceni P, Navickis RJ, et al: Albumin infusion in patients undergoing large-volume paracentesis: a meta-analysis of randomized trials. Hepatology 2012; **55**: 1172-1181（メタ）

7) 安村 敏，松本雅則，牧野茂義ほか．科学的根拠に基づいたアルブミン製剤の使用ガイドライン(第2版)．日本輸血細胞治療学会誌 2018; **64**: 700-717

8) European Association for the Study of the Liver. EASL clinical practice guidelines for the management of patients with decompensated cirrhosis. J Hepatol 2018; **69**: 406-460（ガイドライン）

9) Salerno F, Navickis RJ, Wilkes MM. Albumin treatment regimen for type 1 hepatorenal syndrome: a dose-response meta-analysis. BMC Gastroenterol 2015; **15**: 167（メタ）

10) Salerno F, Gerbes A, Ginès P, et al. Diagnosis, prevention and treatment of hepatorenal syndrome in cirrhosis. Gut 2007; **56**: 1310-1318

11) Sort P, Navasa M, Arroyo V, et al. Effect of intravenous albumin on renal impairment and mortality in patients with cirrhosis and spontaneous bacterial peritonitis. N Engl J Med 1999; **341**: 403-409（ランダム）

12) Sigal SH, Stanca CM, Fernandez J, et al. Restricted use of albumin for spontaneous bacterial peritonitis. Gut 2007; **56**: 597-599（ケースシリーズ）

13) Poca M, Conception M, Casas M, et al. Role of albumin treatment in patients with spontaneous bacterial peritonitis. Clin Gastroenterol Hepatol 2012; **10**: 309-331（コホート）

14) Salerno F, Navickis RJ, Wilkes MM. Albumin infusion improves outcomes of patients with spontaneous bacterial peritonitis: a meta-analysis of randomized trials. Clin Gastroenterol Hepatol 2013; **11**: 123-130（メタ）

15) Runyon BA. AASLD. Introduction to the revised American Association for the Study of Liver Diseases Practice Guideline management of adult patients with ascites due to cirrhosis 2012. Hepatology 2013; **57**: 1651-1653（ガイドライン）

BQ 4-6

肝硬変の腹水に対してスピロノラクトン，ループ利尿薬の有用な投与法は？

回答

● 肝硬変の腹水に対する単剤治療を開始する際には，第一選択薬としてスピロノラクトンを投与する．スピロノラクトン単剤で治療効果が不十分な場合には，高用量投与に伴う副作用を防ぐためにスピロノラクトン・ループ利尿薬併用療法を推奨する．スピロノラクトン単剤先行治療後のループ利尿薬の逐次追加と，スピロノラクトン・ループ利尿薬の併用開始の優劣については，一定の結論が出ていない．

解説

肝硬変においてはレニン・アンジオテンシン系が活性化されているため，腹水に対する抗アルドステロン薬であるスピロノラクトンの投与は理にかなっており，また単剤治療をする場合には，抗アルドステロン薬であるスピロノラクトンのほうがループ利尿薬より有効であるため，単剤治療の第一選択薬としてはスピロノラクトンが推奨され，ループ利尿薬の単剤投与は勧められない[1~3]．

単剤治療と併用療法のいずれが推奨されるかについては一定の結論が出ていないが，欧米ではスピロノラクトン単剤を最高 400 mg まで増量して効果がなければループ利尿薬を追加併用する治療が推奨されてきた[2]．一方，スピロノラクトン 400 mg の高用量投与，特に単剤投与は高カリウム血症のリスクがある．スピロノラクトン単剤先行投与へのループ利尿薬の逐次追加と，スピロノラクトン・ループ利尿薬の併用開始を比較した 2 つの試験では，有効性・安全性ともに差がないという報告[4] と，有効性・安全性とも併用投与が優れるという報告[5] の，相反する結果が報告され，一定の結論が出ていない．

米国肝臓学会のガイドラインでは，スピロノラクトン 100 mg に対してフロセミド 40 mg の比率を保つことで高カリウム血症が回避できること，最大用量はスピロノラクトン 400 mg とフロセミド 160 mg までと記載されている[6]．しかし，スピロノラクトンの投与量には欧米と日本では相違があり，日本では欧米のような高用量のスピロノラクトンではなく，慣用的に添付文書上の上限である 100 mg 程度までが使用されてきた．スピロノラクトン単剤先行投与後にループ利尿薬を添付文書上の上限である 80 mg 程度まで逐次追加するのが一般的であった．欧米とはスピロノラクトンの投与量が異なるうえに，日本においては単剤療法と併用療法の比較試験はないことから，その優劣についてのエビデンスはない．

高用量のループ利尿薬は腎障害の発症要因になること[7]，急性腎障害は生存率を低下させること[8]，日本では既存の利尿薬で効果不十分な場合にはトルバプタンを併用投与する選択肢があることから[9]，安全性と有効性の観点から，ループ利尿薬を高用量まで増量せずにトルバプタンを使用することが推奨され，実際に実臨床でもそのように実践されている[10]（フローチャート 4 参照）．

第4章 肝硬変合併症の診断・治療

▌文献▌

1) Boyer TD, Warnock DG. Use of diuretics in the treatment of cirrhotic ascites. Gastroenterology 1983; **84** (5 Pt 1): 1051-1055

2) Moore KP, Aithal GP. Guidelines on the management of ascites in cirrhosis. Gut 2006; **55** (Suppl 6): vi1-12 (ガイドライン)

3) Fogel MR, Sawhney VK, Neal EA, et al. Diuresis in the ascitic patient: a randomized controlled trial of three regimens. J Clin Gastroenterol 1981; **3** (Suppl 1): 73-80 (ランダム)

4) Santos J, Planas R, Pardo A, et al. Spironolactone alone or in combination with furosemide in the treatment of moderate ascites in nonazotemic cirrhosis. A randomized comparative study of efficacy and safety. J Hepatol 2003; **39**: 187-192 (ランダム)

5) Angeli P, Fasolato S, Mazza E, et al. Combined versus sequential diuretic treatment of ascites in non-azotaemic patients with cirrhosis: results of an open randomised clinical trial. Gut 2010; **59**: 98-104 (ランダム)

6) Bruce A. Runyon Introduction to the Revised American Association for the Study of Liver Diseases Practice Guideline Management of Adult Patients With Ascites Due to Cirrhosis 2012 Hepatology 2013; **57**: 1651-1653 (ガイドライン)

7) Gines P, Arroyo V, Quintero E, et al. Comparison of paracentesis and diuretics in the treatment of cirrhotics with tense ascites. Results of a randomized study. Gastroenterology 1987; **93**: 234-241 (ランダム)

8) Tsien CD, Rabie R, Wong F. Acute kidney injury in decompensated cirrhosis. Gut 2013; **62**: 131-137 (コホート)

9) Sakaida I, Kawazoe S, Kajimura K, et al. Tolvaptan for improvement of hepatic edema: A phase 3, multicenter, randomized, double-blind, placebo-controlled trial. Hepatol Res 2014; **44**: 73-82 (ランダム)

10) Sakaida I, Terai S, Kurosaki M, et al. Effectiveness and safety of tolvaptan in liver cirrhosis patients with edema: Interim results of post-marketing surveillance of tolvaptan in liver cirrhosis (START study). Hepatol Res 2017; **47**: 1137-1146 (コホート)

BQ 4-7 (2) 腹水

肝硬変に伴う腹水に対してバソプレシン V_2 受容体拮抗薬は有用か？

回答

● 既存の利尿薬との併用条件下で，腹水の改善に有用である．

解説

バソプレシン V_2 受容体拮抗薬であるトルバプタンは，腎集合管でのバソプレシンによる水再吸収を阻害し，電解質の排泄に影響を与えることなく水のみを排泄する水利尿薬である．2013年にトルバプタン（7.5 mg/日）は，「ループ利尿薬等の他の利尿薬で効果不十分な肝硬変における体液貯留」に対して保険適用となった（フローチャート4参照）．

国内臨床試験において，7.5 mg/日のトルバプタン投与は，既存の利尿薬に不応・不耐患者の体重を減少させ，尿量を増加させ，腹水を減少させること，約6割の患者で浮腫に関連する症状（膨満感，食欲低下，不快感，臥床時の圧迫感，呼吸困難）を改善し，低ナトリウム血症を改善したこと，3.75 mg/日という低用量でも有効であること，血清アルブミン値にかかわらず有効性を発揮すること，14日投与も安全に行えることなどが示された[1~3]．また，投与を中止すると体重増加のリバウンドが大半の患者でみられ，その持続投与の必要性が示された[4]．

フロセミドなどのループ利尿薬の欠点は，大量使用により腎機能障害や電解質異常を引き起こすことであり，スピロノラクトン（200~400 mg/日）とフロセミド（40~240 mg/日）による従来の利尿薬治療が，血清クレアチニンとBUNを増加させることが報告されている[5]．肝硬変患者における腎障害の合併は予後の悪化と有意に関連している[6]．最近，国際腹水クラブから，肝硬変患者における利尿薬投与後の急性腎障害（AKI）の診断基準と治療アルゴリズムが提案され[7]，早期診断と治療介入による腎保護の重要性が説かれている．

現在は，腎機能の悪化を防止する観点から，フロセミドの投与量は少量にとどめ，腎機能が良好な状態での早期のトルバプタン導入を行う治療が主体となっている[8]．エキスパートオピニオンを反映した慢性肝炎・肝硬変診療ガイドにも，トルバプタン導入時期に関しては，「スピロノラクトン50 mgおよびフロセミド20 mg投与しても肝性浮腫の改善がない場合」と記載されている[9]．ただし，全体を通じ，利尿薬使用時（特にトルバプタン使用時）にはunderfillingと腎障害には特に注意するべきである．

3種類のバプタンの有効性に関するメタアナリシスでは，バプタンは血清ナトリウム値を上げ，腹水を改善させ，次の腹水穿刺排液までの時間を延長したが，静脈瘤出血，肝性脳症，特発性細菌性腹膜炎，肝腎症候群，腎不全の合併率はコントロール群との間で差を認めず，生命予後の改善効果はなかったとしている[10]．ただし，このメタアナリシスはサタバプタンの研究が主体である（サタバプタン9編，リキシバプタン2編，トルバプタン1編）．トルバプタンを用いた腹水治療が可能なのは現在わが国のみであり，欧米とは現状が異なっている．トルバプタン治療が予後に与える影響については，現在，わが国を中心に検証が行われている．トルバプタンの承認前とトルバプタン導入後での患者の生存率を比較した研究では，トルバプタン導

入後に生存率が改善したとしている[11, 12]．ただし，分子標的薬の登場による肝癌治療成績の向上や適切な栄養療法導入による栄養状態の改善など他の要因の影響も考慮する必要はある．また，トルバプタン投与者[12]やトルバプタン反応者[13~17]における予後の改善の報告や，低ナトリウム血症患者の血清ナトリウム濃度の正常化[18, 19]や上昇[20]が予後の改善と関連するとの報告がなされている．トルバプタンによる予後改善効果に関しては，その可能性が示されているものの，大規模な前向き RCT での報告はないため，今後の検討が待たれる．

文献

1) Sakaida I, Kawazoe S, Kajimura K, et al. Tolvaptan for improvement of hepatic edema: A phase 3, multicenter, randomized, double-blind, placebo-controlled trial. Hepatol Res 2014; **44**: 73-82（ランダム）

2) Okita K, Kawazoe S, Hasebe C, et al. Dose-finding trial of tolvaptan in liver cirrhosis patients with hepatic edema: A randomized, double-blind, placebo-controlled trial. Hepatol Res 2014; **44**: 83-91（ランダム）

3) Sakaida I, Nakajima K, Okita K, et al. Can serum albumin level affect the pharmacological action of tolvaptan in patients with liver cirrhosis? A post hoc analysis of previous clinical trials in Japan. J Gastroenterol 2015; **50**: 1047-1053（コホート）

4) 坂井田功，岩本拓也，柴崎佳幸，ほか．治験時のデータからみた Tolvaptan 投与継続の必要性：第 3 相試験に基づく Post hoc analysis 肝臓 2018; **59**: 633-640（コホート）

5) Ginés P, Arroyo V, Quintero E, et al. Comparison of paracentesis and diuretics in the treatment of cirrhotics with tense ascites. Results of a randomized study. Gastroenterology 1987; **93**: 234-241（ランダム）

6) Fede G, D'Amico G, Arvaniti V, et al. Renal failure and cirrhosis: a systematic review of mortality and prognosis. J Hepatol 2012; **56**: 810-818（メタ）

7) Angeli P, Gines P, Wong F, et al. Diagnosis and management of acute kidney injury in patients with cirrhosis: revised consensus recommendations of the International Club of Ascites. Gut 2015; **64**: 531-537

8) Sakaida I, Terai S, Kurosaki M, et al. Effectiveness and safety of tolvaptan in liver cirrhosis patients with edema: Interim results of post-marketing surveillance of tolvaptan in liver cirrhosis (START study). Hepatol Res 2017; **47**: 1137-1146（コホート）

9) 日本肝臓学会（編）．慢性肝炎・肝硬変の診療ガイド 2019，文光堂，東京，2019

10) Dahl E, Gluud LL, Kimer N, et al. Meta-analysis: the safety and efficacy of vaptans (tolvaptan, satavaptan and lixivaptan) in cirrhosis with ascites or hyponatraemia. Aliment Pharmacol Ther 2012; **36**: 619-626（メタ）

11) Iwamoto T, Maeda M, Saeki I, et al. Analysis of tolvaptan non-responders and outcomes of tolvaptan treatment of ascites. J Gastroenterol Hepatol 2019; **34**: 1231-1235（コホート）

12) Hiramine Y, Uto H, Mawatari S, et al. Effect of Tolvaptan on the Prognosis in Patients with Hepatic Ascites. Hepatol Res 2019; **49**: 765-777（コホート）

13) Kogiso T, Yamamoto K, Kobayashi M, et al. Response to tolvaptan and its effect on prognosis in cirrhotic patients with ascites. Hepatol Res 2017; **47**: 835-844（コホート）

14) Tahara T, Mori K, Mochizuki M, et al. Tolvaptan is effective in treating patients with refractory ascites due to cirrhosis. Biomed Rep 2017; **7**: 558-562（コホート）

15) Yamada T, Ohki T, Hayata Y, et al. Potential Effectiveness of Tolvaptan to Improve Ascites Unresponsive to Standard Diuretics and Overall Survival in Patients with Decompensated Liver Cirrhosis. Clin Drug Investig 2016; **36**: 829-835（コホート）

16) Atsukawa M, Tsubota A, Kato K, et al. Analysis of factors predicting the response to tolvaptan in patients with liver cirrhosis and hepatic edema. J Gastroenterol Hepatol 2018; **33**: 1256-1263（コホート）

17) Kida Y. Positive Response to Tolvaptan Treatment Would Be a Good Prognostic Factor for Cirrhotic Patients with Ascites. Dig Dis 2019; **37**: 239-246（コホート）

18) 大木隆正，塩田吉宜，田川一海．低ナトリウム血症を合併した治療抵抗性腹水患者に対するトルバプタンの有効性について．日本門脈圧亢進症学会雑誌 2016; **22**: 245-250（コホート）

19) Kogiso T, Kobayashi M, Yamamoto K, et al. The Outcome of Cirrhotic Patients with Ascites Is Improved by the Normalization of the Serum Sodium Level by Tolvaptan. Intern Med 2017; **56**: 2993-3001（コホート）

20) Hayashi M, Abe K, Fujita M, et al. Association between the Serum Sodium Levels and the Response to Tolvaptan in Liver Cirrhosis Patients with Ascites and Hyponatremia. Intern Med 2018; **57**: 2451-2458（コホート）

BQ 4-8　　　　　　　　　　　　　　　　　　　　　　(2) 腹水

難治性腹水に対して大量腹水穿刺排液は有用か？

回答

● 合併症対策として有用である．大量穿刺排液（通常 5 L 以上）は，穿刺排液後の循環不全（PICD）を予防するために 8 g/L のアルブミン投与を併用して難治性腹水の治療に習熟した医師が行う．

解説

　腹水が完全に消失するまで腹水排液を行い，同時に血漿増量薬を静注投与する腹水穿刺排液法は，利尿薬投与例に比べて入院期間が短縮し，肝性脳症，腎障害，電解質異常など合併症の出現率が有意に低率である[1]．また，本療法により腹腔内圧，胸腔内圧，右心房圧，肺動脈圧は著明に低下し，呼吸症状，肺機能の改善がみられる[2]．さらに肝静脈楔入圧，肝静脈圧較差は有意に低下し，門脈圧亢進は緩和される[3]．

　利尿薬治療に抵抗する大量腹水への第一選択の治療手技であるというコンセンサスは欧州（EASL）[4] および米国（AASLD）のガイドライン[5] でも得られている．しかし，大量排液は，穿刺排液後の循環不全（paracentesis-induced circulatory dysfunction：PICD）を合併する場合があり，腹水の再貯留や腎障害を合併し，予後を短縮することには注意を要する[6]．5 L までの腹水穿刺排液の場合，PICD が循環血漿量の維持を目的とする代用血漿（血漿増量薬）[7] や生理食塩水[8] でもアルブミン静注と同様に防止できることが RCT で確かめられているが，大量腹水穿刺排液におけるアルブミン静注は穿刺排液後の腎機能悪化や血漿レニン活性の上昇を抑制すること[9] が報告されている．加えて，これら 3 つのランダム化試験を含むメタアナリシスでアルブミン補充群では無治療対照群はもとより dextran 70 や polygeline などの血漿増量薬投与群と比較しても PICD，低ナトリウム血症の発現が少なく，生命予後も良好であった[10]．以上より EASL のガイドラインでは，5 L 以上の腹水穿刺排液では 8 g/L のアルブミン静注の併用を強く推奨している[4]（フローチャート 4 参照）．

　難治性腹水例では週 2 回以上の大量穿刺排液を要することが多いが，循環不全に伴う急性腎障害（AKI）などを惹起する可能性などもあることから難治性腹水の治療に習熟した医師により行われるべきである．なお，穿刺排液は当初は 1 L 程度から始めて，漸次増加させ一度の穿刺で腹水が完全消失するまで排液を行うことが望ましい．

文献

1) Ginés P, Arroyo V, Quintero E, et al. Comparison of paracentesis and diuretics in the treatment of cirrhotics with tense ascites: results of a randomized study. Gastroenterology 1987; **93**: 234-241（ランダム）

2) Pozzi M, Osculati G, Boari G, et al. Time course of circulatory and humoral effects of rapid total paracentesis in cirrhotic patients with tense, refractory ascites. Gastroenterology 1994; **106**: 709-719（ケースシリーズ）

3) Luca A, Feu F, Garcia-Pagan JC, et al. Favorable effects of total paracentesis on splanchnic hemodynamics in cirrhotic patients with tense ascites. Hepatology 1994; **20**: 30-33（ケースシリーズ）

4) European Association for the Study of the Liver. EASL clinical practice guidelines for the management of patients with decompensated cirrhosis. J Hepatol 2018; **69**: 406-460（ガイドライン）

第4章　肝硬変合併症の診断・治療

5) Runyon BA; AASLD. Management of adult patients with ascites due to cirrhosis: Update 2012. Hepatology 2013; **57**: 1651-1653（ガイドライン）
6) Ginès A, Fernández-Esparrach G, Monescillo A, et al. Randomized trial comparing albumin, dextran 70, and polygeline in cirrhotic patients with ascites treated by paracentesis. Gastroenterology 1996; **111**: 1002-1010（ランダム）
7) Fassio E, Terg R, Landeira G, et al. Paracentesis with Dextran 70 vs. paracentesis with albumin in cirrhosis with tense ascites. Results of a randomized study. J Hepatol 1992; **14**: 310-316（ランダム）
8) Sola-Vera J, Minana J, Ricart E, et al. Randomized trial comparing albumin and saline in the prevention of paracentesis-induced circulatory dysfunction in cirrhotic patients with ascites. Hepatology 2003; **37**: 1147-1153（ランダム）
9) Ginés P, Tito L, Arroyo V, et al. Randomized comparative study of therapeutic paracentesis with and without intravenous albumin in cirrhosis. Gastroenterology 1988; **94**: 1493-1502（ランダム）
10) Bernardi M, Caraceni P, Navickis RJ, et al. Albumin infusion in patients undergoing large-volume paracentesis: a meta-analysis of randomized trials. Hepatology 2012; **55**: 1172-1181（メタ）

BQ 4-9

肝硬変に伴う難治性腹水に対して，腹膜・頸静脈シャント（P-Vシャント）は有用か？

回答

● 他に治療手段のない難治性腹水では，慎重な評価とインフォームドコンセントののちに本法を行う．

解説

　腹膜・頸静脈シャント（P-Vシャント）は逆流防止弁を用いて自動的に腹水を頸静脈に注入するものである．腹水の軽減とともに，腎血流量，尿量の増加，レニン・アンジオテンシン・アルドステロン系の抑制，利尿薬に対する反応性の改善が認められる．施行後も少量の腹水は残存するが，経頸静脈肝内門脈大循環シャント術（transjugular intrahepatic portosystemic shunt：TIPS）より早く腹水をコントロールできるという[1]．肝機能が比較的保持されている例（血清総ビリルビン 10mg/dL 以下，プロトロンビン時間 40％以上）や肝性脳症，消化管出血を伴わない例に有効例が多いが，播種性血管内凝固症候群（DIC），腹膜炎，敗血症，心不全などの致死的な合併症が高頻度に発現し，シャント閉塞も起こりやすい．利尿薬投与群との比較試験[2]で入院期間の短縮，再入院までの期間の延長が認められている．また，穿刺排液アルブミン静注群との比較試験でも再入院までの期間の延長，入院回数の減少が報告されている[3]．約半数に難治性腹水の改善がみられ，退院を可能にするというメリットは大きいが，生存期間は腹水穿刺排液と変わらず[3,4]，長期予後を改善させるものではない[5]．

　これらを踏まえて AASLD ガイドラインでは本療法を積極的に勧めておらず，適応は肝移植や TIPS の適応でない難治性腹水で，継続的な穿刺排液などが不可能な，いわば他に適当な治療手段がない例に限るとしている[6]（フローチャート 4 参照）．

文献

1) Dumortier J, Pianta E, Le Derf Y, et al. Peritoneovenous shunt as a bridge to liver transplantation. Am J Transplant 2005; **5**: 1886-1892（ケースコントロール）

2) Stanley MM, Ochi S, Lee KK, et al. Peritoneovenous shunting as compared with medical treatment in patients with alcoholic cirrhosis and massive ascites. Veterans Administration Cooperative Study on Treatment of Alcoholic Cirrhosis with Ascites. N Engl J Med 1989; **321**: 1632-1638（ランダム）

3) Ginés P, Arroyo V, Vargas V, et al. Paracentesis with intravenous infusion of albumin as compared with peritoneovenous shunting in cirrhosis with refractory ascites. N Engl J Med 1991; **325**: 829-835（ランダム）

4) Ginés A, Planas R, Angeli P, et al. Treatment of patients with cirrhosis and refractory ascites using LeVeen shunt with titanium tip: comparison with therapeutic paracentesis. Hepatology 1995; **22**: 124-131（ランダム）

5) Zervos EE, McCormick J, Goode SE, et al. Peritoneovenous shunts in patients with intractable ascites: palliation at what price? Am Surg 1997; **63**: 157-162（ケースシリーズ）

6) Runyon BA; AASLD. Management of adult patients with ascites due to cirrhosis: Update 2012. Hepatology 2013; **57**: 1651-1653（ガイドライン）

第4章　肝硬変合併症の診断・治療

肝硬変に特発性細菌性腹膜炎 (SBP) や感染が合併すると予後は悪化するか？

回答

●予後は悪化する．SBP 発症からの 1 年生存率は約 40％である．

解説

肝硬変患者は種々の細菌感染を合併しやすく，敗血症をきたして ACLF などの肝不全に陥ることもある重篤な合併症である[1,2]．海外からの報告では，407 例の ACLF 患者のうち 37％が診断時に細菌感染症を合併しており，残りの 46％が 4 週以内に細菌感染症を合併し，ACLF 患者において細菌感染の合併は予後不良因子であるとする報告[3] や，ACLF を発症した患者は発症しなかった患者と比較して細菌感染症の既往の頻度が高い（57％ vs. 41％，$p < 0.01$）とする報告がある[4]．本邦からの報告では，102 例の ACLF 患者のうち，急性増悪の原因はアルコール多飲が最も多く（45.9％），次が細菌感染症の合併（23.9％）であった[5]．肝硬変患者では細網内皮系や単球機能の低下のために肝臓での filtration 機構が容易に破綻し，消化管-門脈-大循環系を経由して敗血症をきたすと考えられている[6~8]．特発性細菌性腹膜炎（spontaneous bacterial peritonitis：SBP）は腸管系の感染，腹腔内膿瘍などの明らかな感染 focus がない肝硬変患者（特にアルコール性肝硬変）によくみられる腹水の感染であり，海外の報告では SBP 発症からの 1 年生存率は 40％とされており，予後は不良である[2]．起因菌としては *Escherichia coli* が最も多い[6,8,9]．SBP は腹水を伴う肝硬変患者の 1.5～10％に認められる病態であるにもかかわらず，日常診療において見落とされていることも少なくはない[2,7,9]．肝硬変患者に特徴的な SBP 以外の感染症として，肝細胞癌に対する外科手術や RFA，TACE などの治療後に肝膿瘍を併発することもあり，また汚染した食材に付着したビブリオ菌による重症感染症も有名である[10]．肝硬変患者が細菌合併症を併発しやすいことは，肝硬変の病態の背景に，耐糖能異常，免疫能異常などがあることからも容易に推察できる[6,8]．感染症に対する早期診断と適切な抗生剤の選択で SBP の予後は改善してきてはいるものの，特に抗生剤に対して抵抗性を示す起因菌が出現すると予後は著しく不良となる[11]．Ning らの 600 例の腹水感染を合併した肝硬変患者の後ろ向きの検討では，30 日以内の死亡に対するリスク因子は，年齢，MELD スコア，敗血症性ショックの有無，肝細胞癌の有無であり，第 3 世代セファロスポリン系抗生剤あるいはカルバペネム系抗生剤に不応性の起因菌を有する症例では 30 日以内の死亡率が高率であった[12]．また，院外発症の SBP と院内発症の SBP の予後を比較した 239 例の肝硬変症例を対象とした後ろ向き研究では，院内発症の SBP のほうが予後不良であり，その一因としてグラム陰性菌に対する第 3 世代セファロスポリン系抗生剤への抵抗性があげられている[13]．

文献

1) Fernández J, Acevedo J. New antibiotic strategies in patients with cirrhosis and bacterial infection. Expert Rev Gastroenterol Hepatol 2015; **9**: 1495-1500

2) EASL clinical Practice Guideline. Decompensated cirrhosis. https://easl.eu/publication/management-of-patients-with-decompensated-cirrhosis/（ガイドライン）

3) Fernández J, Acevedo J, Wiest R, et al. Bacterial and fungal infections in acute-on-chronic liver failure: prevalence, characteristics and impact on prognosis. Gut 2018; **67**: 1870-1880（コホート）

4) Moreau R, Jalan R, Gines P, et al. Acute-on-chronic Liver Failure Is a Distinct Syndrome That Develops in Patients With Acute Decompensation of Cirrhosis. Gastroenterology 2013; **144**: 1426-1437

5) Nakayama N, Uemura H, Uchida Y, et al. A Multicenter Pilot Survey to Clarify the Clinical Features of Patients With Acute-On-Chronic Liver Failure in Japan. Hepatol Res 2018; **48**: 303-312

6) Strauss E. The impact of bacterial infections on survival of patients with decompensated cirrhosis. Ann Hepatol 2013; **13**: 7-19

7) Piano S, Brocca A, Mareso S, et al. Infections complicating cirrhosis. Liver Int 2018; **38** (Suppl 1): 126-133

8) Noor MT, Manoria P. Immune Dysfunction in Cirrhosis. J Clin Transl Hepatol 2017; **5**: 50-58

9) Oladimej AA, Temi AP, Adekunle AE, et al. Prevalence of spontaneous bacterial peritonitis in liver cirrhosis with ascites. Pan Afr Med J 2013; **15**: 128（ケースコントロール）

10) Menon MP, Yu PA, Iwamoto M, et al. Pre-existing medical conditions associated with Vibrio vulnificus septicaemia. Epidemiol Infect 2014; **142**: 878-881（ケースコントロール）

11) Marciano S, Díaz JM, Dirchwolf M, et al. Spontaneous bacterial peritonitis in patients with cirrhosis: incidence, outcomes, and treatment strategies. Hepat Med 2019; **11**: 13-22

12) Ning NZ, Li T, Zhang JL, et al. Clinical and bacteriological features and prognosis of ascitic fluid infection in Chinese patients with cirrhosis. BMC Infect Dis 2018; **18**: 253（コホート）

13) Cheong HS, Kang CI, Lee JA, et al. Clinical significance and outcome of nosocomial acquisition of spontaneous bacterial peritonitis in patients with liver cirrhosis. Clin Infect Dis 2009; **48**: 1230-1236（コホート）

腹水を伴う重症肝硬変症例に対して予防的抗菌薬投与は有用か？

推奨

● 感染のリスクに応じて予防的に抗菌薬を投与することを提案する．ただし，予防的抗菌薬投与は保険適用外である．

【推奨の強さ：**弱**（合意率73%），エビデンスレベル：**B**】

解説

　腹水を伴う重症肝硬変症に対する予防的抗菌薬投与に関する10編のRCTを対象としたメタアナリシスが報告された[1]．ノルフロキサシンとプラセボのRCTが4編[2~5]，シプロフロキサシンとプラセボのRCTが2編[6,7]，ノルフロキサシンとシプロフロキサシン[8]あるいはリファキシミン[9]のRCTが1編ずつ，ノルフロキサシンとスルファメトキサゾール・トリメトプリム（ST）合剤のRCTが2編である[10,11]．プラセボとの比較において，ノルフロキサシンとシプロフロキサシンは中等度のquality evidenceでSBPの発症を有意に抑制し，リファキシミンはquality evidenceは低いものの，SBPの発症を有意に抑制した．生命予後においては，ノルフロキサシンのみが有意性が示された．SBP以外の感染について，有意な抑制効果を示した薬剤は認められなかった[1]．薬剤の投与期間は6ヵ月あるいは12ヵ月で設定されており，抗菌薬の投与期間について定まった見解はないのが現状である[12]．フルオロキノロンに関する4編のRCTを対象としたメタアナリシスでは，フルオロキノロン予防投与によりSBPや重症感染症，死亡は有意に抑制されたとしている[13]．また，重症肝硬変症例を対象としたリファキシミンと他の抗菌薬あるいはプラセボを比較したメタアナリシスでは，SBP発症に関してオッズ比が0.45（95%CI 0.16～1.27，$p=0.13$）（vs. 他の抗菌薬）および0.34（95%CI 0.11～0.99，$p=0.049$）（vs. プラセボ）であった[14]．

　近年の国内外のガイドラインでは，予防的抗菌薬投与は感染症併発の高リスク群に対して推奨されている[15~18]．したがって，腹水を伴う重症肝硬変症例，上部消化管出血を伴う肝硬変症例やSBPの既往のある肝硬変症例においてはSBPの発症あるいは再燃抑制のための予防的抗菌薬投与が望まれる（本邦では予防的抗菌薬投与は保険収載されていない）が，耐性菌の出現などの監視を厳格に行うべきである．ノルフロキサシンとプラセボの耐性菌出現に関する比較検討では，ノルフロキサシン投与群から分離された13種のグラム陰性桿菌のうち11種がキノロン系抗菌薬に耐性であったのに対して，プラセボ群から分離された6種のグラム陰性桿菌のうちキノロン系抗菌薬に耐性であった菌は1種であった（$p=0.01$）[2]．また，耐性菌は主に尿中から検出されている[2]．どの抗菌薬が最適かについては明確な結論は出ていない[14,19]．腹水消失など，臨床経過が改善した場合，予防的抗菌薬投与は耐性菌の出現を防ぐ観点からも中止すべきである[2]．また，キノロン系抗菌薬は痙攣などの特徴的な副作用や交叉耐性があるため，注意を要する[20]．

▌ 文献 ▌

1) Facciorusso A, Papagiouvanni I, Cela M, et al. Comparative Efficacy of Long-term Antibiotic Treatments in the Primary Prophylaxis of Spontaneous Bacterial Peritonitis. Liver Int 2019; **39**: 1448-1458 (メタ) [検索期間外文献]

2) Fernández J, Navasa M, Planas R, et al. Primary prophylaxis of spontaneous bacterial peritonitis delays hepatorenal syndrome and improves survival in cirrhosis. Gastroenterology 2007; **133**: 818-824 (ランダム)

3) Grangé JD, Roulot D, Pelletier G, et al. Norfloxacin primary prophylaxis of bacterial infections in cirrhotic patients with ascites: a double-blind randomized trial. J Hepatol 1998; **29**: 430-436 (ランダム)

4) Moreau R, Elkrief L, Bureau C, et al. Effects of Long-term Norfloxacin Therapy in Patients with Advanced Cirrhosis. Gastroenterology 2018; **155**: 1816-1827.e9 (ランダム)

5) Novella M, Solà R, Soriano G, et al. Continuous versus inpatient prophylaxis of the first episode of spontaneous bacterial peritonitis with norfloxacin. Hepatology 1997; **25**: 532-536 (ランダム)

6) Terg R, Fassio E, Guevara M, et al. Ciprofloxacin in primary prophylaxis of spontaneous bacterial peritonitis: a randomized, placebo-controlled study. J Hepatol 2008; **48**: 774-779 (ランダム)

7) Rolachon A, Cordier L, Bacq Y, et al. Ciprofloxacin and long-term prevention of spontaneous bacterial peritonitis: results of a prospective controlled trial. Hepatology 1995; **22** (4 Pt 1): 1171-1174 (ランダム)

8) Yim HJ, Suh SJ, Jung YK, et al. Daily Norfloxacin vs. Weekly Ciprofloxacin to Prevent Spontaneous Bacterial Peritonitis: A Randomized Controlled Trial. Am J Gastroenterol 2018; **113**: 1167-1176 (ランダム)

9) Assem M, Elsabaawy M, Abdelrashed M, et al. Efficacy and safety of alternating norfloxacin and rifaximin as primary prophylaxis for spontaneous bacterial peritonitis in cirrhotic ascites: a prospective randomized open-label comparative multicenter study. Hepatol Int 2016; **10**: 377-385 (ランダム)

10) Lontos S, Shelton E, Angus PW, et al. A randomized controlled study of trimethoprim-sulfamethoxazole versus norfloxacin for the prevention of infection in cirrhotic patients. J Dig Dis 2014; **15**: 260-267 (ランダム)

11) Alvarez RF, Mattos AA, Corrêa EB, et al. Trimethoprim-sulfamethoxazole versus norfloxacin in the prophylaxis of spontaneous bacterial peritonitis in cirrhosis. Arq Gastroenterol 2005; **42**: 256-262 (ランダム)

12) Runyon BA; AASLD. Introduction to the revised American Association for the Study of Liver Diseases Practice Guideline management of adult patients with ascites due to cirrhosis 2012. Hepatology 2013; **57**: 1651-1653 (ガイドライン)

13) Loomba R, Wesley R, Bain A, et al. Role of fluoroquinolones in the primary prophylaxis of spontaneous bacterial peritonitis: meta-analysis. Clin Gastroenterol Hepatol 2009; **7**: 487-493 (メタ)

14) Goel A, Rahim U, Nguyen LH, et al. Systematic review with meta-analysis: rifaximin for the prophylaxis of spontaneous bacterial peritonitis. Aliment Pharmacol Ther 2017; **46**: 1029-1036 (メタ)

15) Fagiuoli S, Colli A, Bruno R, et al. Management of infections pre- and post-liver transplantation: report of an AISF consensus conference. J Hepatol 2014; **60**: 1075-1089

16) Fukui H, Saito H, Ueno Y, et al. Evidence-based clinical practice guidelines for liver cirrhosis 2015. J Gastroenterol 2016; **51**: 629-650 (ガイドライン)

17) EASL clinical Practice Guideline. Decompensated cirrhosis. https://easl.eu/publication/management-of-patients-with-decompensated-cirrhosis/ (2020 年 10 月 1 日閲覧) (ガイドライン)

18) Wiest R, Krag A, Gerbes A. Spontaneous bacterial peritonitis: recent guidelines and beyond. Gut 2012; 61: 297-310 (ガイドライン)

19) Chavez-Tapia NC, Barrientos-Gutierrez T, Tellez-Avila FI, et al. Antibiotic prophylaxis for cirrhotic patients with upper gastrointestinal bleeding. Cochrane Database Syst Rev 2010; **9**: CD002907 (メタ)

20) 大曲貴夫. キノロン系抗菌薬の使い方. 抗菌薬適正使用 生涯教育テキスト, 日本化学療法学会 (編), 2013: p.85-100

第4章 肝硬変合併症の診断・治療

肝硬変に伴う難治性腹水に対して，腹水濾過濃縮再静注法（CART）は有用か？

推奨

● 腹水穿刺排液アルブミン静注と同程度に有用な可能性があり，治療することを提案する.

【推奨の強さ：**弱**（合意率 100%），エビデンスレベル：**B**】

解説

　腹水濾過濃縮再静注法（cell-free and concentrated ascites reinfusion therapy：CART）は，穿刺腹水をあらかじめ用意した回収用袋に集め，濾過器を通して除菌，除細胞したあと，濃縮して点滴静注することにより，腹水中の蛋白を再利用する手技である.穿刺腹水を濾過濃縮して再静注する試みは 1970 年代に始まり，現在まで機器に改良が加えられてきた.本法は，従来の再静注法や腹腔・静脈シャント（P-V シャント）に比べて安全性に優れ，効果は腹水全量排液アルブミン静注法と同等で 2 年間の観察期間中に生存率や大量腹水再発率に差はみられなかったという[1]（フローチャート 4 参照）.施行後に若干血圧低下をきたすことはあるが，肝機能，腎機能，凝固動態，血小板数などには有意な影響を及ぼさない[2~4].また，患者の QOL を改善することに加えて[1]，アルブミンの需要を節減できるという大きな利点がある.一方，再静注により中心部の血流量を増やすことはできるが，末梢血管拡張が著しい進行肝硬変では腎機能やナトリウム排泄能を改善する効果は乏しいとされている[5].また，機器のコストが高く，手技に手間がかかることも問題で[6]，一過性の血小板，フィブリノーゲンの減少，発熱をみることがある.アレルギーの既往症や過敏症反応の経験のある患者では十分に監視しながら行う.

　腹水エンドトキシンが濃縮されることは留意すべきであり，腹水エンドトキシン高値例や特発性細菌性腹膜炎（SBP）の疑診例に加えて，制御困難である高度の肝性脳症や顕性黄疸および血性腹水を伴う症例などには本法の施行は好ましくない[7,8].腹水処理速度（濾過，濃縮速度）が速すぎると発熱しやすいことから，腹水処理は 1,000~2,000 mL/hr 程度とし，濾過濃縮腹水静注は100~150 mL/hr 程度で実施することが推奨されている[9].近年，日本では多くの施設から関連学会に CART の症例報告がなされており，難治性腹水治療の選択肢のひとつとして定着した感はあるが，依然としてまとまった研究論文がない.

　そこで，わが国では 2018 年から利尿薬抵抗性の有腹水患者を対象として，大量腹水穿刺排液および CART それぞれの有効性を比較する前向き観察臨床研究（UMIN000033221）が開始されている.

文献

1) Graziotto A, Rossaro L, Inturri P, et al. Reinfusion of concentrated ascitic fluid versus total paracentesis: a randomized prospective trial. Dig Dis Sci 1997; **42**: 1708-1714（ランダム）
2) Bernardi M, Rimondi A, Gasbarrini A, et al. Ascites apheresis, concentration and reinfusion for the treatment of massive or refractory ascites in cirrhosis. J Hepatol 1994; **20**: 289-295（ケースシリーズ）

3) Borzio M, Romagnoni M, Sorgato G, et al. A simple method for ascites concentration and reinfusion. Dig Dis Sci 1995; **40**: 1054-1059(ケースシリーズ)

4) Kozaki K, Iinuma M, Takagi T, et al. Cell-free and concentrated ascites reinfusion therapy for decompensated liver cirrhosis. Ther Apher Dial 2016; **20**: 376-382(ケースシリーズ)

5) Bernardi M, Gasbarrini A, Trevisani F, et al. Hemodynamic and renal effects of ascites apheresis, concentration and reinfusion in advanced cirrhosis. J Hepatol 1995; **22**: 10-16(ケースシリーズ)

6) Zaak D, Paquet KJ, Kuhn R. Prospective study comparing human albumin vs. reinfusion of ultrafiltrate-ascitic fluid after total paracentesis in cirrhotic patients with tense ascites. Z Gastroenterol 2001; **39**: 5-10(ケースコントロール)

7) Fukui H, Uemura M, Tsujii T. Pathophysiology and treatment of cirrhotic ascites. Liver Cirrhosis Update, Yamanaka M, Toda G, Tanaka T (eds), Elsevier, Amsterdam, 1998: p.63-76

8) Fukui H, Kawaratani H, Kaji K, et al. Management of refractory cirrhotic ascites: challenges and solutions. Hepat Med 2018; **10**: 55-71

9) 高松正剛, 宮﨑浩彰, 片山和宏, ほか. 難治性腹水症に対する腹水濾過濃縮再静注法(CART)の現況―特に副作用としての発熱に影響する臨床的因子の解析. 肝胆膵 2003; **46**: 663-669(ケースシリーズ)

第4章 肝硬変合併症の診断・治療

肝硬変に伴う腹水に対するバソプレシン V_2 受容体拮抗薬の推奨される投与時期は？

推 奨

● 既存の利尿薬治療に抵抗性を示す腹水患者には，スピロノラクトン（25～50 mg/日）やフロセミドなどのループ利尿薬（20～40 mg/日）を増量せず，腎機能が温存された早期の段階でのトルバプタンの投与を開始することを推奨する．

【推奨の強さ：強（合意率 100%），エビデンスレベル：**B**】

解説

　肝硬変患者における腹水貯留は，有効循環血液量の減少に伴うレニン・アンジオテンシン・アルドステロン系（RAA 系）や交感神経系の活性化，抗利尿ホルモンの分泌増加によるナトリウムと水の排出制限が関与している．わが国における現在の肝硬変の腹水に対する治療戦略は，①塩分摂取を減らすこと，②抗アルドステロン薬であるスピロノラクトンを第一選択薬として用いること，③追加治療で用いるフロセミドの使用量は少量にとどめ，腎機能保護に努めること，④これらの利尿薬で効果不十分な場合は，腎機能が温存された早期の段階でのトルバプタンの投与を開始することの 4 点に集約できる．すなわち，従来のナトリウム利尿薬治療に加え，水利尿薬であるトルバプタンを腎機能が良好な早期の段階に導入することで，腎機能の温存とトルバプタン反応性を高めることを図ることを特徴としている（フローチャート 4 参照）．

　トルバプタンは，「ループ利尿薬等の他の利尿薬で効果不十分な肝硬変における体液貯留」に対して効能承認を取得しており，導入の基準として，エキスパートオピニオンを反映した「慢性肝炎・肝硬変の診療ガイド」には，スピロノラクトン 50 mg およびフロセミド 20 mg 投与しても肝性浮腫の改善がない場合と記載されている．この戦略による短期の有効性と安全性は，すでにトルバプタンの国内治験[1,2]も含めた多くの報告で示されている．しかし，長期的な予後を改善するかは現時点では結論が出ておらず，今後の検討を待つ必要がある．

　フロセミドによる強制利尿は，交感神経系，RAA 系，抗利尿ホルモンの分泌を活性化し，糸球体濾過率を低下させ，腎障害や電解質異常を引き起こす[3]．さらに，腎不全を合併した肝硬変患者では，死亡リスクが約 7 倍に増加することや[4]，従来の利尿薬治療を受けた肝硬変患者の 51%で急性腎障害を発症し，腎障害合併者では生存率が低いことが報告されている[5]．トルバプタンの腎機能への影響については，開始 14 日後の血清クレアチニン値の 0.3 mg/dL 以上の増加が 13.7%で，減少は 48.7%で認められたこと，さらに，腎機能の悪化は高用量のスピロノラクトンや治療開始時の不良な腎機能と関連することが市販後調査で報告されている[2]．さらに，高用量のループ利尿薬がサルコペニアを進行させ，生存率を悪化させるとの報告が最近あり，注目されている[6]．

　一方，トルバプタンは血清アルブミン濃度に依存せず，純粋な水利尿を促進するため電解質異常は起こしにくく，神経ホルモン因子や RAA 系を賦活化せず，腎血流量や糸球体濾過率を減

少させない[7]. また，トルバプタンが水利尿作用を発揮する際，フロセミドとトルバプタンは腎臓の間質浸透圧の低下に関して同じメカニズムを共有しているため，高用量のフロセミドはトルバプタンの不応性をもたらす可能性がある[7]. したがって，トルバプタンを早期に導入し，フロセミドの投与を少量にとどめることは，腎保護とトルバプタンの抵抗性を防ぐ観点から重要な治療戦略である．

既存の利尿薬が効果不十分な場合に，フロセミド増量か，トルバプタン導入かの選択に関しては，トルバプタン導入のほうが，フロセミド増量より，より高い有効性が得られるとの報告がなされた[8]. また，従来の利尿薬治療が効果不十分でトルバプタンを追加した患者を対象とした後ろ向きでの検討で，フロセミド併用群と非併用群を比較したところ，非併用群のほうが有効性が高かったとする報告[9]がある．また，トルバプタン不応性を示した患者に対し，フロセミドを減量した群でBUNとクレアチニン値が低下し，予後も良好であるとの報告もある[10]. 現在，トルバプタンは入院下で既存の利尿薬との併用での治療開始が前提で保険適用されているが，フロセミドの使用法のあり方も含めた最適な治療戦略の構築が今後の課題である．

▌文献▐

1) Sakaida I, Kawazoe S, Kajimura K, et al. Tolvaptan for improvement of hepatic edema: A phase 3, multicenter, randomized, double-blind, placebo-controlled trial. Hepatol Res 2014; **44**: 73-82（ランダム）

2) Sakaida I, Terai S, Kurosaki M, et al. Effectiveness and safety of tolvaptan in liver cirrhosis patients with edema: Interim results of post-marketing surveillance of tolvaptan in liver cirrhosis (START study). Hepatol Res 2017; **47**: 1137-1146（コホート）

3) Ginés P, Arroyo V, Quintero E, et al. Comparison of paracentesis and diuretics in the treatment of cirrhotics with tense ascites. Results of a randomized study. Gastroenterology 1987; **93**: 234-241（ランダム）

4) Fede G, D'Amico G, Arvaniti V, et al. Renal failure and cirrhosis: a systematic review of mortality and prognosis. J Hepatol 2012; **56**: 810-818（メタ）

5) Umemura T, Joshita S, Shibata S, et al. Renal impairment is associated with increased risk of mortality in patients with cirrhosis: A retrospective cohort study. Medicine (Baltimore) 2019; **98**: e14475（コホート）［検索期間外文献］

6) Hanai T, Shiraki M, Miwa T, et al. Effect of loop diuretics on skeletal muscle depletion in patients with liver cirrhosis. Hepatol Res 2019; **49**: 82-95（コホート）［検索期間外文献］

7) Mori T, Ohsaki Y, Oba-Yabana I, et al. Diuretic usage for protection against end-organ damage in liver cirrhosis and heart failure. Hepatol Res 2017; **47**: 11-22

8) Uojima H, Hidaka H, Nakayama T, et al. Efficacy of combination therapy with natriuretic and aquaretic drugs in cirrhotic ascites patients: A randomized study. World J Gastroenterol 2017; **23**: 8062-8072（ランダム）

9) 則武秀尚，松永英里香，太田和義，ほか．肝性浮腫に対するトルバプタンの治療効果に係わる因子の検討．臨床薬理 2016; **47**: 17-20（ケースコントロール）

10) Iwamoto T, Maeda M, Saeki I, et al. Analysis of tolvaptan non-responders and outcomes of tolvaptan treatment of ascites. J Gastroenterol Hepatol 2019; **34**: 1231-1235（コホート）［検索期間外文献］

第4章　肝硬変合併症の診断・治療

肝硬変に伴う腹水に対するバソプレシン V$_2$ 受容体拮抗薬の効果予測因子はあるか？

回答

● トルバプタンの早期反応性の予測因子として，BUN 値や腎機能を反映する尿中ナトリウム排泄量・濃度などの指標がある．

解説

　2018 年にトルバプタンの肝性浮腫治療の有効性判定基準として，「トルバプタン投与後 1 週間の時点で 1.5 kg 以上の体重減少が得られ，臨床症状（浮腫，呼吸困難，腹部膨満感）の改善が認められたもの」を有効とする基準が提案された[1]．それ以前は各施設独自の評価基準に基づき報告されてきた[1~26]．反応率は 60% 前後（36~75%）の報告が多く，反応性予測因子として，BUN などの腎機能関連因子，血清ナトリウム（Na）濃度，尿中 Na 濃度，腎臓関連因子，血管作動性因子，治療開始後の尿量や浸透圧の変化量，アクアポリン（AQP）2 などが報告されている．

　腎機能関連指標としては，BUN[1,2,4~9,21]，血清クレアチニン値[2,4,9,10]，BUN/クレアチニン比[6]，eGFR[2,11]，尿 Na 量[5,14]，尿 Na 濃度[7,8,16]，尿 Na/K 比[6,15]，血清 Na 濃度[8,11~13] などがある．特に，BUN 低値が良好な反応性の予測指標とする報告は多い．BUN 高値は，有効循環血液量の低下（underfilling）を反映していると推測され，そのカットオフ値（mg/dL）は，20[21]，25.2[1]，26[7]，26.9[8]，28.2[5]，29[4]，BUN/Cre 比 17.5 未満[6] と様々である．また，血管作動性因子である血清レニン活性，血漿アルドステロン濃度[8] なども underfilling を反映した指標と考えられる．

　尿中 Na 排泄量は，尿中 Na 排泄量が多いと反応性が良好であり，カットオフ値（mEq/日）は 42.5[14]，51[5] と報告されている．尿中 Na 濃度は，尿中 Na 濃度が高いと反応性が良好であり，カットオフ値（mEq/L）は 25[16]，39[7] と報告されている．尿中 Na/K 比が高いと反応性良好であり，カットオフ値は 2.51[5]，3.09[6] と報告されている．尿中 Na 排泄量は腎の Na 排泄能やミネラルコルチコイド活性を反映していると考えられる．また，BUN/Cre 比＜1.75 と尿中 Na/K 濃度比≧3.09 の組み合わせを有用とする報告もある[6]．

　血清 Na 濃度は，血清 Na 濃度が低いと反応性が低下するとの報告がみられ，カットオフ値は 140mEq/L[11]，134mEq/L[13] としている．Hayashi らは血清 Na 濃度（mEq/L）が 130 未満，130~135，135 以上での反応率が 20%，66%，58% と血清 Na 濃度が低いほど反応性が低下するとしている[12]．

　肝臓関連指標としては，Child Pugh score[10,23]，HVPG[20]（hepatic venous pressure gradient，カットオフ値 190 mmH$_2$O）や食道静脈瘤[21]，CRP[10,19,26] や血清可溶性 CD14[19]，肝細胞癌[22,23] が報告され，肝病態の進行と反応性不良との関連が指摘されている．

　トルバプタン投与後の指標としては，4 時間後の尿浸透圧の減少率[4,13]，1 日目の自由水クリアランス[17]，4・8 時間後の尿中 AQP2/Cre 比と尿浸透圧[18]，6 時間後の尿中 AQP2 と AQP2/Cre 比[19]，3，4 日目の血清 Na 濃度の上昇[25] などがあり，尿中 AQP2 と尿浸透圧の変化の相関が報告されている[18]．また，フロセミドの併用[25] や投与量[26]，年齢[2] なども報告されている．

　このように，多くの因子が報告されているものの，エビデンスは不十分であり，至適カットオフ値の設定も含めた今後の検討が必要である．

文献

1) Hiramine Y, Uojima H, Nakanishi H, et al. Response criteria of tolvaptan for the treatment of hepatic edema. J Gastroenterol 2018; **53**: 258-268（コホート）

2) Sakaida I, Terai S, Nakajima K, et al. Predictive factors of the pharmacological action of tolvaptan in patients with liver cirrhosis: a post hoc analysis. J Gastroenterol 2017; **52**: 229-236（コホート）

3) Sakaida I, Terai S, Kurosaki M, et al. Effectiveness and safety of tolvaptan in liver cirrhosis patients with edema: Interim results of post-marketing surveillance of tolvaptan in liver cirrhosis (START study). Hepatol Res 2017; **47**: 1137-1146（コホート）

4) Iwamoto T, Maeda M, Hisanaga T, et al. Predictors of the Effect of Tolvaptan on the Prognosis of Cirrhosis. Intern Med 2016; **55**: 2911-2916（コホート）

5) Atsukawa M, Tsubota A, Kato K, et al. Analysis of factors predicting the response to tolvaptan in patients with liver cirrhosis and hepatic edema. J Gastroenterol Hepatol 2018; **33**: 1256-1263（コホート）

6) Kogiso T, Yamamoto K, Kobayashi M, et al. Response to tolvaptan and its effect on prognosis in cirrhotic patients with ascites. Hepatol Res 2017; **47**: 835-844（コホート）

7) 野口隆一，瓦谷英人，吉治仁志，ほか．難治性胸・腹水におけるトルバプタン治療効果に関する検討．日本門脈圧亢進症学会雑誌 2015; **21**: 217-221（コホート）

8) Kawaratani H, Fukui H, Moriya K, et al. Predictive parameter of tolvaptan effectiveness in cirrhotic ascites. Hepatol Res 2017; **47**: 854-861（コホート）

9) Chishina H, Hagiwara S, Nishida N, et al. Clinical Factors Predicting the Effect of Tolvaptan for Refractory Ascites in Patients with Decompensated Liver Cirrhosis. Dig Dis 2016; **34**: 659-664（コホート）

10) Hiramine Y, Uto H, Imamura Y, et al. Efficacy of vasopressin V2 receptor antagonist tolvaptan in treatment of hepatic edema. Hepatol Res 2017; **47**: 542-557（コホート）

11) Tahara T, Mori K, Mochizuki M, et al. Tolvaptan is effective in treating patients with refractory ascites due to cirrhosis. Biomed Rep 2017; **7**: 558-562（コホート）

12) Hayashi M, Abe K, Fujita M, et al. Association between the Serum Sodium Levels and the Response to Tolvaptan in Liver Cirrhosis Patients with Ascites and Hyponatremia. Intern Med 2018; **57**: 2451-2458（コホート）

13) Arase Y, Kagawa T, Tsuruya K, et al. Impaired Renal Function May Not Negate the Efficacy of Tolvaptan in the Treatment of Cirrhotic Patients with Refractory Ascites. Clin Drug Investig 2019; **39**: 45-54（コホート）［検索期間外文献］

14) Uojima H, Kinbara T, Hidaka H, et al. Close correlation between urinary sodium excretion and response to tolvaptan in liver cirrhosis patients with ascites. Hepatol Res 2017; **47**: E14-E21（コホート）

15) Komiyama Y, Kurosaki M, Nakanishi H, et al. Prediction of diuretic response to tolvaptan by a simple, readily available spot urine Na/K ratio. PLoS One 2017; **12**: e0174649（コホート）

16) Tajiri K, Tokimitsu Y, Ito H, et al. Survival Benefit of Tolvaptan for Refractory Ascites in Patients with Advanced Cirrhosis. Dig Dis 2018; **36**: 314-321（コホート）

17) Miyaaki H, Nakamura Y, Ichikawa T, et al. Predictive value of the efficacy of tolvaptan in liver cirrhosis patients using free water clearance. Biomed Rep 2015; **3**: 884-886（コホート）

18) Nakanishi H, Kurosaki M, Hosokawa T, et al. Urinary excretion of the water channel aquaporin 2 correlated with the pharmacological effect of tolvaptan in cirrhotic patients with ascites. J Gastroenterol 2016; **51**: 620-627（コホート）

19) Nakai M, Ogawa K, Takeda R, et al. Increased serum C-reactive protein and decreased urinary aquaporin 2 levels are predictive of the efficacy of tolvaptan in patients with liver cirrhosis. Hepatol Res 2018; **48**: E311-E319（コホート）

20) Nakagawa A, Atsukawa M, Tsubota A, et al. Usefulness of portal vein pressure for predicting the effects of tolvaptan in cirrhotic patients. World J Gastroenterol 2016; **22**: 5104-5113（コホート）

21) 詫間義隆，宮武宏和，岩堂昭太，ほか．難治性腹水合併肝硬変患者における Tolvaptan の効果予測因子の検討．肝臓 2016; **57**: 684-687（コホート）

22) Miyazaki M, Yada M, Tanaka K, et al. Efficacy of tolvaptan for the patients with advanced hepatocellular carcinoma. World J Gastroenterol 2017; **23**: 5379-5385（コホート）

23) Yamada T, Ohki T, Hayata Y, et al. Potential Effectiveness of Tolvaptan to Improve Ascites Unresponsive to Standard Diuretics and Overall Survival in Patients with Decompensated Liver Cirrhosis. Clin Drug

Investig 2016; **36**: 829-835（コホート）

24) Sagawa E, Okubo H, Ando H, et al. Plasma concentration and efficacy of tolvaptan in cirrhotic patients with refractory ascites. J Pharmacol Sci 2019; **139**: 373-376（コホート）〔検索期間外文献〕

25) 則武秀尚，松永英里香，太田和義，ほか．肝性浮腫に対するトルバプタンの治療効果に関わる因子の検討．臨床薬理 2016; **47**: 17-20（コホート）

26) Kida Y. Positive Response to Tolvaptan Treatment Would Be a Good Prognostic Factor for Cirrhotic Patients with Ascites. Dig Dis 2019; **37**: 239-246（コホート）〔検索期間外文献〕

FRQ **4-2** (2) 腹水

肝硬変に伴う難治性腹水に対して，経頸静脈肝内門脈大循環シャント術 (TIPS) は有用か？

回答

● 肝硬変に伴う難治性腹水に対して，経頸静脈肝内門脈大循環シャント術 (TIPS) は有用で穿刺排液アルブミン静注法より腹水制御率，生存率ともに勝るが，肝性脳症をきたしやすい．ステントや手技の改良により治療成績が向上しているが，日本での保険適用はない．

解説

　経頸静脈肝内門脈大循環シャント術 (transjugular intrahepatic portosystemic shunt：TIPS) は，門脈と肝静脈の間に短絡路を作成し門脈圧を下げる方法で難治性腹水例に対して劇的な効果を示し，腹水は消失または軽快する．TIPS 施行後尿中ナトリウム排泄量は増加するが，これらの増加は難治性腹水例で最も顕著である[1]．穿刺排液アルブミン静注と比較した RCT はこれまでに 6 編[2~7]あり，これをもとにメタアナリシスが 7 編報告されている[3~14]．総じて TIPS 群が穿刺排液アルブミン静注と比較して腹水再発率は低いが，肝性脳症をきたしやすいという成績である．さらに 2007 年のメタアナリシス[9]では，穿刺排液アルブミン静注群において消化管出血，特発性細菌性腹膜炎 (SBP)，肝腎症候群の発生率が高く全体として有意 ($p = 0.005$) に高率であったとしている．2014 年のメタアナリシス[14]でも TIPS 群において肝腎症候群の発生率が有意 ($p = 0.02$) に低率であったとしている．2011 年に報告された RCT[7]では TIPS 群で生存率が高く，これを含むメタアナリシス[14]では TIPS 群が穿刺排液アルブミン群より肝移植なしの生存率が高く肝関連死が少ないという結論であった．ポリテトラフルオロエチレン (PTFE) を用いた covered stent の開発により治療成績が向上している．肝性脳症発生率が 18% に減少し[15]，シャント不全率が有意に低くなった[16]という．さらに，PTFE covered stent 群は bare stent 群よりも 2 年後生存率が高かったと報告されている[17]．TIPS の適応症例の選択は慎重に行うべきである．International Ascites Club の治療指針[18]では，先行する肝性脳症，心機能不全，70 歳以上の高齢，Child-Pugh score 12 点以上を TIPS の禁忌としている．技術的に熟練が必要で，年間 20 例以上の TIPS を行っている施設では入院患者の死亡リスクがより低いことから，TIPS 実施数が死亡率に影響するという[19]．EASL のガイドラインでは，難治性または再発性腹水がある場合や大量腹水穿刺排液が無効である場合に TIPS の適応を評価するべきとしている[20]．欧米では TIPS は肝移植までの暫定処置として発展しており，積極的に行われているが，日本では 2019 年時点で保険適用はなく，先進医療も外れたことから施行が困難であり，他の治療法を用いる (フローチャート 4 参照)．

文献

1) Gerbes AL, Gulberg V, Waggershauser T, et al. Renal effects of transjugular intrahepatic portosystemic shunt in cirrhosis: comparison of patients with ascites, with refractory ascites, or without ascites. Hepatology 1998; **28**: 683-688 (ケースシリーズ)

第4章　肝硬変合併症の診断・治療

2) Lebrec D, Giuily N, Hadengue A, et al. Transjugular intrahepatic portosystemic shunts: comparison with paracentesis in patients with cirrhosis and refractory ascites: a randomized trial. French Group of Clinicians and a Group of Biologists. J Hepatol 1996; **25**: 135-144（ランダム）

3) Rossle M, Ochs A, Gulberg V, et al. A comparison of paracentesis and transjugular intrahepatic portosystemic shunting in patients with ascites. N Engl J Med 2000; **342**: 1701-1707（ランダム）

4) Ginès P, Uriz J, Calahorra B, et al. Transjugular intrahepatic portosystemic shunting versus paracentesis plus albumin for refractory ascites in cirrhosis. Gastroenterology 2002; **123**: 1839-1847（ランダム）

5) Sanyal AJ, Genning C, Reddy KR, et al. The North American Study for the Treatment of Refractory Ascites. Gastroenterology 2003; **124**: 634-641（ランダム）

6) Salerno F, Merli M, Riggio O, et al. Randomized controlled study of TIPS versus paracentesis plus albumin in cirrhosis with severe ascites. Hepatology 2004; **40**: 629-635（ランダム）

7) Narahara Y, Kanazawa H, Fukuda T, et al. Transjugular intrahepatic portosystemic shunt versus paracentesis plus albumin in patients with refractory ascites who have good hepatic and renal function: a prospective randomized trial. J Gastroenterol 2011; **46**: 78-85（ランダム）

8) Saab S, Nieto JM, Lewis SK, et al. TIPS versus paracentesis for cirrhotic patients with refractory ascites. Cochrane Database Syst Rev 2006; **4**: CD004889（メタ）

9) Salerno F, Camma C, Enea M, et al. Transjugular intrahepatic portosystemic shunt for refractory ascites: a meta-analysis of individual patient data. Gastroenterology 2007; **133**: 825-834（メタ）

10) Saab S, Nieto JM, Ly D, et al. TIPS versus paracentesis for cirrhotic patients with refractory ascites. Cochrane Database Syst Rev 2004; **3**: CD004889（メタ）

11) Albillos A, Banares R, Gonzalez M, et al. A meta-analysis of transjugular intrahepatic portosystemic shunt versus paracentesis for refractory ascites. J Hepatol 2005; **43**: 990-996（メタ）

12) Deltenre P, Mathurin P, Dharancy S, et al. Transjugular intrahepatic portosystemic shunt in refractory ascites: a meta-analysis. Liver Int 2005; **25**: 349-356（メタ）

13) D'Amico G, Luca A, Morabito A, et al. Uncovered transjugular intrahepatic portosystemic shunt for refractory ascites: a meta-analysis. Gastroenterology 2005; **129**: 1282-1293（メタ）

14) Bai M, Qi XS, Yang ZP, et al. TIPS improves liver transplantation-free survival in cirrhotic patients with refractory ascites: an updated meta-analysis. World J Gastroenterology 2014; **20**: 2704-2714（メタ）

15) Sauerbruch T, Mengel M, Dollinger M, et al. Prevention of Rebleeding From Esophageal Varices in Patients With Cirrhosis Receiving Small-Diameter Stents Versus Hemodynamically Controlled Medical Therapy. Gastroenterology 2015; **149**: 660-608（ランダム）

16) Bureau C, Garcia-Pagan JC, Otal P, et al. Improved clinical outcome using polytetrafluoroethylene-coated stents for TIPS: results of a randomized study. Gastroenterology 2004; **126**: 469-475（ランダム）

17) Tan HK, James PD, Sniderman KW, et al. Long-term clinical outcome of patients with cirrhosis and refractory ascites treated with transjugular intrahepatic portosystemic shunt insertion. J Gastroenterol Hepatol 2015; **30**: 389-395（コホート）

18) Moore KP, Wong F, Gines P, et al. The management of ascites in cirrhosis: report on the consensus conference of the International Ascites Club. Hepatology 2003; **38**: 258-266

19) Sarwar A, Zhou L, Novack V, et al. Hospital volume and mortality after transjugular intrahepatic portosystemic shunt creation in the United States. Hepatology 2018; **67**: 690-699（コホート）

20) European Association for the Study of the Liver. EASL clinical practice guidelines for the management of patients with decompensated cirrhosis. J Hepatol 2018; **69**: 406-460（ガイドライン）

BQ 4-11　　　　　　　　　　　　　　(3) 肝腎症候群

腎障害は肝硬変患者の予後に影響するか？

回答

● 腎障害は肝硬変患者の予後を悪化させる.

解説

　MELD（Model for End-Stage Liver Disease）score の計算に血清クレアチニン値を使用していることからもわかるように，特に肝移植前の肝硬変患者において，腎機能が重要な予後予測因子であることは以前より知られている[1~3].

　肝腎症候群（hepatorenal syndrome：HRS）の本態は，肝硬変により低アルブミン血症および門脈圧亢進が進行するなかで，末梢血管の拡張に伴い循環動態が hyperdynamic state となり，血中エピネフリン濃度が増加することに由来し，この結果，心拍出量は増加するが，腎臓では腎血管の収縮により腎血流低下をきたし，腎機能の著しい低下が惹起されることによる．この腎機能障害は，感染，エンドトキシン血症の出現でさらに進行する．肝腎症候群の診断基準を**表1**に示す[4].　本症候群は可逆的な病態であり，肝移植後には比較的速やかに改善する[5].　肝腎症候群は従来，腎障害が急激な経過をとる1型とより緩徐な経過をとる2型に分類されてきた．現在の定義では1型肝腎症候群は急性腎障害（acute kidney injury：AKI）の診断基準に合致するものであり，HRS-AKI とも呼ばれる．一方，2型では AKI の定義には合致せず，non-AKI-HRS あるいは NAKI-HRS とも呼ばれる[6]（**表2**）．なお，肝硬変における急性腎障害は EASL のガイ

表1　肝腎症候群の診断基準

1. 腹水を伴う肝硬変である．
2. 血清クレアチニン値が 1.5 mg/dL を超える．
3. 少なくとも2日以上の利尿薬の中止と，アルブミンによる容量負荷によっても血清クレアチニン値が改善しない．このときのアルブミン投与量は1g/kg/日が推奨される．
4. ショック状態ではない．
5. 現在あるいは最近，腎毒性薬が使用されていない．
6. 腎実質障害が認められない．尿蛋白（＞500 mg/日），顕微鏡的血尿（50/hpf 以上），および超音波検査における腎の異常を腎実質障害とする．

（Salerno F, et al. Gut 2007; 56: 1310-1318 [4] を参考に作成）

表2　肝腎症候群の分類

分類	基準
1型肝腎症候群（HRS-AKI）	急性腎障害および肝腎症候群の定義に合致
2型肝腎症候群（non-AKI-HRS/NAKI-HRS）	肝腎症候群の定義は満たすが，急性腎障害の定義には一致しない

（Angeli P, et al. J Hepatol 2015; 62: 968-974 [6] を参考に作成）

表3　肝硬変患者における急性腎障害

項目	定義
血清クレアチニンの基礎値	入院前3ヵ月以内の血清クレアチニン値を基礎値とする 入院3ヵ月以内に複数の検査値があれば，入院に最も近いものを用いる 入院以前の血清クレアチニン値がなければ，入院時の血清クレアチニン値を用いる
急性腎障害の定義	48時間以内に血清クレアチニン値0.3mg/dL以上の上昇，あるいは 7日以内に血清クレアチニン値の50%以上の上昇
急性腎障害の病期分類	1A期：血清クレアチニン値＜1.5mg/dL 1B期：血清クレアチニン値≧1.5mg/dL 2期：血清クレアチニンの基礎値から2～3倍の上昇 3期：血清クレアチニンの基礎値から3倍以上の上昇　あるいは 　　　血清クレアチニン値4.0mg/dL以上への上昇（基礎値から0.3mg/dL以上の急性の増加を伴う）　あるいは腎代替療法の導入
急性腎障害の進行	進行：より高い病期への移行，あるいは腎代替療法の導入 改善：より低い病期への移行
治療反応性	無応答：急性腎障害の改善がない場合 部分応答：血清クレアチニンの基礎値から0.3mg/dL以上の上昇はあるが，急性腎障害の病期の改善がある場合 完全応答：血清クレアチニンの基礎値から0.3mg/dL以内に戻る場合

(European Association for the Study of the Liver. J Hepatol 2018; 69: 406-460 [7] を参考に作成)

ドラインで**表3**のように定義されている[7].

　上記のAKIエピソードが出現することにより肝疾患の予後が悪くなることは複数のコホート研究にて示されている[8~10]. AKIから回復しない場合は30日以内の死亡率が80%，回復したとしても30日以内の死亡率が15%であると報告されている[9].

　そのため，肝硬変患者に対する長期的な管理において，腎機能を悪化させないようにコントロールすることが重要である.

文献

1) Bucsics T, Krones E. Renal dysfunction in cirrhosis: acute kidney injury and the hepatorenal syndrome. Gastroenterol Rep (Oxf) 2017; **5**: 127-137
2) Alessandria C, Ozdogan O, Guevara M, et al. MELD score and clinical type predict prognosis in hepatorenal syndrome: relevance to liver transplantation. Hepatology 2005; **41**: 1282-1289 (ケースコントロール)
3) Nair S, Verma S, Thuluvath PJ. Pretransplant renal function predicts survival in patients undergoing orthotopic liver transplantation. Hepatology 2002; **35**: 1179-1185 (ケースコントロール)
4) Salerno F, Gerbes A, Ginès P, et al. Diagnosis, prevention and treatment of hepatorenal syndrome in cirrhosis. Gut 2007; **56**: 1310-1318
5) Epstein M, Berk DP, Hollenberg NK, et al. Renal failure in the patient with cirrhosis. The role of active vasoconstriction. Am J Med 1970; **49**: 175-185
6) Angeli P, Gines P, Wong F, et al. Diagnosis and management of acute kidney injury in patients with cirrhosis: revised consensus recommendations of the International Club of Ascites. J Hepatol 2015; **62**: 968-974 (ガイドライン)
7) European Association for the Study of the Liver. EASL clinical practice guidelines for the management of patients with decompensated cirrhosis. J Hepatol 2018; **69**: 406-460 (ガイドライン)
8) Tsien CD, Rabie R, Wong F. Acute kidney injury in decompensated cirrhosis. Gut 2013; **62**: 131-137 (コホート)
9) Wong F, O'Leary JG, Reddy KR, et al. New consensus definition for acute kidney injury accurately predicts 30-day mortality in cirrhosis with infection. Gastroenterology 2013; **145**: 1280-1288 (コホート)
10) Fagundes C, Barreto R, Guevara M, et al. A modified acute kidney injury classification for diagnosis and risk stratification of impairment of kidney function in cirrhosis. J Hepatol 2013; **59**: 474-481 (コホート)

BQ 4-12

肝移植は肝腎症候群の予後を改善するか？

回 答

●肝移植により肝腎症候群の予後は改善する.

解説

　肝移植は肝腎症候群の根本的治療であり，本症候群は多くの症例で移植後速やかに改善する．肝腎症候群合併例の肝移植後 1 年，4 年生存率は 71％，60％で，非合併例の各 83％，70％と比較しやや低率であるが長期予後に有意差はないという報告[1]，肝移植後 1 年，3 年，5 年生存率が肝腎症候群合併例で 60.7％，57.1％，57.1％に対し非合併例で各 83.7％，79.4％，76.2％と合併例が有意に予後不良であるという報告[2] があり，肝移植未施行肝硬変で肝腎症候群合併と診断後の生存期間が肝腎症候群 1 型（現在，HRS-AKI に名称変更．BQ 4-11 に詳細記載あり）で中央値 1.7 週，2 型で 6 ヵ月程度とされる[3] ため，肝移植により肝腎症候群の予後は改善する．しかし，肝移植前に肝腎症候群合併例では移植直後の腎不全遷延や合併症が多いことを反映し，移植前に肝腎症候群非合併例に比し，入院中の死亡率が高く入院期間が長期となる[2].

文献

1) Wong F, Pantea L, Sniderman K. Midodrine, octreotide, albumin, and TIPS in selected patients with cirrhosis and type 1 hepatorenal syndrome. Hepatology 2004; **40**: 55-64（ケースシリーズ）
2) Okamura Y, Hata K, Inamoto O, et al. Influence of hepatorenal syndrome on outcome of living donor liver transplantation: A single-center experience in 357 patients. Hepatol Res 2017; **47**: 425-434（ケースシリーズ）
3) Ginès P, Guevara M, Arroyo V, et al. Hepatorenal syndrome. Lancet 2003; **362**: 1819-1827

第4章　肝硬変合併症の診断・治療

肝腎症候群に対して，有用な薬剤はあるか？

推奨

● 現時点では，ノルアドレナリンとアルブミンの併用投与を提案する．
【推奨の強さ：**弱**（合意率 73%），エビデンスレベル：**B**】

解説

　肝腎症候群は可逆的な病態であり，肝移植後には比較的速やかに改善し，肝移植待機中の肝腎症候群では，肝腎症候群に対する治療反応性が重要な予後規定因子となる．肝腎症候群の治療の基本は，アルブミン製剤投与下により循環血漿量を確保しつつ血管収縮性の薬剤を投与することである．血管収縮作用を有する交感神経作動薬に関しては，α，β 交感神経作動薬ノルアドレナリンとフロセミドの併用投与はパイロットスタディで有用性が報告されている[1]．さらに，アルブミン併用条件下では，ノルアドレナリンの肝腎症候群例に対する有効性はバソプレシン合成アナログであるテルリプレシン（わが国では現時点で保険未収載）と同等で，費用対効果があると報告される[2~4]．肝腎症候群 1 型（現在，HRS-AKI に名称変更．BQ 4-11 に詳細記載あり）にテルリプレシンとアルブミン併用投与した 8 例のパイロットスタディでは，75%で血清クレアチニン値が 1.5 mg/dL 未満となったが，治療後生存率は 4 週 63%，12 週 13% と予後不良であったと報告された[5]．テルリプレシンは，アルブミン単独投与に比較し両者の併用で肝腎症候群 1 型（HRS-AKI）を合併した肝硬変患者の腎機能を改善し，短期間の生存率の改善につながるとの報告がある[6]．また，テルリプレシン治療に反応した肝腎症候群症例の改善後再発率は，α 交感神経作動薬ミドドリン（わが国では本症候群に対して保険適用外）投与と非投与例で差がなかったとの報告もある[7]．さらに，アルブミン併用下ノルアドレナリンとの比較で，効果は同等で費用対効果はノルアドレナリンに優るというメタアナリシスもある[8]．一方，いずれもアルブミン併用条件下で，肝腎症候群例において，ノルアドレナリンは，ソマトスタチン合成アナログで平滑筋収縮作用を有するオクトレオチド（わが国では本症候群に対して保険適用外）・ミドドリン併用療法と同等の効果を示したとの報告[9]，テルリプレシンと同等でミドドリン・オクトレオチド併用よりも優れた腎機能回復効果を認めたという報告などがある[10]．オクトレオチドは，アルブミン併用投与の効果は乏しいが，ミドドリンとの併用投与は，肝腎症候群の治療として有効とされる[11]．また，肝腎症候群患者でオクトレオチド・ミドドリン・アルブミン併用投与された 75 例と非投与の 87 例を比較し，肝腎症候群合併例の 1 ヵ月，3 ヵ月の肝移植なしの生存率は投与例で有意に高かったと報告された[12]．

　以上より，ノルアドレナリンは安価で使用経験が多く，本病態に対し保険適用を有する薬剤として有用性の報告が集積され，わが国では上述の他薬剤の保険収載あるいは保険適用取得が困難な状況であることを考慮すると，現時点では本症候群の治療として，ノルアドレナリンとアルブミン併用投与を行うことを提案する．

▌文献▌

1) Duvoux C, Zanditenas D, Hézode C, et al. Effects of noradrenalin and albumin in patients with type I hepatorenal syndrome: a pilot study. Hepatology 2002; **36**: 374-380（ケースシリーズ）
2) Alessandria C, Ottobrelli A, Debernardi-Venon W, et al. Noradrenalin vs terlipressin in patients with hepatorenal syndrome: a prospective, randomized, unblinded, pilot study. J Hepatol 2007; **47**: 499-505（ランダム）
3) Singh V, Ghosh S, Singh B, et al. Noradrenaline vs. terlipressin in the treatment of hepatorenal syndrome: a randomized study. J Hepatol 2012; **56**: 1293-1298（ランダム）
4) Ghosh S, Choudhary NS, Sharma AK, et al. Noradrenaline vs terlipressin in the treatment of type 2 hepatorenal syndrome: a randomized pilot study. Liver Int 2013; **33**: 1187-1193（ランダム）
5) Narahara Y, Kanazawa H, Sakamoto C, et al. The efficacy and safety of terlipressin and albumin in patients with type 1 hepatorenal syndrome: a multicenter, open-label, explorative study. J Gastroenterol 2012; **47**: 313-320（ケースシリーズ）
6) Neri S, Pulvirenti D, Malaguarnera M, et al. Terlipressin and albumin in patients with cirrhosis and type I hepatorenal syndrome. Dig Dis Sci 2008; **53**: 830-835（ランダム）
7) Alessandria C, Debernardi-Venon W, Carello M, et al. Midodrine in the prevention of hepatorenal syndrome type 2 recurrence: a case-control study. Dig Liver Dis 2009; **41**: 298-302（ランダム）
8) Mattos Â, Mattos AA, Ribeiro RA. Terlipressin versus noradrenaline in the treatment of hepatorenal syndrome: systematic review with meta-analysis and full economic evaluation. Eur J Gastroenterol Hepatol 2016; **28**: 345-351（メタ）
9) Tavakkoli H, Yazdanpanah K, Mansourian M. Noradrenalin versus the combination of midodrine and octreotide in patients with hepatorenal syndrome: randomized clinical trial. Int J Prev Med 2012; **3**: 764-769（ランダム）
10) Facciorusso A, Chandar AK, Murad MH, et al. Comparative efficacy of pharmacological strategies for management of type 1 hepatorenal syndrome: a systematic review and network meta-analysis. Lancet Gastroenterol Hepatol 2017; **2**: 94-102（メタ）
11) Esrailian E, Pantangco ER, Kyulo NL, et al. Octreotide/Midodrine therapy significantly improves renal function and 30-day survival in patients with type 1 hepatorenal syndrome. Dig Dis Sci 2007; **52**: 742-748（ケースコントロール）
12) Skagen C, Einstein M, Lucey MR, et al. Combination treatment with octreotide, midodrine, and albumin improves survival in patients with type 1 and type 2 hepatorenal syndrome. J Clin Gastroenterol 2009; **43**: 680-685（ケースコントロール）

肝腎症候群に対して超音波検査は有用か？

回 答

●肝腎症候群の診断に超音波検査は有用とはいえないが，発症リスクの予測には役立つ可能性がある．

解説

腎の血管，特に腎動脈の収縮は肝腎症候群の発症に関与することが知られている．

腎超音波カラードプラ法により，腎内の動脈で最高血流速度と拡張期最低血流速度を測定することにより，pulsatility index（PI）と resistive index（RI）が算出できる．肝硬変症例は，健常人および慢性肝炎例に比較して PI と RI が有意に高く，Child-Pugh score と有意な正の相関を示し，多変量解析で PI と RI の上昇に寄与する因子として血中レニン活性が抽出されたことから，両者が腎動脈の収縮を反映して上昇しているとした報告がある[1]．さらに肝硬変症例を 6 ヵ月以上経過観察したところ，Child-Pugh score が増加した群では PI と RI，血中レニン活性が有意に上昇した[1]．血中クレアチニン値が上昇する前から腎の血流動態の変化を検出できる可能性がある．

血中 Cr が 1.5 mg/dL 以下の肝硬変症を RI のカットオフ値を 0.7 として，正常群と高値群に分け，平均 263 日経過観察したところ，平均 63 日後に正常群 104 人から 1 人（1%），高値群 76 人からは 20 人（26%）に肝腎症候群が発症したと報告された[2]．肝腎症候群も含めた腎障害の発症はそれぞれ 6% と 55% であったが，肝腎症候群と診断された症例のほうがそれ以外の腎障害症例よりも観察開始前の RI 値が高値であった[2]．RI により肝腎症候群発症の予測に役立つ可能性が示された．

少数例の検討だが，腹水のある肝硬変のうち，肝腎症候群合併 12 例の RI（0.78±0.11）は，肝腎症候群非合併 36 例（0.65±0.05）に比べて有意に高値であった[3]．また，肝腎症候群合併 6 例の RI は 0.74±0.01 で，肝腎症候群を伴わない腎障害を合併した肝硬変 9 例の RI（0.67±0.01）より有意に高いとの報告もある[4]．

一方，magnetic resonance elastography（MRE）が肝腎症候群の診断に有用との報告がある[5]．腹水を伴う肝硬変患者のうち肝腎症候群症 6 例の腎硬度が腎機能正常者 14 例よりも有意に低く，AUROC は 0.89（90 Hz），0.94（60 Hz）であった[5]．肝腎症候群以外の腎障害症例との比較はされていないが，RI も含めさらなる検討が必要である．

文献

1) Koda M, Murawaki Y, Kawasaki H. Renovascular resistance assessed by color Doppler ultrasonography in patients with chronic liver diseases. J Gastroenterol Hepatol 2000; **15**: 1424-1429（横断）
2) Platt JF, Ellis JH, Rubin JM, et al. Renal duplex Doppler ultrasonography: a noninvasive predictor of kidney dysfunction and hepatorenal failure in liver disease. Hepatology 1994; **20**: 362-369（コホート）
3) Bardi A, Sapunar J, Oksenberg D, et al. [Intrarenal arterial doppler ultrasonography in cirrhotic patients with ascites, with and without hepatorenal syndrome]. Rev Med Chil 2002; **130**: 173-180（横断）

4）Kastelan S, Ljubicic N, Kastelan Z, et al. The role of duplex-doppler ultrasonography in the diagnosis of renal dysfunction and hepatorenal syndrome in patients with liver cirrhosis. Hepatogastroenterology. 2004; **51**: 1408-1412（横断）

5）Low G, Owen NE, Joubert I, et al. Magnetic resonance elastography in the detection of hepatorenal syndrome in patients with cirrhosis and ascites. Eur Radiol 2015; **25**: 2851-2858（横断）

第4章　肝硬変合併症の診断・治療

肝腎症候群に対して経頸静脈肝内門脈大循環シャント術（TIPS）は有用か？

回答

● TIPS は一部の症例で腎機能の改善と腹水軽減が得られ，予後の改善も期待できるので症例に応じて考慮するが，本邦では保険診療として行うことはできない．

解説

　2018 年のシステマティックレビューでは，9 編のケースシリーズで合計 128 例の肝腎症候群に対する経頸静脈肝内門脈大循環シャント術（transjugular intrahepatic portosystemic shunt：TIPS）の成績が報告されている[1]．腎機能の改善は 1 型肝腎症候群（HRS-AKI）の 93％，2 型肝腎症候群（non-AKI-HRS）の 83％にみられ，1 年生存率は 1 型肝腎症候群で 47％，2 型肝腎症候群で 64％であった一方で，49％の症例で TIPS 後に肝性脳症を認めたと報告している．以上より欧州のガイドライン[2]では，1 型，2 型いずれの肝腎症候群でも TIPS により腎機能が改善する[3-5]ものの，1 型では重篤な肝不全を合併し，適応がない場合が多いため TIPS の有用性についての評価はできないとしている．一方で，2 型では適応症例を選べば TIPS を考慮してもよいとしている．しかし，本邦では現在 TIPS を保険診療として行うことはできない．

　なお，1970 年代には P-V シャントにより回復した肝腎症候群の症例が報告されていた[6,7]．その後，欧米では重篤な副作用などから腹水治療においても P-V シャントは積極的には推奨されなくなっており[8,9]，肝腎症候群に対する効果を再検討した報告もない．

文献

1) Song T, Rössle M, He F, et al. Transjugular intrahepatic portosystemic shunt for hepatorenal syndrome: A systematic review and meta-analysis. Dig Liver Dis 2018; **50**: 323-330（メタ）

2) European Association for the Study of the Liver. EASL clinical practice guidelines for the management of patients with decompensated cirrhosis. J Hepatol 2018; **69**: 406-460（ガイドライン）

3) Gines P, Uriz J, Calahorra B, et al. Transjugular intrahepatic portosystemic shunting vs. paracentesis plus albumin for refractory ascites in cirrhosis. Gastroenterology 2002; **123**: 1839-1847（ランダム）

4) Brensing KA, Textor J, Perz J, et al. Long term outcome after transjugular intrahepatic portosystemic stent-shunt in non-transplant cirrhotics with hepatorenal syndrome: a phase II study. Gut 2000; **47**: 288-295（ケースシリーズ）

5) Guevara M, Ginès P, Bandi JC, et al. Transjugular intrahepatic portosystemic shunt in hepatorenal syndrome: effects on renal function and vasoactive systems. Hepatology 1998; **28**: 416-422（ケースシリーズ）

6) Fullen WD. Hepatorenal syndrome: reversal by peritoneovenous shunt. Surgery 1977; **82**: 337-341（ケースシリーズ）

7) Pladson TR, Parrish RM. Hepatorenal syndrome. Recovery after peritoneovenous shunt. Arch Intern Med 1977; **137**: 1248-1249（ケースシリーズ）

8) Scholz DG, Nagorney DM, Lindor KD. Poor outcome from peritoneovenous shunts for refractory ascites. Am J Gastroenterol 1989; **84**: 540-543（ケースシリーズ）

9) Runyon BA; AASLD. Management of adult patients with ascites due to cirrhosis: Update 2012. Hepatology 2013; **57**: 1651-1653（ガイドライン）

BQ **4-13**

肝性脳症に対して非吸収性合成二糖類は有用か？

回 答

● 非吸収性合成二糖類は有効であるので基本的な肝性脳症の第一選択治療薬として投与する．

解説

　肝性脳症の発症には腸管からの毒性物質や偽性神経伝達物質による神経伝達障害などが想定されているが，肝性脳症のパラメーターとしてよく用いられるアンモニアは腸管由来の代表的な神経毒性物質である．しかし，その値と神経機能障害が乖離する例もあり，肝性脳症自体の発症機序の全容は明らかとなっていない．アンモニアは主に消化管と腎臓で産生されるが，腸管内に存在する尿素が腸内細菌のウレアーゼにより分解された産物，あるいは小腸粘膜でアミノ酸がグルタミナーゼにより分解された結果産生される経路が提唱されている．いずれにせよ腸内細菌叢の異常や，便の全通過時間の延長（便秘など）はアンモニアの産生を促進すると考えられている．このほか腸内細菌叢の異常によるエンドトキシンの影響も想定されている．ラクツロースをはじめとする非吸収性合成二糖類は，肝性脳症患者に対する治療法として頻用されてきた．ラクツロースの作用機序として，緩下作用，腸管内 pH の変化による電解質の移動に伴う水分の体循環から腸管への移動，グルタミナーゼ活性の抑制による腸管のグルタミン吸収阻害，腸内細菌叢の改善，などが想定されている．本治療法はすでにいくつかのランダム化試験やシステマティックレビューで肝性脳症の客観的パラメーター（血漿アンモニア値，number connection test など）を改善することが示されており [1~4]，肝性脳症に有効であると考えられる．しかも近年のシステマティックレビューでは，本剤の長期的な効果，とりわけ死亡と肝疾患合併症に関して非吸収性合成二糖類による介入群でリスクが低下することについても言及している [5]．一方，非吸収性合成二糖類を用いた臨床試験については近年のものが少ないため，バイアスリスクなどの点で現代の EBM 推奨レベルを満足するものが少ないこと，長期的な効果と安全性，そして全死亡率などのデータも十分でないことは問題である．

　しかし，最近のシステマティックレビューやメタアナリシスではバイアスリスクは存在するものの，非吸収性合成二糖類による治療は肝性脳症（ミニマル脳症や顕性脳症）の患者に対して脳症の改善，肝疾患関連の死亡率，全死亡率を改善している，と結論づけている [6]．また，同じレビューは非吸収性合成二糖類の予防投与には，初発後もしくは再発後の肝性脳症のその後の再発抑制があることも明らかにしている [6]．最終的な生存率を改善するかという点を明確にしている信頼度の高いエビデンスはないが，その使用によるデメリット（甘みによる不耐性，下痢や薬剤費など）が大きくない場合が多いために他にも使用を支持する研究が多い [7~9]．すなわち，不顕性肝性脳症から，顕性肝性脳症まで幅広く使用を支持する研究が多く，最近のシステマティックレビュー [6] や欧米の診療ガイドラインでも肝性脳症治療の第一選択として推奨されているために [10]，今回のガイドラインでも肝性脳症の第一選択の治療薬として投与することを推奨する．

文献

1) Sharma P, Sharma BC, Puri V, et al. An open-label randomized controlled trial of lactulose and probiotics in the treatment of minimal hepatic encephalopathy. Eur J Gastroenterol Hepatol 2008; **20**: 506-511（ランダム）

2) Sharma BC, Sharma P, Agrawal A, et al. Secondary prophylaxis of hepatic encephalopathy: an open-label randomized controlled trial of lactulose versus placebo. Gastroenterology 2009; **137**: 885-891 e1（ランダム）

3) Malaguarnera M, Gargante MP, Malaguarnera G, et al. Bifidobacterium combined with fructo-oligosaccharide versus lactulose in the treatment of patients with hepatic encephalopathy. Eur J Gastroenterol Hepatol 2010; **22**: 199-206（ランダム）

4) Sharma P, Agrawal A, Sharma BC, et al. Prophylaxis of hepatic encephalopathy in acute variceal bleed: a randomized controlled trial of lactulose versus no lactulose. J Gastroenterol Hepatol 2011; **26**: 996-1003（ランダム）

5) Gluud LL, Vilstrup H, Morgan MY. Non-absorbable disaccharides versus placebo/no intervention and lactulose versus lactitol for the prevention and treatment of hepatic encephalopathy in people with cirrhosis. Cochrane Database Syst Rev 2016; **5**: CD003044（メタ）

6) Gluud LL, Vilstrup H, Morgan MY. Non-absorbable disaccharides for hepatic encephalopathy: a systematic review and meta-analysis Hepatology 2016; **64**: 908-922（メタ）

7) Bajaj JS. Review article: the modern management of hepatic encephalopathy. Aliment Pharmacol Ther 2010; **31**: 537-547

8) Prakash R, Mullen KD. Mechanisms, diagnosis and management of hepatic encephalopathy. Nat Rev Gastroenterol Hepatol 2010; **7**: 515-525

9) Shukla S, Shukla A, Mehboob S, et al. Meta-analysis: the effects of gut flora modulation using prebiotics, probiotics and synbiotics on minimal hepatic encephalopathy. Aliment Pharmacol Ther 2011; **33**: 662-671（メタ）

10) Vilstrup H, Amodio P, Bajaj J, et al. Hepatic encephalopathy in chronic liver disease: 2014 Practice Guideline by the American Association for the Study of Liver Diseases and the European Association for the Study of the Liver. Hepatology 2014; **60**: 715-735（ガイドライン）

BQ 4-14

肝性脳症に対して分岐鎖アミノ酸（BCAA）製剤は有用か？

回答

● 肝性脳症に対して分岐鎖アミノ酸（BCAA）製剤は有用である．

解説

　分岐鎖アミノ酸（BCAA）製剤が肝性脳症に及ぼす影響について，これまでに複数のメタアナリシスが報告されている．最新のメタアナリシスは2017年に報告された16のRCT（肝性脳症患者827名）を解析したもので，BCAAは肝性脳症を有意に改善することが報告されている（リスク比0.73，95％CI 0.61～0.88）[1]．その他複数のメタアナリシスにおいても同様の結果が報告されており[2~4]，BCAAは肝性脳症の改善に有効な薬剤と考えられる．また，116名の肝性脳症患者を対象としたRCTにて，BCAAはmaltodextrinと比較して，不顕性肝性脳症や筋萎縮を改善することも報告されている[5]．さらに，不顕性肝性脳症患者を対象とした二重盲検交差試験にて，BCAAは精神運動障害の改善や運転技術の向上効果を有することも報告されている[6]．なお，BCAA製剤投与時には，窒素負荷による高アンモニア血症や肝性脳症の悪化をきたしうることに留意しなくてはならない．

　BCAAは肝硬変患者の栄養状態や生活の質の改善効果，肝発癌の抑制効果や予後の改善効果が報告されているが[7,8]，BCAAが肝性脳症患者に同様の効果を有するかについてはいまだ十分な検証がなされていない．また，BCAAの肝性脳症に対するcost-effectiveness効果，非吸収性合成二糖類製剤や難吸収性抗菌薬との比較についても十分なエビデンスはない．

文献

1) Gluud LL, Dam G, Les I, et al. Branched-chain amino acids for people with hepatic encephalopathy. Cochrane Database Syst Rev 2017; **5**: CD001939（メタ）

2) Zhu GQ, Shi KQ, Huang S, et al. Systematic review with network meta-analysis: the comparative effectiveness and safety of interventions in patients with overt hepatic encephalopathy. Aliment Pharmacol Ther 2015; **41**: 624-635（メタ）

3) Metcalfe EL, Avenell A, Fraser A, Branched-chain amino acid supplementation in adults with cirrhosis and porto-systemic encephalopathy: systematic review. Clin Nutr 2014; **33**: 958-965（メタ）

4) Naylor CD, O'Rourke K, Detsky AS, et al. Parenteral nutrition with branched-chain amino acids in hepatic encephalopathy. A meta-analysis. Gastroenterology 1989; **97**: 1033-1042（メタ）

5) Les I, Doval E, García-Martínez R, et al. Effects of branched-chain amino acids supplementation in patients with cirrhosis and a previous episode of hepatic encephalopathy: a randomized study. Am J Gastroenterol 2011; **106**: 1081-1088（ランダム）

6) Plauth M, Egberts EH, Hamster W, et al. Long-term treatment of latent portosystemic encephalopathy with branched-chain amino acids. A double-blind placebo-controlled crossover study. J Hepatol 1993; **17**: 308-314（非ランダム）

7) Muto Y, Sato S, Watanabe A, et al. Effects of oral branched-chain amino acid granules on event-free survival in patients with liver cirrhosis. Clin Gastroenterol Hepatol 2005; **3**: 705-713（ランダム）

8) Kawaguchi T, Shiraishi K, Ito T, et al. Branched-chain amino acids prevent hepatocarcinogenesis and prolong survival of patients with cirrhosisClin Gastroenterol Hepatol 2014; **12**: 1012-1018.e1（ケースコントロール）

第4章　肝硬変合併症の診断・治療

不顕性肝性脳症に対して治療は必要か？

推奨

- 背景肝の状況が悪化しているなどの高リスクを有する不顕性肝性脳症の症例には治療を提案する.

【推奨の強さ：**弱**（合意率 100%），エビデンスレベル：**B**】

■解説■

　肝性脳症は肝硬変症の合併症として重要なものであり，その症状は非特異的な神経学的あるいは精神的な異常を呈するものから昏睡にいたる幅広いものである．肝性脳症自体は，急性肝不全や門脈大循環シャントなどでも生じるため，欧米のガイドラインでは肝性脳症を成因により 3 つのカテゴリーで分類している（**表 1**）．また，その肝性脳症の昏睡度分類についても**表 2**のように分類されている．肝性脳症のうちミニマル肝性脳症（minimal hepatic encephalopathy：MHE）と不顕性肝性脳症（covert hepatic encephalopathy：CHE）の診断は数種の神経生理学的検査と心理検査を熟練した試験者のもので行う必要がある．欧米のガイドラインでの covert（不顕性）には MHE と WHC の grade 1 の肝性脳症を含むものとされる[1]．診断には，定量的精神神経機能検査（記号追跡試験，光や音に対する反応時間，WAIS（Wechsler adult intelligence scale）式成人方知能検査など）や，電気生理学的神経検査である脳波，大脳誘発電位（聴覚，視覚）などを組み合わせる．特に CHE の診断には，不顕性肝性脳症の特徴として，知識，数唱，単語といった言語性の認知能力は比較的保たれるのに対し，動作性の認知能力の低下が目立つことから，WAIS 値の検査の積木試験（block design test），符号試験（digit symbol test）さらに数字追跡試験（number connection test A または B；NCT-A，NCT-B）の 3 項目を実施し，どれか 1 項目に異常を示す場合を不顕性肝性脳症と判断されることが多い．MHE や CHE を診断することは，予後の推察や患者の QOL を評価するうえで重要である．慢性肝疾患の 50% にこれらを認めたという報告[2]，さらにわが国の肝硬変患者の約 30% が MHE の診断基準を満たしたとの報告もある[3]．MHE と CHE については，表 1 のような重なりがありわかりにくい点もあるために，将来的には CHE にまとめられる可能性もある．なお，わが国で以前より使用されている肝性脳症の分類（犬山分類）は WHC の Grade Ⅰから Ⅳ までの昏睡度を 5 段階（Ⅰ〜Ⅴ）にしたものである．わが国の身体障害者手帳制度の肝機能障害の認定では，犬山分類を用いた Child-Pugh 分

表 1　肝性脳症の分類

分類	要因
A	急性肝不全に起因するもの
B	主に門脈 – 大循環シャント・バイパスに起因するもの
C	肝硬変症に起因するもの

(Vilstrup H, et al. Hepatology 2014; 60: 715-735 [1] を参考に作成)

表2 肝性脳症の昏睡度分類

WHC	ISHEN	説明	提唱される基準	コメント
異常なし		○神経・心理機能検査正常 ○臨床症状なし	○神経・心理検査実施して正常	
Minimal		○心理もしくは神経生理学的試験で異常を示す ○臨床的には神経精神症状なし	○確立した心理テストもしくは神経心理テストで異常を示す ○臨床症状なし	○普遍的な診断基準なし
Grade 1	Covert（不顕性）	○わずかな注意欠如 ○多幸感もしくは不安 ○注意力の持続短縮 ○足し算あるいは引き算が不良 ○睡眠リズムの変化	○時間空間認識能は保たれているが，患者本来ものと比べて臨床検査もしくは診察で認知・行動低下が存在する	○臨床症状は通常再現性に乏しい
Grade Ⅱ	Overt（顕性）	○無気力・無関心 ○時間の認識障害 ○顕著な性格変化 ○不適切な振る舞い ○失調症 ○固定姿勢保持困難（羽ばたき振戦）	○時間の認識障害（少なくとも次の3つを間違う：日付，曜日，月，季節，年） ○その他のあげた症状を伴うこともある	○臨床症状は様々だが，ある程度再現性ある
Grade Ⅲ		○傾眠～半昏睡 ○刺激に反応あり ○錯乱 ○全体的な見当識障害 ○奇妙な行動	○空間の認識障害（少なくとも次の3つを間違う；国，地方，市町村，場所） ○その他のあげた症状を伴うこともある	○臨床症状はある程度再現性あり
Grade Ⅳ		○昏睡	○痛覚刺激にも無反応	○昏睡状態で再現可能

WHC：West Heaven Criteria, ISHEN：International Society for Hepatic Encephalopathy and Nitrogen Metabolism
註：日本の犬山シンポジウムの昏睡度分類はWHCのGrade ⅠからⅣに該当し，この部分をⅠ〜Ⅴまでの5段階に分けるものとなっている．わが国の身体障害者手帳制度の肝機能障害の認定では，これを用いたChild-Pugh分類での肝性脳症項目の2点（軽度：Ⅰ〜Ⅱ）および3点（昏睡：Ⅲ度以上）が対象となっている．
(Vilstrup H, et al. Hepatology 2014; 60: 715-735 [1]) を参考に作成)

類での肝性脳症項目の2点（軽度：Ⅰ〜Ⅱ）および3点（昏睡：Ⅲ度以上）が対象となっている．
　MHEやCHEに対する肝性脳症の臨床試験も行われているが，ほとんどの試験は6ヵ月未満のものであり，長期の経過を反映しているものではない．しかも少数例やオープン試験が多い．介入方法も非吸収性合成二糖類，リファキシミンなど様々である．多くの試験は認知能の改善を報告しているが，その診断方法もまちまちである[1]．非吸収性合成二糖類の投与により，最初の顕性肝性脳症のエピソードまでの期間が延長したとの報告もあるが，あくまで少数例でのものである[4]．また，リファキシミンの投与により，QOLや運転シミュレーターでの成績が向上したという報告もある[5,6]．さらにヨーグルトなどのプロバイオティクスがMHEに有効であったとする報告もある[7〜9]．しかし，MHEやCHEの診断法自体がまだ統一化されておらず，介入方法や評価方法も異なるために，欧米のガイドラインでは現状で肝性脳症のうち，治療対象となるのはOHEと一部のCHEとし，すべてのMHEやCHEを一般的な予防治療の対象としていない[1]．本ガイドラインでも明らかな高リスクな因子（背景肝の状況が悪化している，肝性脳症以外の非代償性肝硬変の症状があるなど）が存在しないMHEとCHEに対する一般的予防投与は推奨す

るにいたらないものとする．

文献

1) Vilstrup H, Amodio P, Bajaj J, et al. Hepatic encephalopathy in chronic liver disease: 2014 Practice Guideline by the American Association for the Study of Liver Diseases and the European Association for the Study of the Liver. Hepatology 2014; **60**: 715-735（ガイドライン）

2) Lauridsen MM, Jepsen P, Vilstrup H. Critical flicker frequency and continuous reaction times for the diagnosis of minimal hepatic encephalopathy: a comparative study of 154 patients with liver disease. Metab Brain Dis 2011; **26**: 135-139（ケースコントロール）

3) Kato A, Tanaka H, Kawaguchi T, et al. Nutritional management contributes to improvement in minimal hepatic encephalopathy and quality of life in patients with liver cirrhosis: A preliminary, prospective, open-label study. Hepatol Res 2013 **43**: 452-8（非ランダム）

4) Sharma P, Sharma BC, Agrawal A, et al. Primaryprophylaxis of overt hepatic encephalopathy in patients with cirrhosis: an open labeled randomized controlled trial of lactulose versus no lactulose. J Gastroenterol Hepatol 2012; **27**: 1329-1335（ランダム）

5) Sidhu SS, Goyal O, Mishra BP, et al. Rifaximin improves psychometric performance and health-related quality of life in patients with minimal hepatic encephalopathy (the RIME Trial). Am J Gastroenterol 2011; **106**: 307-316（ランダム）

6) Bajaj JS, Heuman DM, Wade JB, et al. Rifaximin improves driving simulator performance in a randomized trial of patients with minimal hepatic encephalopathy. Gastroenterology 2011; **140**: 478-487（ランダム）

7) Bajaj JS, Saeian K, Christensen KM, et al. Probiotic yogurt for the treatment of minimal hepatic encephalopathy. Am J Gastroenterol 2008; **103**: 1707-1715（ランダム）

8) Saji S, Kumar S, Thomas V. A randomized double blind placebo controlled trial of probiotics in minimal hepatic encephalopathy. Trop Gastroenterol 2011; **32**: 128-132（ランダム）

9) Mittal VV, Sharma BC, Sharma P, et al. A randomized controlled trial comparing lactulose, probiotics, and L-ornithine L-aspartate in treatment of minimal hepatic encephalopathy. Eur J Gastroenterol Hepatol 2011; **23**: 725-732（ランダム）

CQ 4-13

肝性脳症に対して腸管非吸収性抗菌薬は有用か？

推奨

● 腸管非吸収性抗菌薬の投与は，肝性脳症の治療薬として初発・再発を問わず有効であるため，肝性脳症の基本的な治療として実施することを推奨する．
【推奨の強さ：強（合意率 100％），エビデンスレベル：A】

解説

　腸管非吸収性の抗菌薬は肝性脳症の治療薬として使用されてきたが，その作用機序としては腸管でのアンモニア産生（BQ 4-13 参照）における腸内細菌でのアンモニア産生菌の抑制が考えられている．わが国ではこれまでアミノグリコシド系のカナマイシンやポリペプチド系のポリミキシン B などが使用されてきたが，いずれも肝性脳症に対して保険適用がない．また，微量ながら腸管で吸収されるため，長期投与によりカナマイシンでは聴覚障害などの副作用が問題となりうるといった長期での安全性に対する懸念がある．一方，近年肝性脳症に対して保険承認を得たリファキシミンは肝性脳症の臨床症状や神経心理テスト（BQ 4-13 参照）などのパラメーターを改善する[1]．この効果は，不顕性肝性脳症でも客観的指標を用いた評価により認められる．リファキシミンは再発性肝性脳症からの回復期患者に対する 6 ヵ月間投与で肝性脳症再発のリスクをプラセボと比較して 0.42（CI 0.28〜0.64）に下げた[1]．また，不顕性肝性脳症患者の自動車運転に及ぼす効果もプラセボに比して有意に改善したと報告される[2]．前版の本ガイドライン作成時には，リファキシミンは国内臨床試験の実施中であり，一般診療で用いることは不可能であったため，海外の強いエビデンスにもかかわらず実施を強く推奨することはできなかった．その後，わが国での国内第 III 相試験の結果が明らかとなり，非吸収性合成二糖類と同等の血漿アンモニア値や PSE index や NCT-A などの肝性脳症パラメーターの改善効果を認めたことが報告され[3]，肝性脳症についての保険適用を有する唯一の抗菌薬となった．また，海外からはリファキシミンの 24 ヵ月長期投与の試験での肝性脳症に対する効果と安全性が報告された[4]．観察研究では長期の生存率や肝硬変合併症を有意に減少したという研究も報告された[5]．さらに，近年のシステマティックレビュー（1,370 名の患者による 19 の RCT からのメタアナリシス）でも，リファキシミンは肝性脳症の再発を予防することが示され，さらに肝性脳症から回復する患者の割合や死亡率の減少をももたらす可能性も示されている[6]．さらに医療経済学的な視点からのシステマティックレビューでも，リファキシミンの投与が患者管理のうえで肝性脳症のイベント以外にも医療経済的にも優位であることが報告されている[7]．他のメタアナリシスでもリファキシミンの投与が非吸収性合成二糖類と同等の効果と安全性を持つことが報告されている[8]．その一方，肝性脳症に対する第一選択薬となるかという点については，非吸収性合成二糖類との比較試験などのエビデンスレベルの高い研究はなく，また長期の成績についてもエビデンスが十分蓄積しているとは判断できない[9]．しかしながら，有効性と安全性についてはリファキシミンの使用について支持するデータが十分に蓄積しているため，海外の診療ガイドライン[9]と同様に，本ガイドラインでもリファキシミンの投与を肝性脳症の治療として実施することを推奨

第4章　肝硬変合併症の診断・治療

する.
　　註 1：本ガイドライン作成時点では，リファキシミンのみが肝性脳症に対する保険適用がある.

▊文献▊

1) Bass NM, Mullen KD, Sanyal A, et al. Rifaximin treatment in hepatic encephalopathy. N Engl J Med 2010; **362**: 1071-1081（ランダム）
2) Bajaj JS, Heuman DM, Wade JB, et al. Rifaximin improves driving simulator performance in a randomized trial of patients with minimal hepatic encephalopathy. Gastroenterology 2011; **140**: 478-487（ランダム）
3) Suzuki K, Endo R, Takikawa Y, et al. Efficacy and safety of rifaximin in Japanese patients with hepatic encephalopathy: A phase II/III, multicenter, randomized, evaluator-blinded, active-controlled trial and a phase III, multicenter, open trial. Hepatol Res 2018; **48**: 411-423（ランダム）
4) Mullen KD, Sanyal AJ, Bass NM, et al. Rifaximin is safe and well tolerated for long-term maintenance of remission from overt hepatic encephalopathy. Clin Gastroenterol Hepatol 2014; **12**: 1390-1397（非ランダム）
5) Kang SH, Lee YB, Lee JH, et al. Rifaximin treatment is associated with reduced risk of cirrhotic complications and prolonged overall survival in patients experiencing hepatic encephalopathy. Aliment Pharmacol Ther 2017; **46**: 845-855（ランダム）
6) Kimer N, Krag A, Møller S, et al. Systematic review with meta-analysis: the effects of rifaximin in hepatic encephalopathy. Aliment Pharmacol Ther 2014; **40**: 123-132（メタ）
7) Neff G, Zachry W III. Systematic Review of the Economic Burden of Overt Hepatic Encephalopathy and Pharmacoeconomic Impact of Rifaximin. Pharmacoeconomics 2018; **36**: 809-822（メタ）
8) Eltawil KM, Laryea M, Peltekian K, et al. Rifaximin vs. conventional oral therapy for hepatic encephalopathy: a meta-analysis. World J Gastroenterol 2012; **18**: 767-777（メタ）
9) Vilstrup H, Amodio P, Bajaj J, et al. Hepatic encephalopathy in chronic liver disease: 2014 Practice Guideline by the American Association for the Study of Liver Diseases and the European Association for the Study of the Liver. Hepatology 2014; **60**: 715-735（ガイドライン）

CQ **4-14**　　　　　　　　　　　　　　　　　　　　

肝性脳症に対して亜鉛製剤は有用か？

推奨

●亜鉛欠乏症は肝硬変患者ではしばしば存在する可能性があるため，亜鉛欠乏を有する肝性脳症の患者に対して亜鉛製剤による補充を提案する．

【推奨の強さ：**弱**（合意率 77%），エビデンスレベル：**B**】

解説

　肝性脳症に対する亜鉛製剤の投与については，1週間程度の短期投与[1]から3ヵ月[2]，6ヵ月程度の中期にわたる投与[3]の比較試験は存在しているが，いずれも最近のものが少なく，しかも極めて少数のRCTしか存在しなかった．これらの試験では脳症の客観評価のためのパラメーターが亜鉛投与により，窒素クリアランスの増加，精神医学的テスト・肝機能，Child-Pugh scoreが改善したというもの[4]から，認知能テストの改善にいたるというものまで多様である．さらに長期にわたる有効性（肝性脳症の再発率や生存率など）について，これら古い時期の研究では不明である．しかし，このうちわが国からのRCTでは，6ヵ月間の経口亜鉛製剤の補充は，健康関連生活の質（HRQOL）の改善，血漿アンモニア値の改善，肝性脳症の程度，さらにChild-Pugh scoreの改善と神経精神科的テストの改善をもたらしたとしている[3]．これらの試験では亜鉛製剤の投与に伴う大きな副作用も報告されていない．最近のメタアナリシスによるシステマティックレビューでは4つの臨床試験での233名の患者での統合解析を行っており，亜鉛製剤の投与が肝性脳症の客観指標であるナンバーコネクションテストの数値の有意な改善をもたらすことを示している[4]．ただし，重要な指標である長期の死亡率や肝関連死亡率，QOLについては不明としている[4]．

　一方，最近発表されたわが国からの研究では，少数例ではあるものの質の高いRCTで亜鉛製剤の3ヵ月間投与が血漿アンモニア値を有意に下げたことを報告されている[5]．また，安全性についても大きな問題がなかったこともその中で確認されている[5]．しかし，肝硬変患者での亜鉛欠乏の診断についても明確な基準がないこと，亜鉛欠乏と肝性脳症の病態についても明確な機序が確立していない．さらに亜鉛製剤の投与による銅欠乏症の可能性などの長期の安全性や，至適な亜鉛補充のモニターの方法が確立していない点，そして最も重要な長期成績を明らかにすることなど未解決の点が存在する．

　これらの論点や亜鉛補充のコストについてもまだコンセンサスを得ていないなどの課題はあるが亜鉛製剤による補充自体に大きな副作用が報告されていないことを考慮し，前版の推奨と同様に，現時点では亜鉛欠乏を伴う肝性脳症例に亜鉛製剤による補充を考慮することに大きな問題はないと考える．今後さらなるエビデンスを確立するために，質の高い臨床試験が多数行われることを期待する．

文献

1)　Reding P, Duchateau J, Bataille C. Oral zinc supplementation improves hepatic encephalopathy. Results of

第4章　肝硬変合併症の診断・治療

　　a randomised controlled trial. Lancet 1984; **2** (8401): 493-495（ランダム）

2）　Marchesini G, Fabbri A, Bianchi G, et al. Zinc supplementation and amino acid-nitrogen metabolism in patients with advanced cirrhosis. Hepatology 1996; **23**: 1084-1092（ケースコントロール）

3）　Takuma Y, Nouso K, Makino Y, et al. Clinical trial: oral zinc in hepatic encephalopathy. Aliment Pharmacol Ther 2010; **32**: 1080-1090（ランダム）

4）　Chavez-Tapia NC, Cesar-Arce A, Barrientos-Gutiérrez T, et al. A systematic review and meta-analysis of the use of oral zinc in the treatment of hepatic encephalopathy. Nutr J 2013; **12**: 74（メタ）

5）　Katayama K, Saito M, Kawaguchi T, et al. Effect of zinc on liver cirrhosis with hyperammonemia: a preliminary randomized, placebo-controlled double-blind trial. Nutrition 2014; **30**: 1409-1414（ランダム）

CQ 4-15

肝性脳症に対してカルニチンは有用か？

推奨

● カルニチン欠乏症は肝硬変患者ではしばしば存在するため，カルニチン欠乏を有する肝性脳症の患者に対してカルニチンの補充を提案する．

【推奨の強さ：弱（合意率 92%），エビデンスレベル：B】

解説

　肝性脳症に対してこれまで行われた臨床試験では L-カルニチンもしくはアセチル-L-カルニチンが使用されているが，わが国では L-カルニチンが用いられている．また，L-カルニチンについてはカルニチン欠乏症にのみ保険適用がある．ただし，肝硬変患者におけるカルニチン欠乏症は，小児疾患でのそれと異なり血中カルニチン濃度測定での診断は不適切であり，臨床症状・臨床徴候，一般臨床検査所見から診断されている[1]．そのため，カルニチン欠乏の定義が様々な臨床試験で異なっており，システマティックレビューではバイアスが入る素因としてあげられている．肝性脳症に対するカルニチンの投与は，短期間の研究から 3 ヵ月程度の中期にわたるものまでいくつかの RCT によりその有効性が示されている[2~9]．評価に用いられたパラメーターも肝性脳症の程度から肝機能にいたるまで多岐にわたっている．ほとんどが肝性脳症そのものの改善度に関するものであるが，肝硬変患者の認知能[8]，そして疲労度も改善するという研究もある[7]．ただし，臨床試験実施施設がそれほど多くなく，これまでの臨床試験の報告もほとんどがイタリアの 1 施設からなされているため[2~8]，多施設共同研究での研究はほとんどない．わが国からも肝硬変患者における L-カルニチン補充で血中アンモニア値が低下したとの報告や[10]，さらに少数の観察研究で肝性脳症再発が少ないとの報告[11]，筋痙攣を抑制したとの報告[12]，サルコペニアの進展を抑制した報告[13] がなされている．また，カルニチンの作用機序として脳内アストロサイトの保護作用などが基礎研究として報告されている[14]．新しい近年のわが国からのオープンランダム化試験では 12 週のカルニチン補充により血中アンモニア値と NCT（CQ 4-12 参照）の数値の改善を認めたと報告され，さらにアンモニア値低下の独立因子として body mass index（BMI）＜25，血清アルブミン値＜3.5 g/dL，アンモニア値≧90 μg/dL を見い出している[15]．さらに最近まとめられたアセチル-L-カルニチン投与についてのシステマティックレビューでは，合計 660 名の患者サイズでの 7 つの臨床試験を解析し，アセチル-L-カルニチン投与によりアンモニア値の低下と NCT の改善を認めたとしている[16]．重要な臨床的な因子である長期予後の改善についてのエビデンスは確立していないものの，カルニチンの肝性脳症に対するエビデンスレベルは上がっている．ただし，欧米の診療ガイドラインや，最新の Cochrane のシステマティックレビューでも臨床研究におけるバイアスが高く推奨レベルに達していないとしている[17,18]．その一方カルニチン投与に伴う安全性の問題などデメリットも少ないと考えられるため，前版に引き続き，カルニチン欠乏を伴う肝性脳症に対してカルニチン投与を考慮することは適当であると考える．

　註：NCT：number connection test（CQ 4-12 参照）

▌文献▌

1) 日本小児科学会. カルニチン欠乏症の診断・治療指針, 2018 https://www.jpeds.or.jp/uploads/files/20181207_shishin.pdf（ガイドライン）

2) Malaguarnera M, Gargante MP, Cristaldi E, et al. Acetyl-L-carnitine treatment in minimal hepatic encephalopathy. Dig Dis Sci 2008; **53**: 3018-3025（ランダム）

3) Malaguarnera M, Pistone G, Astuto M, et al. L-Carnitine in the treatment of mild or moderate hepatic encephalopathy. Dig Dis 2003; **21**: 271-275（ランダム）

4) Malaguarnera M, Pistone G, Astuto M, et al. Effects of L-acetylcarnitine on cirrhotic patients with hepatic coma: randomized double-blind, placebo-controlled trial. Dig Dis Sci 2006; **51**: 2242-2247（ランダム）

5) Malaguarnera M, Pistone G, Elvira R, et al. Effects of L-carnitine in patients with hepatic encephalopathy. World J Gastroenterol 2005; **11**: 7197-7202（ランダム）

6) Malaguarnera M, Risino C, Cammalleri L, et al. Branched chain amino acids supplemented with L-acetyl-carnitine versus BCAA treatment in hepatic coma: a randomized and controlled double blind study. Eur J Gastroenterol Hepatol 2009; **21**: 762-770（ランダム）

7) Malaguarnera M, Vacante M, Giordano M, et al. Oral acetyl-L-carnitine therapy reduces fatigue in overt hepatic encephalopathy: a randomized, double-blind, placebo-controlled study. Am J Clin Nutr 2011; **93**: 799-808（ランダム）

8) Malaguarnera M, Vacante M, Motta M, et al. Acetyl-L-carnitine improves cognitive functions in severe hepatic encephalopathy: a randomized and controlled clinical trial. Metab Brain Dis 2011; **26**: 281-289（ランダム）

9) Siciliano M, Annicchiarico BE, Lucchese F, et al. Effects of a single, short intravenous dose of acetyl-L-carnitine on pattern-reversal visual-evoked potentials in cirrhotic patients with hepatic encephalopathy. Clin Exp Pharmacol Physiol 2006; **33**: 76-80（ランダム）

10) Shiraki M, Shimizu M, Moriwaki H, et al. Carnitine dynamics and their effects on hyperammonemia in cirrhotic Japanese patients. Hepatol Res 2017; **47**: 321-327（非ランダム）

11) Tajiri K, Futsukaichi Y, Kobayashi S, et al. L-Carnitine for the Treatment of Overt Hepatic Encephalopathy in Patients with Advanced Liver Cirrhosis. J Nutr Sci Vitaminol (Tokyo) 2018; **64**: 321-328（非ランダム）

12) Nakanishi H, Kurosaki M, Tsuchiya K, et al. L-carnitine Reduces Muscle Cramps in Patients With Cirrhosis. Clin Gastroenterol Hepatol 2015; **13**: 1540-1543（ケースコントロール）

13) Ohara M, Ogawa K, Suda G, et al. L-Carnitine Suppresses Loss of Skeletal Muscle Mass in Patients With Liver Cirrhosis. Hepatol Commun 2018; **2**: 906-918（ケースコントロール）

14) Wang T, Suzuki K, Kakisaka K, et al. L-carnitine prevents ammonia-induced cytotoxicity and disturbances in intracellular amino acid levels in human astrocytes. J Gastroenterol Hepatol 2019; **34**: 1249-1255

15) Nojiri S, Fujiwara K, Matsuura K, et al. L-carnitine reduces ammonia levels and alleviates covert encephalopathy: A randomized trial.(2018). J Transl Sci 2018; **4**: 1-6. 10.15761/ JTS.1000220（ランダム）

16) Jiang Q, Jiang G, Shi KQ, et al. Oral acetyl-L-carnitine treatment in hepatic encephalopathy: view of evidence-based medicine Ann Hepatol 2013; **12**: 803-809（メタ）

17) Vilstrup H, Amodio P, Bajaj J, et al. Hepatic encephalopathy in chronic liver disease: 2014 Practice Guideline by the American Association for the Study of Liver Diseases and the European Association for the Study of the Liver. Hepatology 2014; **60**: 715-735（ガイドライン）

18) Martí-Carvajal AJ, Gluud C, Arevalo-Rodriguez I, et al. Acetyl-L-carnitine for patients with hepatic encephalopathy. Cochrane Database Syst Rev 2019; **1**: CD011451（メタ）

CQ 4-16

肝性脳症に対してプロバイオティクスは有用か？

推奨

● 海外では，肝性脳症に対して，プロバイオティクスは，軽度肝性脳症患者の脳症パラメータを改善するという報告がある．

【推奨の強さ：**なし**（合意率−），エビデンスレベル：**C**】

解説

　肝硬変患者では，胆汁酸分泌低下，腸管粘膜浮腫，門脈圧亢進症など様々な要因が複合的に作用し，腸内細菌は量的・質的異常をきたし dysbiosis の状態にある．さらに，腸管免疫機能の破綻をきたし，腸内細菌やエンドトキシンなど病原体関連分子が腸管内から門脈を経由し肝臓へ流入する腸肝相関は，肝硬変の病態に深く関与することが知られており，肝硬変治療における dysbiosis 制御の重要性が示唆されている[1]．プロバイオティクスは，人体に好影響を与えると考えられる微生物，またはそれらを含む薬剤および食品と定義され，ペプチドグリカン，分泌蛋白，酵素など微生物に由来する成分が，腸内細菌，腸上皮細胞，腸管粘膜に存在する免疫担当細胞などに作用することが推測される．腸内の有用菌としては *Lactobacillus*，*Bifidobacterium*，有害菌としては *Clostridium*，*E.coli* などが知られており，肝硬変患者では健常人と比較して，*Bifidobacteria* や *Lachnospiraceae* などの有用菌の減少と *Enterobacteriaceae* や *Streptococcaeae* などの有害菌の増加が報告されている[2]．一方，肝性脳症は，アンモニア，メルカプタン，フェノールなど神経毒性物質が肝臓で十分に代謝されず血中で増加すること，門脈・大循環シャントのためこのような毒性物質が門脈から大循環に直接流入し血液脳関門を越え脳内に流入することなどを主因として発症するとされる．神経毒性物質の多くは腸内細菌由来であり，脳症治療として，プロバイオティクスによる腸内細菌組成の改善の有用性が検討されてきた．不顕性脳症患者に対するランダム化試験においてプロバイオティクス群では介入なし群と比較し脳症パラメータが有意に改善したという報告[3]，プロバイオティクスは不顕性脳症患者においてラクツロースと同等に入院リスクと顕性脳症への進行を低下させるが死亡率には影響しなというメタアナリシスもある[4]．一方，プロバイオティクスとプラセボまたは無治療群とを比較したシステマティックレビューでは，あらゆる原因の死亡率において有意差がなく，非回復率および肝性脳症を含む有害事象出現率はプロバイオティクス投与群で低かったが入院に対する影響は不明，生活の質はプロバイオティクス群でわずかに改善，プロバイオティクスとラクツロースの比較では，あらゆる原因の死亡率・非回復率・脳症を含む有害事象出現率・入院・生活の質などに対する影響は，いずれもエビデンスの質が非常に低いため不明と報告している[5]．また，プロバイオティクスは脳症の予防や不顕性脳症からの改善において，プラセボや介入なし群より有用であるが，ラクツロースと同等との報告があり[6,7]，Cao らのメタアナリシスでは顕性肝性脳症患者の一部の脳症パラメータ改善に関してはむしろラクツロースに劣ると評価されている[8]．現時点では，わが国で使用可能なプロバイオティクスの有用性が明確でないため，補助的治療にとどまる．

▌文献▐

1) Qin N, Yang F, Li A, et al. Alterations of the human gut microbiome in liver cirrhosis. Nature 2014; **513**: 59-64（ケースコントロール）

2) Chen Y, Yang F, Lu H, et al. Characterization of fecal microbial communities in patients with liver cirrhosis. Hepatology 2011; **54**: 562-572（ケースコントロール）

3) Lunia MK, Sharma BC, Sharma P, et al. Probiotics prevent hepatic encephalopathy in patients with cirrhosis: a randomized controlled trial. Clin Gastroenterol Hepatol 2014; **12**: 1003-1008.e1（ランダム）

4) Saab S, Suraweera D, Au J, et al. Probiotics are helpful in hepatic encephalopathy: a meta-analysis of randomized trials. Liver Int 2016; **36**: 986-993（メタ）

5) Dalal R, McGee RG, Riordan SM, et al. Probiotics for people with hepatic encephalopathy. Cochrane Database Syst Rev 2017; **2**: CD008716（メタ）

6) Sharma BC, Singh J. Probiotics in management of hepatic encephalopathy. Metab Brain Dis 2016; **31**: 1295-1301（メタ）

7) Viramontes Hörner D, Avery A, Stow R. The Effects of Probiotics and Symbiotics on Risk Factors for Hepatic Encephalopathy: A Systematic Review. J Clin Gastroenterol 2017; **51**: 312-323（メタ）

8) Cao Q, Yu CB, Yang SG, et al. Effect of probiotic treatment on cirrhotic patients with minimal hepatic encephalopathy: A meta-analysis. Hepatobiliary Pancreat Dis Int 2018; **17**: 9-16（メタ）

BQ 4-15　　　　　　　　　　　　　　　　　　　　　　(5) 門脈血栓症

肝硬変に生じた門脈血栓症の病態・予後はどのようなものか？

回答

● 門脈血栓症は肝硬変患者の 10〜25%にみられ，長期予後の増悪につながる場合がある．

解説

　門脈血栓症は肝硬変患者の 10〜25%にみられ[1]，本症を伴う進行肝硬変では腹水や消化管出血をもたらし長期予後の増悪因子になることが，システマティックレビューにより示されている[2~4]．肝硬変では，アンチトロンビンⅢ（ATⅢ），プロテイン C，プロテイン S などの抗凝固因子の低下，第Ⅷ因子，von Willebrand factor などの凝固因子の増加がみられるため，血栓形成しやすい状態である．肝線維化による門脈圧亢進，門脈血流低下も影響し，門脈血栓が生じやすい．門脈血栓が生じると門脈圧のさらなる亢進や急性発症例では腸管虚血による症状を認めることがある[5]．

　門脈血栓に対する抗凝固療法を中心とした治療に関しては有効であるという報告も多く，システマティックレビューでも報告されているが，レビューに含まれる報告の多くが後方視的な研究であるという問題点があった．最近の全米臓器分配ネットワークの肝移植待機 66,506 症例のデータを用いた研究では，移植待機リスト登録時の門脈血栓の有無で予後への影響を評価したところ，血栓を有した症例で死亡あるいは移植となる率がむしろ低い（adjusted HR 0.92，95%CI 0.88〜0.97）ことが報告された[6]．また，門脈血栓のない肝硬変 1,243 症例を前向きに観察した研究では，5 年で 10.7%の門脈血栓が出現することを報告し，これは観察開始時の肝予備能に依存することを示した．さらに門脈血栓自体はその後の肝予備能低下に有意な影響を及ぼさなかった[7]．以上の結果を踏まえると，門脈血栓症例全員が治療対象とはいえない．

　門脈血栓合併例では肝移植後の経過が不良であることが報告されており[8]，肝移植待機症例（移植後の予後が悪い）における急性門脈血栓は治療適応と判断される．また，症状を伴う急性の血栓による門脈閉塞，進行性の門脈血栓，上腸間膜静脈にまで血栓が及ぶ症例（小腸梗塞のリスクが高い），さらに凝固亢進状態が特定された症例については抗凝固薬治療の対象とすべきとされている[9,10]．

　治療効果，治療適応を検証するためには，門脈血栓の病態を分類する必要があると考えられるが，現時点では分類に基づいて治療効果を評価した研究は多くない．現在，いくつかの分類が提唱されているが，広く用いられているのは肝不全症例の肝移植時の術中所見から解析した分類であり，Grade が移植後の予後に関与することが示されている（図 1）[11]．しかし，本分類は血栓の解剖学的局在のみでの分類であり，発症経過，背景疾患を含めた新規分類も提唱されており（表 1，表 2）[10,12]，共通の分類で予後や治療効果を検証していく必要がある．

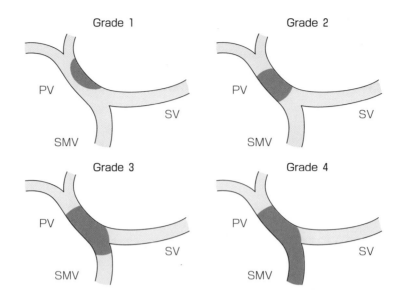

Grade 1　門脈の一部に限局し内腔の50％未満
Grade 2　門脈本幹の内腔50％以上または完全閉塞を含む血栓の存在
Grade 3　門脈本幹と近位SMVの完全閉塞だが，遠位のSMVの血流あり
Grade 4　門脈本幹，近位および遠位SMVの完全閉塞

図1　Yerdel Classification（2000）

（Yerdel MA, et al. Transplantation 2000; 69: 1873-1881 [11]) を参考に作成）

表1　Baveno Ⅵ Classification （2015）

血栓部位（Type 1, 2a, 2b, 3）
　　Type 1：本幹のみ
　　Type 2：分枝：2a- 単一分枝，2b- 左右両分枝
　　Type 3：本幹および分枝
発症形式　R：最近，Ch：慢性
背景肝疾患　C：肝硬変，N：肝硬変以外の肝疾患，H：HCC または他の腫瘍，L：肝移植後，
　A：肝疾患なし
閉塞程度　I：不完全（血流あり），T：完全閉塞（血流途絶）
閉塞範囲　S：脾静脈，M：腸間膜静脈，SM：両者

（de Franchis R, Baveno VIF. J Hepatol 2015; 63: 743-752 [10]) を参考に作成）

表2　Anatomico-Functional Classification （2016）

血栓部位（Type 1, 2a, 2b, 3）
　　Type 1：本幹のみ
　　Type 2：分枝：2a- 単一分枝，2b- 左右両分枝
　　Type 3：本幹および分枝
閉塞程度　O：完全閉塞（血流途絶），NO: 血流あり
発症形式　R：最近，Ch：慢性，症状　無（As），有（S）
閉塞範囲　S：脾静脈，M：腸間膜静脈，SM：両者
背景肝疾患　肝硬変，肝硬変以外の肝疾患，HCC または他の腫瘍，肝移植後

（Sarin SK, et al. Gastroenterology 2016; 151: 574-577 e3 [12]) を参考に作成）

▌文献▌

1) Tsochatzis EA, Senzolo M, Germani G, et al. Systematic review: portal vein thrombosis in cirrhosis. Aliment Pharmacol Ther 2010; **31**: 366-374 (メタ)

2) Qi X, Dai J, Yang M, et al. Association between Portal Vein Thrombosis and Survival in Non-Liver-Transplant Patients with Liver Cirrhosis: A Systematic Review of the Literature. Gastroenterol Res Pract 2015; **2015**: 480842 (メタ)

3) Qi X, Su C, Ren W, et al. Association between portal vein thrombosis and risk of bleeding in liver cirrhosis: A systematic review of the literature. Clin Res Hepatol Gastroenterol 2015; **39**: 683-691 (メタ)

4) Stine JG, Shah PM, Cornella SL, et al. Portal vein thrombosis, mortality and hepatic decompensation in patients with cirrhosis: A meta-analysis. World J Hepatol 2015; **7**: 2774-2780 (メタ)

5) Intagliata NM, Caldwell SH, Tripodi A. Diagnosis, Development, and Treatment of Portal Vein Thrombosis in Patients With and Without Cirrhosis. Gastroenterology 2019; **156**: 1582-1599 e1

6) Berry K, Taylor J, Liou IW, et al. Portal vein thrombosis is not associated with increased mortality among patients with cirrhosis. Clin Gastroenterol Hepatol 2015; **13**: 585-593 (コホート)

7) Nery F, Chevret S, Condat B, et al. Causes and consequences of portal vein thrombosis in 1,243 patients with cirrhosis: results of a longitudinal study. Hepatology 2015; **61**: 660-667 (コホート)

8) Francoz C, Valla D, Durand F. Portal vein thrombosis, cirrhosis, and liver transplantation. J Hepatol 2012; **57**: 203-212

9) Huard G, Bilodeau M. Management of anticoagulation for portal vein thrombosis in individuals with cirrhosis: a systematic review. Int J Hepatol 2012; **2012**: 672986 (メタ)

10) de Franchis R, Baveno VIF. Expanding consensus in portal hypertension: Report of the Baveno VI Consensus Workshop: Stratifying risk and individualizing care for portal hypertension. J Hepatol 2015; **63**: 743-752

11) Yerdel MA, Gunson B, Mirza D, et al. Portal vein thrombosis in adults undergoing liver transplantation: risk factors, screening, management, and outcome. Transplantation 2000; **69**: 1873-1881 (コホート)

12) Sarin SK, Philips CA, Kamath PS, et al. Toward a Comprehensive New Classification of Portal Vein Thrombosis in Patients With Cirrhosis. Gastroenterology 2016; **151**: 574-577 e3

肝硬変に生じた門脈血栓症に対して有用な治療は何か？

推奨

● 門脈血栓が予後に及ぼす影響を検討したうえで抗凝固療法を行うことを提案する.

【推奨の強さ：弱（合意率 100％），エビデンスレベル：B 】

解説

　門脈血栓に対する抗凝固薬治療としては低分子量ヘパリン製剤あるいはビタミン K 拮抗薬が試みられているが，副作用としての出血イベントの増加が懸念されていた．肝硬変に生じた門脈血栓に対する抗凝固薬治療についてのシステマティックレビューでは，低分子量ヘパリンあるいはワルファリンを無治療と比較した 8 つの研究についてメタアナリシスが行われている．353 症例の解析で，治療群で有意に門脈の再開通が得られ（71％ vs. 42％，$p<0.0001$），門脈血栓の進行症例も有意に少なかった（9％ vs. 33％，$p<0.0001$）．出血の副作用に差はなく，静脈瘤出血に関しても治療群で少なかった（$p=0.04$）[1].別のメタアナリシスでも，抗凝固療法の治療効果が示され，8 つの研究で抗凝固関連合併症は，0～2％と多くないことが示された[2].これらのシステマティックレビューに含まれる論文の多くが後方視的な研究であり，publication bias の可能性については注意が必要である[3]が，出血の副作用の懸念により抗凝固薬治療を避ける必要はないと考えられる．

　推奨できる最適の治療法，治療期間は定まっていない．ビタミン K 拮抗薬は用量調節が困難であるが，経験的には INR を 2～3 に，できる限り 2.5 に近づけるとよいとされている．低分子量ヘパリン製剤に関しては，体重あたりの用量設定が難しいこと，拮抗薬がないこと，腎から排泄されるため腎機能障害で半減期が増すこと，アンチトロンビン III 活性が低値の場合は効果が期待できないことなどに留意する必要がある．最近，直接経口抗凝固薬（DOAC）を用いた試験も報告されるようになり[4]，日本の報告でもダナパロイド治療後にエドキサバンに切り換えた 20 例とヒストリカルコントロールとしてワルファリンに切り換えた 30 例との比較を行い，血栓退縮効果が強い可能性を示した[5].また，アンチトロンビン III 製剤の効果も二重盲検 RCT で示された．アンチトロンビン III 活性が 70％以下に低下した門脈血栓症例 36 症例にアンチトロンビン III，37 症例にプラセボを投与し，55.6％（20/36）vs. 19.4％（7/36）と有意に多くの症例で門脈血栓の縮小を認めた（$p=0.003$）[6].しかし，現状では少数例の報告のみで強く推奨できるエビデンスを有する薬剤はない[7].血栓消失後の維持療法については治療中止後の再発率に関して検討する必要がある．抗凝固療法を行った 81 例の報告では治療により再開通した 46 例のうち治療中止後 17 例（36％）で再発を認めた[8].したがって，門脈血栓治療適応と判断された症例では再開通後の抗凝固療法中止に関しては慎重に検討する必要がある．しかし，これらの治療薬，治療中止に関する研究の多くは少数例の後方視的なものであることから，多数例の前向き比較試験での評価が必要と考えられる．

　門脈血栓のない進行肝硬変症例における低分子量ヘパリン投与の予防的投与に関して単施設

のランダム化前向き比較試験が報告された[9]．Child-Pugh B7〜C10 70 症例をエノキサパリン 4,000 IU/日，48 週投与と無治療にランダムに割付け，前向きに比較したところ，門脈血栓症，肝不全への移行を有意に抑制し，予後を改善することが明らかにされている．こちらに関しても他機関からの追試の結果が待たれる．

文献

1) Loffredo L, Pastori D, Farcomeni A, et al. Effects of Anticoagulants in Patients With Cirrhosis and Portal Vein Thrombosis: A Systematic Review and Meta-analysis. Gastroenterology 2017; **153**: 480-487.e1（メタ）
2) Qi X, De Stefano V, Li H, et al. Anticoagulation for the treatment of portal vein thrombosis in liver cirrhosis: a systematic review and meta-analysis of observational studies. Eur J Intern Med 2015; **26**: 23-29（メタ）
3) Rank KM, Lake J. CON: Anticoagulation for Portal Vein Thrombosis in Advanced Cirrhosis. Clin Liver Dis (Hoboken) 2018; **12**: 80-82
4) Priyanka P, Kupec JT, Krafft M, et al. Newer Oral Anticoagulants in the Treatment of Acute Portal Vein Thrombosis in Patients with and without Cirrhosis. Int J Hepatol 2018; **2018**: 8432781
5) Nagaoki Y, Aikata H, Daijyo K, et al. Efficacy and safety of edoxaban for treatment of portal vein thrombosis following danaparoid sodium in patients with liver cirrhosis. Hepatol Res 2018; **48**: 51-58（コホート）
6) Hidaka H, Kokubu S, Sato T, et al. Antithrombin III for portal vein thrombosis in patients with liver disease: A randomized, double-blind, controlled trial. Hepatol Res 2018; **48**: E107-E116（ランダム）
7) Weinberg EM, Palecki J, Reddy KR. Direct-Acting Oral Anticoagulants (DOACs) in Cirrhosis and Cirrhosis-Associated Portal Vein Thrombosis. Semin Liver Dis 2019; **39**: 195-208
8) Pettinari I, Vukotic R, Stefanescu H, et al. Clinical Impact and Safety of Anticoagulants for Portal Vein Thrombosis in Cirrhosis. Am J Gastroenterol 2019; **114**: 258-266（コホート）［検索期間外文献］
9) Villa E, Camma C, Marietta M, et al. Enoxaparin prevents portal vein thrombosis and liver decompensation in patients with advanced cirrhosis. Gastroenterology 2012; **143**: 1253-1260.e4（ランダム）［検索期間外文献］

第4章 肝硬変合併症の診断・治療

サルコペニアは肝硬変患者の病態・予後に影響するか？

推 奨

● 肝硬変患者においてサルコペニアは病態・予後に影響するので評価することを推奨する.

【推奨の強さ：強（合意率 100%），エビデンスレベル：A 】

解説

　骨格筋における蛋白質の合成と分解の均衡は老化による身体機能の低下とともに崩れ，日常生活に悪影響を及ぼす[1,2]．骨格筋量は老化により進行性に減少することが知られており，骨格筋量の減少は 50 歳以上で年率 1% 程度，日常生活の活動レベルが低下している高齢者ではさらに骨格筋量の年減少率が高率となる[3,4]．肝硬変患者においては，平均的日本人高齢者の約 2 倍筋肉量の年減少率が高いことが示されている[5]．サルコペニアとは骨格筋量および筋力または身体機能が低下した状態のことである．加齢によって骨格筋量および筋力または身体機能が低下した病態を一次性サルコペニア，炎症性疾患，悪性腫瘍，腎疾患，呼吸器疾患，心疾患や肝疾患などの基礎疾患によって骨格筋量および筋力または身体機能が低下した病態を二次性サルコペニアと定義している[6]．また，サルコペニアの前段階をプレサルコペニアと称することもある．

　肝硬変にはいたっていない慢性肝炎レベルの患者におけるサルコペニアには，高齢による一次性サルコペニアの関与が考えられることに留意が必要である．肝疾患患者がサルコペニアに陥るメカニズムには，加齢の他に，蛋白・エネルギー低栄養（protein-energy malnutrition：PEM），蛋白合成と分解にかかわるシグナル伝達，ミオスタチンなどのサイトカイン，性ホルモンなどの様々な要因の関与が報告されている[7~9]．分岐鎖アミノ酸（branched chain amino acid：BCAA）は必須アミノ酸のなかでも蛋白同化作用を強く有する[10,11]．ヒトの筋蛋白質中の必須アミノ酸における BCAA の割合は約 35% といわれており，骨格筋における蛋白合成に対する BCAA の役割は大きい[10,11]．肝硬変患者において血液中の BCAA 濃度が低下した状態では，筋肉量が年齢によらず減少しやすいことが示されている．BCAA にはイソロイシン，バリン，ロイシンの 3 種が含まれるが，なかでもロイシン（構造式，$C_6H_{13}NO_2$）の濃度が低下した状態では骨格筋における蛋白同化がうまく機能しなくなる[11]．

　一方，本邦から報告されている肝疾患におけるサルコペニアと予後との関連についての検討の大半において，サルコペニア合併例は非合併例と比較して生存率が有意に低下すると報告されており，サルコペニアは肝疾患における予後不良因子であると考えられる[12]．特に肝細胞癌に対する外科手術症例において，サルコペニア合併例は術後の合併症が増加することが報告されている[13]．海外からの報告でも同様に，肝疾患においてサルコペニアは予後不良因子となることが報告されている[7,14,15]．海外では，肝移植待機中患者でのサルコペニアの合併は，MELD スコアと同様に移植待機中の死亡に強くかかわることが報告されている[16]．また，サルコペニアは肝硬変関連の合併症のリスクを高め，予後に影響する[7,14]．一方，脂肪量の増加を伴うサルコペニア（サルコペニア肥満）が肝硬変患者における予後不良因子であるとして注目を集めてい

る[17].

　本邦から提唱された肝疾患に特化したサルコペニア判定基準と，諸外国のサルコペニア判定基準にはいくつかの相違点がある．2010年に発表された欧州の基準では，65歳以上を対象に，歩行速度が0.8m/秒未満であれば筋肉量を測定し，低下があればサルコペニアと診断し，歩行速度が0.8m/秒以上であっても，握力が低下していれば筋肉量を測定し，低下があればサルコペニアと診断することとされた（2019年改訂版発表）[18,19]．2014年に発表されたアジアの基準では，各国で定義する60あるいは65歳以上の高齢者を対象とし，握力と歩行速度を測定し，両者もしくはいずれかの低下があれば筋肉量を測定し，筋肉量の低下も認める症例がサルコペニアと診断することとされた（2020年改訂版発表）[20,21]．一方，2016年に日本肝臓学会から提唱された肝疾患に特化したサルコペニア判定基準では，肝疾患が蛋白エネルギー低栄養（年齢に関係なく起こりうる）などに起因する二次性サルコペニアをきたしうることから年齢制限を除外し，日常診療において歩行速度を測定する困難さから歩行速度の測定が撤廃され，筋力の評価には握力のみを用いることとされた[12]．さらに肝疾患においてCTを頻用することから，筋肉量の測定においてCTでの基準値が設定され，筋肉量の評価にBIA法とCT法（L3レベルの骨格筋量）を用いることとされた．日本肝臓学会が提唱する肝疾患に特化したサルコペニア判定基準（第1版）（表1，図1）と，諸外国の判定基準を比較した表2（測定方法と基準値を記載）を示す．また，改訂版EWGSOP2は，SARC-F[#1]を用いたスクリーニング法を推奨し[19]，改訂版AWGSは，下腿周囲長の測定やSARC-Fをスクリーニング法として推奨している[21]．特に改訂版AWGSにおいては，筋肉量の測定が困難な施設においてもサルコペニアの診断が可能な改訂内容となっている[21]．日本サルコペニア・フレイル学会は，指輪っか法[#2]をサルコペニアのスクリーニング法として推奨しており（http://jssf.umin.jp/jssf_guideline2017.html），肝疾患においてもその有用性が報告されている[22].

#1：荷物の持ち運び，移動，立ち上がり，階段のぼり，転倒回数によって評価する問診方法．各項目において3段階に評価（0，1，2点）し，合計点が4点以上でサルコペニア疑診とされる．

#2：両手の親指と人差し指で作った輪（指輪っか）を用いた方法．ふくらはぎの一番太い部分が，指輪っかよりも小さく隙間ができれば，サルコペニアである可能性が高い．

表1　日本肝臓学会が提唱するサルコペニアの判定基準（第1版）

	JSH	
CT	男性：42 cm²/m²	
	女性：38 cm²/m²	
BIA	男性：7.0 kg/m²	
	女性：5.7 kg/m²	
握力	男性：< 26 kg	
	女性：< 18 kg	

BIA：生体電気インピーダンス法
（日本肝臓学会（編）．肝疾患におけるサルコペニア判定基準（第1版）資料 p.15 図1，2016 https://www.jsh.or.jp/medical/guidelines/jsh-guidelines/sarcopenia より許諾を得て転載）

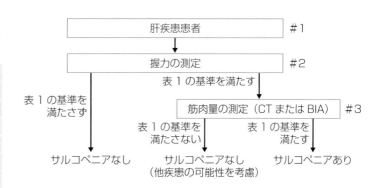

図1　肝疾患のサルコペニア判定基準（第1版）

（日本肝臓学会（編）．肝疾患におけるサルコペニア判定基準（第1版）資料 p.15 図1，2016 https://www.jsh.or.jp/medical/guidelines/jsh-guidelines/sarcopenia より許諾を得て転載）

表2　本邦と諸外国のサルコペニア判定基準

基準	測定方法	EWGSOP	JSH	AWGS
筋肉量	DXA法	男性：7.26 kg/m^2		男性：7.0 kg/m^2
		女性：5.5 kg/m^2		女性：5.4 kg/m^2
	BIA法	男性：8.87 kg/m^2	男性：7.0 kg/m^2	男性：7.0 kg/m^2
		女性：6.42 kg/m^2	女性：5.7 kg/m^2	女性：5.7 kg/m^2
	CT法（L3レベルでの骨格筋量）		男性：42 cm^2/m^2	
			女性：38 cm^2/m^2	
筋力	握力	男性：30 kg[1]	男性：26 kg	男性：26 kg[3]
		女性：20 kg[2]	女性：18 kg	女性：18 kg
	歩行速度	0.8 m/sec		0.8 m/sec[4]

[1]：2019年に27 kgに改訂，[2]：2019年に16 kgに改訂，[3]：2020年に28 kgに改訂，[4]：2020年に1.0 m/secに改訂

文献

1) Rosenberg I. Summary comments: epidemiological and methodological problems in determining nutritional status of older persons. Am J Clin Nutr 1989; **50**: 1231-1233

2) Thompson DD. Aging and sarcopenia. J Musculoskelet NeuronalInteract 2007; **7**: 344-345

3) Sousa-Victor P, Muñoz-Cánoves P. Regenerative decline of stem cells in sarcopenia. Mol Aspects Med 2016; **50**: 109-117

4) Blau HM, Cosgrove BD, Ho AT. The central role of muscle stem cells in regenerative failure with aging. Nat Med 2015; **21**: 854-862

5) Hanai T, Shiraki M, Ohnishi S, et al. Rapid skeletal muscle wasting predicts worse survival in patients with liver cirrhosis. Hepatol Res 2016; **46**: 743-751（ケースコントロール）

6) Cruz-Jentoft AJ, Landi F, Schneider SM, et al. Prevalence of and interventions for sarcopenia in ageing adults: a systematic review. Report of the International Sarcopenia Initiative (EWGSOP and IWGS). Age Ageing 2014; **43**: 748-759（メタ）

7) Sinclair M, Gow PJ, Grossmann M, et al. Review article: sarcopenia in cirrhosis - aetiology, implications and potential therapeutic interventions. Aliment Pharmacol Ther 2016; **43**: 765-777

8) Nishikawa H, Enomoto H, Ishii A, et al. Elevated serum myostatin level is associated with worse survival in patients with liver cirrhosis. J Cachexia Sarcopenia Muscle 2017; **8**: 915-925（ケースコントロール）

9) Dasarathy S. Myostatin and beyond in cirrhosis: all roads lead to sarcopenia. J Cachexia Sarcopenia Muscle 2017; **8**: 864-869

10) Moriwaki H, Miwa Y, Tajika M, et al. Branched-chain amino acids as a protein- and energy-source in liver cirrhosis. Biochem Biophys Res Commun 2004; **313**: 405-409

11) Katsanos CS, Kobayashi H, Sheffield-Moore M, et al. A high proportion of leucine is required for optimal stimulation of the rate of muscle protein synthesis by essential amino acids in the elderly. Am J Physiol Endocrinol Metab 2006; **291**: E381-E387（ランダム）

12) Nishikawa H, Shiraki M, Hiramatsu A, et al. Japan Society of Hepatology guidelines for sarcopenia in liver disease (1st edition): Recommendation from the working group for creation of sarcopenia assessment criteria. Hepatol Res 2016; **46**: 951-963（ガイドライン）

13) Kaido T, Hamaguchi Y, Uemoto S. Significance of preoperative sarcopenia to liver surgery. Hepatobiliary Surg Nutr 2019; **8**: 59-62［検索期間外文献］

14) Kim G, Kang SH, Kim MY, et al. Prognostic value of sarcopenia in patients with liver cirrhosis: A systematic review and meta-analysis. PLoS One 2017; **12**: e0186990（メタ）

15) Nachit M, Leclercq IA. Emerging awareness on the importance of skeletal muscle in liver diseases: time to dig deeper into mechanisms! Clin Sci (Lond) 2019; **133**: 465-481［検索期間外文献］

16) Kahn J, Wagner D, Homfeld N, et al. Both sarcopenia and frailty determine suitability of patients for liver transplantation-A systematic review and meta-analysis of the literature. Clin Transplant 2018; **32**: e13226（メタ）

17） Eslamparast T, Montano-Loza AJ, Raman M, et al. Sarcopenic obesity in cirrhosis-The confluence of 2 prognostic titans. Liver Int 2018; **38**: 1706-1717

18） Cruz-Jentoft AJ, Baeyens JP, Bauer JM, et al. Sarcopenia: European consensus on definition and diagnosis. Age Ageing 2010; **39**: 412-423（ガイドライン）

19） Cruz-Jentoft AJ, Bahat G, Bauer J, et al. Sarcopenia: revised European consensus on definition and diagnosis. Age Ageing 2019; **48**: 16-31（ガイドライン）［検索期間外文献］

20） Chen LK, Liu LK, Woo J, et al. Sarcopenia in Asia: Consensus Report of the Asian Working Group for Sarcopenia. J Am Med Dir Assoc 2014; **15**: 95-101（ガイドライン）

21） Chen LK, Woo J, Assantachai P, et al. Asian Working Group for Sarcopenia: 2019 Consensus Update on Sarcopenia Diagnosis and Treatment. J Am Med Dir Assoc 2020; **21**: 300-307.e2（ガイドライン）［検索期間外文献］

22） Hiraoka A, Izumoto H, Ueki H, et al. Easy Surveillance of Muscle Volume Decline in Chronic Liver Disease Patients Using Finger-Circle (Yubi-Wakka) Test. J Cachexia Sarcopenia Muscle 2019; **10**: 347-354［検索期間外文献］

第4章　肝硬変合併症の診断・治療

肝硬変に合併するサルコペニアに有用な治療はあるか？

推奨

● 運動療法と栄養療法を提案する.

【推奨の強さ：**弱**（合意率 92％），エビデンスレベル：**C**】

解説

　サルコペニアは肝硬変症例における予後不良因子であり，様々な介入が試みられている．肝硬変に合併したサルコペニアへの治療介入には，①栄養介入，②運動介入，③栄養および運動介入，④薬物療法，⑤経頸静脈肝内門脈大循環シャント術（TIPS）などがあげられる[1].

　栄養介入について，174 例の非代償性肝硬変患者を対象とした Marchesini らの報告では，BCAA 製剤投与群は他の栄養介入群に比し，BIA 法で評価した体組成に有意な改善は認められなかった[2]．一方, 116 例の肝性脳症の既往のある肝硬変患者を対象とした Les らの RCT の報告では，BCAA 製剤投与群では，マルトデキストリン投与群に比し，肝性脳症と骨格筋量が有意に改善した[3]. Hanai らの後ろ向き研究の報告では，サルコペニアを合併した肝硬変患者では BCAA 製剤投与群のほうが生命予後は良好であった[4]．運動療法については，検索しえた 4 編の RCT いずれにおいても 8 週間から 14 週間の運動療法によりサルコペニアは改善するとしている[5~8]．ただし，これら 4 編の RCT には Child-Pugh C の患者は含まれておらず，現時点では Child-Pugh C の患者に対する運動介入は勧められない．さらに長期的な運動介入のアウトカムは明らかにされてはおらず，また特に高齢の肝硬変患者においては運動介入に伴う転倒のリスクなどが高くなることや静脈瘤を有する肝硬変患者への運動介入は静脈瘤破裂などのリスクにつながることから，十分な病態の評価と安全性への配慮のもとで運動介入を行うべきである．栄養および運動介入については，Román らのプラセボ対象の RCT において，ロイシンによる栄養療法および運動介入のサルコペニアへの有用性が報告されている[9]．本邦からも，RCT ではないものの，BCAA 製剤と運動介入のサルコペニア改善効果が報告されている[10,11]．栄養療法と運動療法のどちらを優先させるかについては明確な結論は出ていない．薬物介入に関し，非臨床のレベルでは高アンモニア血症の改善がサルコペニアの改善につながる可能性が示唆されている[12]．L-カルニチンが高アンモニア血症の改善を介してサルコペニアの改善につながるとの臨床研究が報告されている（カルニチン製剤の効能効果はカルニチン欠乏症）が，後ろ向き研究である[13]．ホルモン補充療法に関する RCT については，男性肝硬変患者を対象としたテストステロン補充療法の有用性を報告した 1 編のみである[14]．TIPS については，サルコペニアが改善したとする海外からの報告はあるものの，RCT はなく，本邦からの RCT の報告もない[15~17].

文献

1) Naseer M, Turse EP, Syed A, et al. Interventions to improve sarcopenia in cirrhosis: A systematic review. World J Clin Cases 2019; **7**: 156-170（メタ）〔検索期間外文献〕
2) Marchesini G, Bianchi G, Merli M, et al. Nutritional supplementation with branched-chain amino acids in advanced cirrhosis: a double-blind, randomized trial. Gastroenterology 2003; **124**: 1792-1801（ランダム）

3) Les I, Doval E, García-Martínez R, et al. Effects of branched-chain amino acids supplementation in patients with cirrhosis and a previous episode of hepatic encephalopathy: a randomized study. Am J Gastroenterol 2011; **106**: 1081-1088 (ランダム)

4) Hanai T, Shiraki M, Nishimura K, et al. Sarcopenia impairs prognosis of patients with liver cirrhosis. Nutrition 2015; **31**: 193-199 (ケースコントロール)

5) Román E, García-Galcerán C, Torrades T, et al. Effects of an Exercise Programme on Functional Capacity, Body Composition and Risk of Falls in Patients with Cirrhosis: A Randomize. Clinical Trial. PLoS One 2016; **11**: e0151652 (ランダム)

6) Zenith L, Meena N, Ramadi A, et al. Eight weeks of exercise training increases aerobic capacity and muscle mass and reduces fatigue in patients with cirrhosis. Clin Gastroenterol Hepatol 2014; **12**: 1920-1926.e2 (ランダム)

7) Macías-Rodríguez RU, Ilarraza-Lomelí H, Ruiz-Margáin A, et al. Changes in Hepatic Venous Pressure Gradient Induced by Physical Exercise in Cirrhosis: Results of a Pilot Randomized Open Clinical Trial. Clin Transl Gastroenterol 2016; **7**: e180 (ランダム)

8) Ma M, Thompson R, Paterson I, et al. Home Exercise Training Improves Exercise. Capacity in Cirrhosis Patients: Role of Exercise Adherence. Sci Rep 2018; **8**: 99 (ランダム)

9) Román E, Torrades MT, Nadal MJ, et al. Randomized pilot study: effects of an exercise programme and leucine supplementation in patients with cirrhosis. Dig Dis Sci 2014; **59**: 1966-1975 (ランダム)

10) Nishida Y, Ide Y, Okada M, et al. Effects of home-based exercise and branched-chain amino acid supplementation on aerobic capacity and glycemic control in patients with cirrhosis. Hepatol Res 2017; **47**: E193-E200 (コホート)

11) Hiraoka A, Michitaka K, Kiguchi D, et al. Efficacy of branched- chain amino acid supplementation and walking exercise for preventing sarcopenia in patients with liver cirrhosis. Eur J Gastroenterol Hepatol 2017; **29**: 1416-1423 (コホート)

12) Kumar A, Davuluri G, Silva RNE, et al. Ammonia lowering reverses sarcopenia of cirrhosis by restoring skeletal muscle proteostasis. Hepatology 2017; **65**: 2045-2058

13) Hiramatsu A, Aikata H, Uchikawa S, et al. Levocarnitine Use Is Associated With Improvement in Sarcopenia in Patients With Liver Cirrhosis. Hepatol Commun 2019; **3**: 348-355 (ケースコントロール) [検索期間外文献]

14) Sinclair M, Grossmann M, Hoermann R, et al. Testosterone therapy increases muscle mass in men with cirrhosis and low testosterone: A randomised controlled trial. J Hepatol 2016; **65**: 906-913 (ランダム)

15) Plauth M, Schütz T, Buckendahl DP, et al. Weight gain after transjugular intrahepatic portosystemic shunt is associated with improvement in body composition in malnourished patients with cirrhosis and hypermetabolism. J Hepatol 2004; **40**: 228-233 (コホート)

16) Tsien C, Shah SN, McCullough AJ, et al. Reversal of sarcopenia predicts survival after trans jugular intrahepatic portosystemic stent. Eur J Gastroenterol Hepatol 2013; **25**: 85-93 (コホート)

17) Montomoli J, Holland-Fischer P, Bianchi G, et al. Body composition changes after transjugular intrahepatic portosystemic shunt in patients with cirrhosis. World J Gastroenterol 2010; **16**: 348-353 (コホート)

第４章　肝硬変合併症の診断・治療

肝硬変に合併する筋痙攣に有用な治療はあるか？

推奨

● 病態に応じて芍薬甘草湯，カルニチン製剤，BCAA 製剤，亜鉛製剤を選択することを提案する．

【推奨の強さ：**弱**（合意率 80%），エビデンスレベル：**C**】

解説

　肝硬変患者に筋痙攣が出現することはよく知られており，筋痙攣は睡眠障害などの QOL を低下させる原因となる[1~3]．筋痙攣の原因は脱水，電解質異常，耐糖能異常，アミノ酸代謝異常などがいわれている[4,5]．特に肝硬変が進展すると必須アミノ酸であるメチオニンが異化されにくくなり，メチオニン利用不足からタウリンやカルニチンの生成が低下し，筋痙攣を起こしやすくなるといわれている．本邦における慢性肝疾患者に対する全国調査では，671 例の肝硬変患者のうち，51.8%の患者が 3 ヵ月以内に筋痙攣を経験していた[6]．肝硬変に合併した筋痙攣に関するいくつかの臨床試験結果が報告されており，以下海外からの報告と本邦からの報告に分けて概説する．

　海外においては，Lee らの 31 例の肝硬変患者を対象とした無作為化比較試験では，キニジン硫酸塩投与群はプラセボ群と比較して筋痙攣を有意に改善した[7]．Vidot らの報告によると，30 例の肝疾患者を対象とした二重盲検無作為化比較試験において，タウリン 1 日 2 g 投与群はプラセボ群と比較して，筋痙攣の回数，持続時間，重症度はいずれにおいても有意な改善を認めた[4]．Elfert らの報告では，100 例の肝硬変患者を対象とした無作為化比較試験において，GABA 作動薬の一種であるバクロフェン 1 日 30 mg 投与群はプラセボ群に比し，筋痙攣の持続時間，重症度が有意に改善した[8]．Abd-Elsalam らの報告では，100 例の C 型肝硬変患者を対象とした無作為化比較試験において，骨格筋痙攣弛緩薬の一種であるメトカルバモール投与群はプラセボ群に比し，筋痙攣の持続時間，出現頻度が有意に改善した[9]．ただし，キニジン硫酸塩やバクロフェン，メトカルバモールは肝硬変に対する保険収載は本邦ではない．タウリンは健康飲料水などに多く含まれる．亜鉛製剤が肝硬変患者の筋痙攣に有用であるとの報告もある[10]．Chandok らの 9 例の肝硬変患者を対象とした無作為化比較試験（クロスオーバー試験）の報告では，ビタミン E の筋痙攣に対する有効性は否定されている[11]．

　本邦においては，芍薬甘草湯，カルニチン製剤，BCAA 製剤，亜鉛製剤などが，肝硬変に伴う筋痙攣に対して一般的に用いられているのが現状である[3,12~17]．各薬剤の効能効果は，芍薬甘草湯が「急激に起こる筋肉の痙攣を伴う疼痛，筋肉・関節痛，胃痛，腹痛」，カルニチン製剤が「カルニチン欠乏症」，BCAA 製剤が「肝性脳症を伴う慢性肝不全患者の栄養状態の改善」または「食事摂取量が十分にもかかわらず低アルブミン血症を呈する非代償性肝硬変患者の低アルブミン血症の改善」，亜鉛製剤が「胃潰瘍」または「低亜鉛血症」である．筋痙攣を伴う肝硬変患者に対する芍薬甘草湯の有効性を評価する二重盲検無作為化比較試験では，芍薬甘草湯投与群のほうがプラセボ群と比較して筋痙攣の持続時間や痛みの程度の改善が有意に良好であった[17]．

Nakanishi らの前向き試験の報告では，カルニチン製剤を 1 日 1,200 mg 投与した肝硬変患者（23 例）は，1 日 900 mg 投与した肝硬変患者（19 例）よりも筋痙攣の消失率が有意に高率（43.5% vs. 10.5%）であり，42 例中 80% 以上の症例において筋痙攣の改善を認めた[12]．Hidaka らの報告では，37 例の肝硬変患者を対象とした無作為化比較試験において，BCAA 顆粒製剤就寝前投与群のほうが，日中投与群よりも下肢の筋痙攣の頻度が有意に低下した[13]．Hiraoka らの BCAA 製剤投与中の肝硬変患者 18 例を対象とした前向き研究では，L-カルニチン（1,000 mg/日）および運動の追加（2,000 steps/日）により筋痙攣の合併症が有意に改善した[14]．その他，late evening snack（LES）としての BCAA 製剤，あるいはビタミン D 製剤が肝硬変患者の筋痙攣に有用であるとの報告も散見されるが，十分な検証はなされていない[15, 18]．一方，Hiraoka らの 289 例の肝硬変患者を対象としたコホート研究では，160 例（55.4%）が筋痙攣を伴っており，治療を受けた 82 例のうち，カルニチン製剤の使用頻度が最も高く（66 例，80.5%），筋痙攣に対する治療介入が有意に QOL を改善させたとしている[3]．また，432 例の肝疾患患者を対象としたコホート研究では，112 例（25.9%）が筋痙攣を合併しており，女性，糖尿病，腎疾患の合併が筋痙攣にかかわる有意な因子であったと報告している[19]．

　2014 年に発表された海外からのシステマティックレビューでは，18 の対象研究のうち無作為化比較試験はわずか 3 研究しかなく，使用した薬剤も多種であった[1]．また，2015 年以降質の高いメタアナリシスやシステマティックレビューは存在せず，エビデンスレベルの高い結論は現時点では出せない．

文献

1) Vidot H, Carey S, Allman-Farinelli M, et al. Systematic review: the treatment of muscle cramps in patients with cirrhosis. Aliment Pharmacol Ther 2014; **40**: 221-232（メタ）

2) Ghabril M, Jackson M, Gotur R, et al. Most Individuals With Advanced Cirrhosis Have Sleep Disturbances, Which Are Associated With Poor Quality of Life. Clin Gastroenterol Hepatol 2017; **15**: 1271-1278.e6（コホート）

3) Hiraoka A, Yoshiji H, Iwasa M, et al. Clinical features of liver cirrhosis patients with muscle cramping: a multicenter study. Eur J Gastroenterol Hepatol 2019; **31**: 1557-1562（コホート）［検索期間外文献］

4) Vidot H, Cvejic E, Carey S, et al. Randomised clinical trial: oral taurine supplementation versus placebo reduces muscle cramps in patients with chronic liver disease. Aliment Pharmacol Ther 2018; **48**: 704-712（ランダム）

5) Sawada Y, Kawaratani H, Kubo T, et al. Effect of furosemide on muscle cramps in patients with liver cirrhosis. J Gastroenterol Hepatol 2020; **35**: 76-81（コホート）［検索期間外文献］

6) Iwasa M, Karino Y, Kawaguchi T, et al. Relationship of muscle cramps to quality of life and sleep disturbance in patients with chronic liver diseases: A nationwide study. Liver Int 2018; **38**: 2309-2316［検索期間外文献］

7) Lee FY, Lee SD, Tsai YT, et al. A randomized controlled trial of quinidine in the treatment of cirrhotic patients with muscle cramps. J Hepatol 1991; **12**: 236-240（ランダム）

8) Elfert AA, Abo Ali L, Soliman S, et al. Randomized placebo-controlled study of baclofen in the treatment of muscle cramps in patients with liver cirrhosis. Eur J Gastroenterol Hepatol 2016; **28**: 1280-1284（ランダム）

9) Abd-Elsalam S, Arafa M, Elkadeem M, et al. Randomized-controlled trial of methocarbamol as a novel treatment for muscle cramps in cirrhotic patients. Eur J Gastroenterol Hepatol 2019; **31**: 499-502（ランダム）［検索期間外文献］

10) Kugelmas M. Preliminary observation: oral zinc sulfate replacement is effective in treating muscle cramps in cirrhotic patients. J Am Coll Nutr 2000; **19**: 13-15（コホート）

11) Chandok N, Tan P, Uhanova J, et al. A pilot study of vitamin E for the treatment of cirrhotic muscle cramps. Liver Int 2011; **31**: 586-587（ランダム）

12) Nakanishi H, Kurosaki M, Tsuchiya K, et al. L-carnitine Reduces Muscle Cramps in Patients With Cirrhosis. Clin Gastroenterol Hepatol 2015; **13**: 1540-1543（ランダム）

第4章　肝硬変合併症の診断・治療

13) Hidaka H, Nakazawa T, Kutsukake S, et al. The efficacy of nocturnal administration of branched-chain amino acid granules to improve quality of life in patients with cirrhosis. J Gastroenterol 2013; **48**: 269-276 (ランダム)

14) Hiraoka A, Kiguchi D, Ninomiya T, et al. Can L-carnitine supplementation and exercise improve muscle complications in patients with liver cirrhosis who receive branched-chain amino acid supplementation? Eur J Gastroenterol Hepatol 2019; **31**: 878-884 (コホート) [検索期間外文献]

15) Ichikawa T, Naota T, Miyaaki H, et al. Effect of an oral branched chain amino acid-enriched snack in cirrhotic patients with sleep disturbance. Hepatol Res 2010; **40**: 971-978 (コホート)

16) 熊田卓, 桐山勢生, 曽根康博, ほか. EBM に基づいた消化器疾患の漢方治療 3. 肝硬変の「こむら返り」に対する芍薬甘草湯の効果. 日本東洋医学雑誌 2003; **54**: 536-538

17) 熊田 卓, 熊田博光, 与芝 真, ほか. TJ-68 ツムラ芍薬甘草湯の筋痙攣(肝硬変に伴うもの)に対するプラセボ対照二重盲検群間比較試験. 臨床医薬 1999; **15**: 499-523 (ランダム)

18) Okajima, T, Hosaka, H. Use of 1(alpha) - hydroxy vitamin D for management of muscle cramps in patients with liver cirrhosis. J Med Soc Toho Univ 1994; **40**: 515-522 (コホート)

19) Murata A, Hyogo H, Nonaka M, et al. Overlooked muscle cramps in patients with chronic liver disease: in relation to the prevalence of muscle cramps. Eur J Gastroenterol Hepatol 2019; **31**: 375-381 (コホート) [検索期間外文献]

CQ 4-21　

肝硬変に伴う血小板減少症に対して，トロンボポエチン受容体作動薬は有用か？

推 奨

- 待機的な観血的手技を予定している肝硬変患者における血小板減少症に対してトロンボポエチン受容体作動薬の投薬を推奨する．

【推奨の強さ：**強**（合意率 100%），エビデンスレベル：**B**】

解説

　肝硬変に伴う血小板減少症に対して，トロンボポエチン受容体作動薬であるルストロンボパグの有効性を検証した二重盲検 RCT が 3 編報告されている[1~3]．国内 63 施設で実施された第 IIb 相試験により，ルストロンボパグ群はコントロール群と比較して有意にラジオ波焼灼療法前の血小板輸血を回避できたこと，最適な用法・用量は 3mg/日の 7 日間連日投薬であることが示されている[1]．また，国内 81 施設で実施された第 III 相試験により，ルストロンボパグ 3mg/日の 7 日間連日投薬は，観血的手技（ラジオ波焼灼療法，肝動脈化学塞栓療法，内視鏡的静脈瘤結紮術など）前の血小板輸血を回避できたことが示されている（血小板輸血を必要としなかった症例　ルストロンボパグ群 79.2% vs. コントロール群 12.5%）[2]．ルストロンボパグ投与後に血小板数が 70,000/μL 以上まで上昇している期間は 8.17±0.75 日であり，血小板数は投薬開始後 13.4 日目で最高値となる．同様の有効性は，22 カ国 138 施設で行われた国際共同第 III 相臨床試験でも示されている[3]．このように，待機的な観血的手技を予定している肝硬変患者における血小板減少症に対してトロンボポエチン受容体作動薬は有用である．一方，国内で実施された第 III 相試験で 8.3%（4/48 名）の症例に副作用が認められている（嘔気，発熱，頭痛，疼痛，門脈血栓症）[2]．門脈血栓症の発現頻度は低く（2% 未満），メタアナリシスでもトロンボポエチン受容体作動薬と門脈血栓症の関連は認められていないが[4]，重篤な副作用でありルストロンボパグ投薬時には血栓症に留意して観察する必要である．

　ルストロンボパグ以外にも，新規トロンボポエチン受容体作動薬であるアバトロンボパグの肝硬変に伴う血小板減少症に対する有効性を検証した二重盲検 RCT（第 III 相試験）が 1 編報告されている[5]．その結果，アバトロンボパグ群ではコントロール群と比較して，有意な血小板輸血の回避と血小板数の増加が認められたことが報告されている[5]．米国ではアバトロンボパグも待機的な観血的手技を予定している肝硬変患者における血小板減少症に対して承認されているが，本邦では未承認である．

文献

1) Tateishi R, Seike M, Kudo M, et al. A randomized controlled trial of lusutrombopag in Japanese patients with chronic liver disease undergoing radiofrequency ablation. J Gastroenterol 2019; **54**: 171-181（ランダム）［検索期間外文献］

2) Hidaka H, Kurosaki M, Tanaka H, et al. Lusutrombopag Reduces Need for Platelet Transfusion in Patients With Thrombocytopenia Undergoing Invasive Procedures. Clin Gastroenterol Hepatol 2019; **17**: 1192-1200

第4章　肝硬変合併症の診断・治療

（ランダム）［検索期間外文献］

3) Peck-Radosavljevic M, Simon K, Iacobellis A, et al. Lusutrombopag for the Treatment of Thrombocytopenia in Patients With Chronic Liver Disease Undergoing Invasive Procedures (L-PLUS 2). Hepatology 2019; **70**: 1336-1348（ランダム）［検索期間外文献］

4) Loffredo L, Violi F. Thrombopoietin receptor agonists and risk of portal vein thrombosis in patients with liver disease and thrombocytopenia: A meta-analysis. Dig Liver Dis 2019; **51**: 24-27（メタ）［検索期間外文献］

5) Terrault N, Chen YC, Izumi N, et al. Avatrombopag Before Procedures Reduces Need for Platelet Transfusion in Patients With Chronic Liver Disease and Thrombocytopenia. Gastroenterology 2018; **155**: 705-718（ランダム）

CQ 4-22

肝硬変に伴う瘙痒症に対して，経口瘙痒症改善薬（ナルフラフィン塩酸塩）は有用か？

推奨

● 肝硬変に伴う瘙痒症に対して，経口瘙痒症改善薬（ナルフラフィン塩酸塩）の投与を提案する.

【推奨の強さ：弱（合意率 100%），エビデンスレベル：B】

解説

慢性肝疾患患者，特に原発性胆汁性胆管炎（PBC）や肝細胞癌では瘙痒症を伴いやすいことが報告されている[1,2]. 抗ヒスタミン薬は瘙痒症に適応を有する薬剤であるが，肝硬変に伴う瘙痒症の病態に末梢性ヒスタミンの関与は明らかではなく，抗ヒスタミン薬の有効性を検証した二重盲検 RCT は報告されていない. また，本邦の多施設共同研究によるアンケート調査にて，抗ヒスタミン薬または抗アレルギー薬で治療された瘙痒症を有する慢性肝疾患患者の 57.8%（174/301）は症状改善が不十分であったと報告されている[1].

近年，抗ヒスタミン薬または抗アレルギー薬などの既存治療が奏効しない慢性肝疾患に伴う難治性の瘙痒症に対して，経口瘙痒症改善薬の有効性を検証した二重盲検 RCT が 1 編報告されている[3]. 318 名の慢性肝疾患患者を対象に，選択的オピオイド κ 受容体作動薬であるナルフラフィン塩酸塩を投与し，投与後 4 週目の瘙痒症の程度はプラセボ群と比較して有意な改善を認め，重篤な副作用も認められなかったことが報告されている（投与後 4 週目で VAS 25 mm 以上の変化を認めた症例の割合；プラセボ 33.0%，ナルフラフィン塩酸塩 2.5 μg 48.6%，ナルフラフィン塩酸塩 5.0 μg 53.7%）[3].

ナルフラフィン塩酸塩の瘙痒症改善効果は特に原発性胆汁性胆管炎患者で顕著であることも明らかとなっている[3]. さらに，ケースシリーズ研究により，ナルフラフィン塩酸塩の瘙痒症改善効果は 20 週以上の長期投与でも効果が持続することや[4]，ナルフラフィン塩酸塩の中止により瘙痒症が再発することも報告されている[5]. このように，ナルフラフィンは肝硬変患者の瘙痒症に対し有効であると考えられる. PBC 患者 44 名を対象としたケースシリーズ研究においても，ナルフラフィン塩酸塩は PBC-40（原発性胆汁性胆管炎における Health related quality of life 評価法）の瘙痒症関連項目と視覚的評価スケール（VAS）を改善することが報告されている[6]. しかし，ナルフラフィン塩酸塩の投与によっても PBC-40 の瘙痒症関連項目以外の項目や MOS Short-Form 36-Item Health Survey（SF-36®）に有意な変化は認められていない. このように，ナルフラフィン塩酸塩による patient-reported outcome の改善効果はいまだ明らかでない.

瘙痒症は PBC 患者の特徴的な一症状であり，QOL の低下にかかわる. 欧州肝臓学会ガイドラインでは PBC 患者の瘙痒症に対して，コレスチラミンが 1st line therapy，リファンピシンが 2nd line therapy として推奨されている（本邦では両薬剤とも瘙痒症に対する保険適応はない）[7]. また，2 編のメタアナリシスにて，ウルソデオキシコール酸は PBC 患者の血液生化学検査値の異常は改善するが，瘙痒症に対しては改善効果がないことが報告されている[8,9].

第4章 肝硬変合併症の診断・治療

※ナルフラフィン塩酸塩の保険適用は，既存治療で効果不十分な場合の瘙痒症である．

文献

1) Oeda S, Takahashi H, Yoshida H, et al. Prevalence of pruritus in patients with chronic liver disease: A multicenter study. Hepatol Res 2018; **48**: E252-E262（横断）

2) Akuta N, Kumada H, Fujiyama S, et al. Predictors of pruritus in patients with chronic liver disease and usefulness of nalfurafine hydrochloride. Hepatol Res 2018; **48**: 45-50（ケースコントロール）

3) Kumada H, Miyakawa H, Muramatsu T, et al. Efficacy of nalfurafine hydrochloride in patients with chronic liver disease with refractory pruritus: A randomized, double-blind trial. Hepatol Res 2017; **47**: 972-982（ランダム）

4) Kamimura K, Yokoo T, Kamimura H, et al. Long-term efficacy and safety of nalfurafine hydrochloride on pruritus in chronic liver disease patients: Patient-reported outcome based analyses. PLoS One 2017; **12**: e0178991（ケースシリーズ）

5) Akuta N, Kumada H, Fujiyama S, et al. Recurrence rates of pruritus after the stop of nalfurafine hydrochloride in chronic liver disease: Preliminary prospective confirmatory trial. Hepatol Res 2018; **48**: 810-813（ケースシリーズ）

6) Yagi M, Tanaka A, Namisaki T, et al. Is patient-reported outcome improved by nalfurafine hydrochloride in patients with primary biliary cholangitis and refractory pruritus? A post-marketing, single-arm, prospective study. J Gastroenterol 2018; **53**: 1151-1158（ケースシリーズ）

7) European Association for the Study of the Liver, EASL Clinical Practice Guidelines: The diagnosis and management of patients with primary biliary cholangitis. J Hepatol 2017; **67**: 145-172（ガイドライン）

8) Shi J, Wu C, Lin Y, et al. Long-term effects of mid-dose ursodeoxycholic acid in primary biliary cirrhosis: a meta-analysis of randomized controlled trials. Am J Gastroenterol 2006; **101**: 1529-1538（メタ）

9) Gong Y, Huang Z, Christensen E, et al. Ursodeoxycholic acid for patients with primary biliary cirrhosis: an updated systematic review and meta-analysis of randomized clinical trials using Bayesian approach as sensitivity analyses. Am J Gastroenterol 2007; **102**: 1799-1807（メタ）

FRQ 4-5

脾摘，部分的脾塞栓術（PSE）は肝硬変の病態改善に有用か？

回答

● 脾摘，部分的脾塞栓術は，肝硬変の病態を改善する場合があるが，合併症に留意する必要がある．

解説

　肝硬変の各病態・合併症に対する脾摘術・部分的脾塞栓術（partial splenic embolization：PSE）の有用性に関して検討した報告は，少数例のケースシリーズ，ケースコントロールスタディがほとんどでエビデンスレベルは低い．

　肝機能に対しては，肝硬変に伴う脾機能亢進に対する脾摘と PSE を比較した RCT において，ともに血球減少に対して有用と報告されている[1]．さらに，PSE では血清 ChE，総コレステロール，PT，Alb が改善する[2]．脾摘では肝機能，門脈圧，肝容量，肝再生率，血小板数，Child-Pugh score が改善する[3]，1 年後に血小板数，Alb，PT，T-Bil，NH3 が有意に改善する[4]，Child-Pugh B において 78％で Child-Pugh score の改善がみられた[5]との報告がある．その他にも，脾摘・PSE ともに血球数や肝機能，Child-Pugh score の改善を得られるというケースシリーズが散見される．

　体液貯留（難治性腹水）に対しては，非代償性肝硬変に対する腹水貯留に対して PSE を施行し有用であったとの報告[6]や，肝移植後の難治性腹水に対して PSE が有効であったという報告[7,8]も認められる一方，合併症や死亡例が多く成績不良であったとも報告されており[9]，有効性のエビデンスは乏しい．

　肝性脳症に対しては，脾摘・PSE によって改善するという少数例の報告がある[2,3,6]．門脈−体循環シャントによる肝性脳症（シャント型脳症）の治療においては，バルーン下逆行性経静脈的静脈瘤塞栓術（BRTO）に PSE の併用が有効であるとの報告がある[10]．

　食道静脈瘤に対しては，巨大脾腫に対して脾摘術を行った 74％で食道静脈瘤が消失したとの報告がある[4]．また，EVL（内視鏡的食道静脈瘤結紮術）に PSE の併用法は，EVL 単独に比較して静脈瘤再発・出血を減少させるとの報告がある[11,12]．

　従来，脾機能亢進症に対する治療は脾摘であったが，近年は PSE が行われるようになってきた．PSE も当初は脾膿瘍など重篤な合併症が多かったが，近年では塞栓範囲や方法，塞栓回数の工夫がなされている．脾摘と PSE の効果に関する比較検討では，ともに血球減少に対して有効とする RCT[1]のほか，PSE では脾摘と比較し，術前後の血球上昇の程度は少ないものの，手術時間，出血量，入院期間が短いとするメタアナリシスがあるが[13]，多くの論文が統計学的に不均一なものが多いことからエビデンスレベルは高くない．近年，腹腔鏡下脾摘術の報告が多く，腹腔鏡下脾摘術は開腹下脾摘術と比較して，手術時間，出血量，入院期間の点で有利であると報告されている[14,15]．しかし，開腹下脾摘術での死亡率 2.5％，腹腔鏡下脾摘術での死亡率 2.0％と報告され[15]，PSE においても脾膿瘍，門脈血栓，胸水，腹水などの重篤な合併症が 3.7％，死亡率が 1％と報告されており[16]，合併症には十分留意する必要がある．

第4章　肝硬変合併症の診断・治療

文献

1) Amin MA, el-Gendy MM, Dawoud IE, et al. Partial embolization versus splenectomy for the management of hypersplenism in cirrhotic patients. World J Surg 2009; **33**: 1702-1710 (非ランダム)

2) Murata K, Shiraki K, Takase K, et al. Long term follow-up for patients with liver cirrhosis after partial splenic embolization. Hepatogastroenterology 1996; **43**: 1212-1217 (ケースシリーズ)

3) 緒方俊郎, 奥田康司, 守永暁生, ほか. 肝硬変における脾摘の効果—肝機能及び CT Volumetry による肝再生に及ぼす影響. 日本門脈圧亢進症学会雑誌 2008; **14**: 136-141 (ケースシリーズ)

4) 緒方俊郎, 奥田康司, 守永暁生, ほか. 巨大脾腫を伴う肝硬変における門脈圧亢進症の治療—脾摘の効果. 日本門脈圧亢進症学会雑誌 2005; **11**: 249-255 (ケースシリーズ)

5) Yamamoto N, Okano K, Suzuki Y, et al. Laparoscopic splenectomy for patients with liver cirrhosis: Improvement of liver function in patients with Child-Pugh class B. Surgery 2015; **158**: 1538-1544 (ケースシリーズ)

6) 平田啓一, 加藤泰一, 三好和夫. 部分脾動脈塞栓術は肝硬変を可逆的に改善する. 消化器科 2001; **32**: 394-399 (ケースシリーズ)

7) Quintini C, D'Amico G, Brown C, et al. Splenic artery embolization for the treatment of refractory ascites after liver transplantation. Liver Transpl 2011; **17**: 668-673 (ケースシリーズ)

8) Kim H, Suh KS, Jeon YM, et al. Partial splenic artery embolization for thrombocytopenia and uncontrolled massive ascites after liver transplantation. Transplant Proc 2012; **44**: 755-756 (ケースシリーズ)

9) Troisi R, Hesse UJ, Decruyenaere J, et al. Functional,life-threatening disorders and splenectomy following liver transplantation. Clin Transplant 1999; **13**: 380-388 (ケースシリーズ)

10) Yoshida H, Mamada Y, Taniai N, et al. Long-term results of partial splenic artery embolization as supplemental treatment for portal-systemic encephalopathy. Am J Gastroenterol 2005; **100**: 43-47 (ケースコントロール)

11) Ohmoto K, Yoshioka N, Tomiyama Y, et al. Improved prognosis of cirrhosis patients with esophageal varices and thrombocytopenia treated by endoscopic variceal ligation plus partial splenic embolization. Dig Dis Sci 2006; **51**: 352-358 (ランダム)

12) Xu RY, Liu B, Lin N. Therapeutic effects of endoscopic variceal ligation combined with partial splenic embolization for portal hypertension. World J Gastroenterol 2004; **10**: 1072-1074 (ケースシリーズ)

13) Wang YB, Zhang JY, Zhang F, et al. Partial Splenic Artery Embolization to Treat Hypersplenism Secondary to Hepatic Cirrhosis: A Meta-Analysis. Am Surg 2017; **83**: 274-283 (メタ)

14) Bo W, He-Shui W, Guo-Bin W, et al. Laparoscopy splenectomy for massive splenomegaly. J Invest Surg 2013; **26**: 154-157 (コホート)

15) Zheng S, Sun P, Liu X, et al. Efficacy and safety of laparoscopic splenectomy and esophagogastric devascularization for portal hypertension: A single-center experience. Medicine (Baltimore) 2018; **97**: e13703 (ケースコントロール) [検索期間外文献]

16) Koconis KG, Singh H, Soares G. Partial splenic embolization in the treatment of patients with portal hypertension: a review of the english language literature. J Vasc Interv Radiol 2007; **18**: 463-481 (メタ)

FRQ **4-6**　　　　　　　　　　　　　　　　　　　　　(7) その他

肝肺症候群はどのようなものか？

回答

● 肝肺症候群は門脈圧亢進症を伴う肝硬変患者などに合併する肺の酸素化障害である．予後は不良であり，現時点で確立された薬物療法はない．

解説

　肝肺症候群は肺内血管の拡張や門脈圧亢進による肺内動静脈シャントが原因となる肺の酸素化障害と定義される[1,2]．一般的には門脈圧亢進症を伴う肝硬変患者において肝肺症候群が生じるが[1,2]，肝硬変を伴わない肝前・肝内性門脈圧亢進症[3]，急性肝不全，慢性肝炎患者においても発生しうるとされている[4]．肝硬変患者における肝肺症候群の合併頻度は5～32％との報告がある[5]．特徴的な臨床症状は，臥位で改善し座位や立位で悪化する息切れや低酸素血症である．肝硬変患者に頻呼吸，バチ状指，低酸素血症を認める場合は肝肺症候群を疑う．

　肝肺症候群の病態は，肺内血管拡張を特徴とする．肺内のびまん性あるいは局所性の異常な毛細血管拡張と肺内動静脈シャントの存在により肺内循環での酸素化が障害される[6]．肺内の毛細血管拡張により換気血流比不均等が生じることで，機能的シャントによる低酸素血症に加えて解剖学的な肺内動静脈シャントにより低酸素血症が助長される．肺内血管が拡張する機序として多数の因子が関係していると考えられている．重要な因子として，一酸化窒素（NO），エンドセリン-1，腸管からの bacterial translocation（BT）によるエンドトキシン[7]，血管新生因子 VEGF-A などがある[8,9]．

　肝肺症候群は低酸素血症と肺内血管拡張の存在を確認することにより診断される．診断基準を表1に示す．パルスオキシメーターによる SpO_2 の測定は簡便であり肝肺症候群のスクリーニング検査に有用である．$SpO_2 < 96％$で感度100％，特異度88％で $PaO_2 < 70\,mmHg$ の肝肺症候群患者が検出されたとの報告[10]がある．肺血流シンチグラフィは肺内シャントの程度を定量できるため有用であるが侵襲的で感度が低いことが欠点である．

表1　肝肺症候群の診断基準

● 低酸素血症：PaO_2 が 80 mmHg 未満であるか，$A\text{-}aDO_2$ が 15 mmHg 以上（65歳以上では A-aDO 20 mmHg 以上）
● 肺内血管拡張：造影心エコーの陽性所見（気泡が右心房に描出されたあとに 3～6 心拍後に左心腔で描出された場合）あるいは肺血流シンチグラフィで脳に 6％以上の集積がある
通常，門脈圧亢進症が存在する．特に
　・肝硬変に伴う肝内門脈圧亢進症
　・肝硬変を伴わない肝前あるいは肝内門脈圧亢進症
まれに
　・急性肝不全，慢性肝炎

(EASL Clinical Practice Guidelines for the management of patients with decompensated cirrhosis. J Hepatol 2018; 69: 406-460 [12] を参考に作成)

第4章　肝硬変合併症の診断・治療

肝肺症候群の予後は不良である．肝移植を受けなかった肝疾患患者において肝肺症候群合併例の5年生存率は23%であるのに対し非合併例では63%で，診断時にPaO$_2$が50 mmHg未満であった肝肺症候群患者の生存は有意に不良であるとの報告がある[11]．

　現時点では，肝肺症候群に対して有効性が確立された薬物療法はなく，TIPSもEASLのガイドラインでは推奨されていない[12]．肝移植が唯一の有効な治療法とされ，PaO$_2$が60 mmHg未満の肝肺症候群患者は肝移植を考慮するとされている．

文献

1) Rodriguez-Roisin R, Krowka MJ, Herve P, et al. ERS task force pulmonary-hepatic vascular disorders (PHD) scientific committee. Pulmonary-hepatic vascular disorders (PHD). Eur Respir J 2004; **24**: 861-880

2) Machicao VI, Balakrishnan M, Fallon MB. Pulmonary complications in chronic liver disease. Hepatology 2014; **59**: 1627-1637

3) Fuhrmann V, Madl C, Mueller C, et al. Hepatopulmonary syndrome in patients with hypoxic hepatitis. Gastroenterology 2006; **131**: 69-75（ケースシリーズ）

4) Kaymakoglu S, Kahraman T, Kudat H, et al. Hepatopulmonary syndrome in noncirrhotic portal hypertensive patients. Dig Dis Sci 2003; **48**: 556-560（ケースシリーズ）

5) Zhang J, Fallon MB. Hepatopulmonary syndrome: update on pathogenesis and clinical features. Nat Rev Gastroenterol Hepatol 2012; **9**: 539-549

6) Schraufnagel DE, Kay JM. Structural and pathologic changes in the lung vasculature in chronic liver disease. Clin Chest Med 1996; **17**: 1-15

7) Rabiller A, Nunes H, Lebrec D, et al. Prevention of gram-negative translocation reduces the severity of hepatopulmonary syndrome. Am J Respir Crit Care Med 2002; **166**: 514-517

8) Zhang J, Luo B, Tang L, et al. Pulmonary angiogenesis in a rat model of hepatopulmonary syndrome. Gastroenterology 2009; **136**: 1070-1080

9) Zhang J, Yang W, Hu B, et al. Endothelin-1 activation of the endothelin B receptor modulates pulmonary endothelial CX3CL1 and contributes to pulmonary angiogenesis in experimental hepatopulmonary syndrome. Am J Pathol 2014; **184**: 1706-1714

10) Arguedas MR, Singh H, Faulk DK, et al. Utility of pulse oximetry screening for hepatopulmonary syndrome. Clin Gastroenterol Hepatol 2007; **5**: 749-754（ケースシリーズ）

11) Swanson KL, Wiesner RH, Krowka MJ. Natural history of hepatopulmonary syndrome: impact of liver transplantation. Hepatology 2005; **41**: 1122-1129（コホート）

12) EASL Clinical Practice Guidelines for the management of patients with decompensated cirrhosis. J Hepatol 2018; **69**: 406-460（ガイドライン）

FRQ 4-7

門脈圧亢進症に伴う肺動脈性肺高血圧症（portopulmonary hypertension：PoPH）とはどのようなものか？

回答

● PoPH は，門脈圧亢進症に伴って発症する肺動脈性肺高血圧症であり，適切に診断・治療しなければ予後は不良である．治療は肺動脈性肺高血圧症に準じ行われるが，今後の検討課題である．

解説

PoPH は，門脈圧亢進に関連した肺動脈性肺高血圧症（pulmonary arterial hypertension：PAH）であり，肝疾患の重症度にかかわらず門脈圧亢進症に伴って発症する[1,2]．肺静動脈の拡張から肺血管抵抗（pulmonary vascular resistance：PVR）が低下する肝肺症候群とは逆に PVR が上昇し肺高血圧にいたる．PoPH の病態生理はまだ十分に解明されていないが，進行した PoPH の病理的な肺動脈病変は，他の PAH と類似している．米国のレジストリ研究の報告によると PoPH の 5 年生存率は約 40%であり予後は不良である[3]．メイヨークリニックの報告では，肺高血圧治療が実施されなかった際の PoPH の 5 年生存率は 14%である[4]．重度の肺高血圧を有する場合の肝臓移植の予後は不良であり，平均肺動脈圧（mean pulmonary arterial pressure：mPAP）が＜35 mmHg および mPAP≧35 mmHg，＜50 mmHg でかつ PVR＜400 dyne・cm^{-5}/sec では肝移植後の死亡率が 0%，mPAP≧35 mmHg，＜50 mmHg でかつ PVR≧400 dyne・cm^{-5}/sec では死亡率が 50%，mPAP≧50 mmHg では死亡率が 100%であった[5]．そのため肺動脈圧が高い患者は肝移植の適応とはならない．

海外の疫学研究によると門脈圧亢進症患者の 2～6%が PoPH を有すると報告されているが，日本における疫学研究報告はない[2,6]．PoPH の主訴としては他の肺高血圧症と同様に労作時息切れであるが，腹水貯留や肝肺症候群でも息切れを呈するため，主訴のみから PoPH を疑うことは困難である．診断に際しては胸部 X 線写真，心電図，動脈血ガス分析，血液検査，呼吸機能検査，心エコー検査，右心カテーテルにより行うが，診断に際しては循環器内科にコンサルテーションすることが望ましい．

PoPH の治療は，基本的に PAH の治療に準じて支持療法，特異的薬物療法が行われる．肺動脈を標的とした血管拡張薬が 3 系統あり，本邦ではプロスタサイクリンとその誘導体，エンドセリン経路に属するエンドセリン受容体拮抗薬（endothelin receptor antagonist：ERA），NO 系製剤のホスホジエステラーゼ 5（phosphodiesterase type-5：PDE5）阻害薬とグアニル酸シクラーゼ刺激薬が使用可能であるが，薬剤によっては肝障害患者に投与禁忌となっている薬剤があるため，注意を要する．PoPH において前向き無作為化試験が行われた唯一の薬剤として ERA のマシテンタンがあり，PoPH 患者において PVR や mPAP がプラセボと比較し有意に改善したという報告が出されている[7]．PoPH で肝臓移植を実施検討する際には肺動脈を標的とした血管拡張薬を用いて移植前に平均肺動脈圧の改善を行い，改善がみられた患者は移植を行える可能性があるが，治療に際しても循環器内科にコンサルテーションすることが望ましい．

第4章 肝硬変合併症の診断・治療

▌文献▐

1) Hadengue A, Benhayoun MK, Lebrec D, et al. Pulmonary hypertension complicating portal hypertension: prevalence and relation to splanchnic hemodynamics. Gastroenterology 1991; **100**: 520-528（メタ）

2) Krowka MJ, Swanson KL, Frantz RP, et al. Portopulmonary hypertension: Results from a 10-year screening algorithm. Hepatology 2006; **44**: 1502-1510（コホート）

3) Benza RL, Miller DP, Barst RJ, et al. An evaluation of long-term survival from time of diagnosis in pulmonary arterial hypertension from the REVEAL Registry. Chest 2012; **142**: 448-456（コホート）

4) Swanson KL, Wiesner RH, Nyberg SL, et al. Survival in portopulmonary hypertension: Mayo Clinic experience categorized by treatment subgroups. Am J Transplant 2008; **8**: 2445-2453（ケースコントロール）

5) Krowka MJ, Plevak DJ, Findlay JY, et al. Pulmonary hemodynamics and perioperative cardiopulmonary-related mortality in patients with portopulmonary hypertension undergoing liver transplantation. Liver Transpl 2000; **6**: 443-450（ケースコントロール）

6) Kawut SM, Taichman DB, Ahya VN, et al. Hemodynamics and survival of patients with portopulmonary hypertension. Liver Transpl 2005; **11**: 1107-1111（ケースコントロール）

7) Sitbon O, Bosch J, Cottreel E, et al. Macitentan for the treatment of portopulmonary hypertension (PORTICO): a multicentre, randomised, double-blind, placebo-controlled, phase 4 trial. Lancet Respir Med 2019; **7**: 594-604（ランダム）［検索期間外文献］

ビタミン D 欠乏は肝硬変患者の病態・予後に影響するか？

回答

- ●ビタミン D 欠乏は肝硬変患者の病態や予後に負の影響を及ぼす可能性がある．ビタミン D 製剤の補充が肝硬変患者の予後や QOL を改善するかについては一定の結論が出ておらず，今後の検討課題である．

解説

　肝臓はビタミン D の代謝，吸収，活性化において重要な役割を果たしているため，肝硬変患者はしばしばビタミン D 欠乏を合併する．慢性肝疾患患者の 64〜92% は，25-ヒドロキシビタミン D の血中濃度が 20 ng/mL 以下であり，ビタミン D の低下は肝予備能の低下に相関する[1]．2019 年の EASL のガイドラインにおいて，肝硬変患者ではビタミン D 欠乏が高頻度に認められること，また肝硬変患者における血中ビタミン D 測定の有用性が記載されている[2]．

　メタアナリシスにて，重篤なビタミン D 欠損が肝硬変患者の死亡率を上昇させることが示されている[3]．EASL のガイドラインでは，ビタミン D の濃度が 20 ng/mL 以下の場合は，30 ng/mL を超えるように経口ビタミン D 製剤を投与することを推奨している[2]．一方，15 の RCT を対象にしたメタアナリシスにて，ビタミン D の補充が慢性肝疾患患者の全死亡率および肝関連死亡率を低下させることは示されなかった[4]．ビタミン D の補充が，肝硬変患者の予後や QOL を改善するかについては，更なるエビデンスの蓄積が必要である．

　EASL のガイドラインでは，肝硬変患者に合併する骨病変（osteopenia/osteoporosis）に対しても，病態に応じてカルシウム製剤と 25-ヒドロキシビタミン D（400〜800 IU/日または 260 μg/2 週間）を投与することを推奨している[2]．特に PBC に起因する肝硬変患者は高頻度に骨病変を合併するため，AASLD のガイドラインでは，必要に応じてカルシウム製剤（1,000〜1,500 mg/日）とビタミン D（1,000 IU/日）を投与することを推奨している[5]．しかしながら，同治療に関する前向き試験や RCT は行われておらず，その有効性に関しても詳細な検討が必要である．

文献

1) Stokes CS, Volmer DA, Grünhage F, et al. Vitamin D in chronic liver disease. Liver Int 2013; **33**: 338-352（横断）

2) European Association for the Study of the Liver. EASL Clinical Practice Guidelines on nutrition in chronic liver disease. J Hepatol 2019; **70**: 172-193（ガイドライン）［検索期間外文献］

3) Yang F, Ren H, Gao Y, et al. The value of severe vitamin D deficiency in predicting the mortality risk of patients with liver cirrhosis: A meta-analysis. Clin Res Hepatol Gastroenterol 2019; **43**: 722-729（メタ）［検索期間外文献］

4) Bjelakovic G, Nikolova D, Bjelakovic M, et al. Vitamin D supplementation for chronic liver diseases in adults. Cochrane Database Syst Rev 2017; **11**: CD011564（メタ）

5) Primary Biliary Cholangitis: 2018 Practice Guidance From the American Association for the Study of Liver Diseases. Hepatology 2019; **69**: 394-419（ガイドライン）［検索期間外文献］

第5章
予後予測

CP (Child-Pugh) 分類，MELD (Model for End-Stage Liver Disease) score (MELD-Na) は肝硬変の予後予測に有用か？

回答

● CP 分類は肝硬変患者の予後予測に有用である．MELD score は非代償性肝硬変患者の短期の予後予測に有用である．

解説

　CP (Child-Pugh) 分類は，肝硬変の重症度および予後を予測する指標であり，臨床で頻用されている（表 1）．118 の肝硬変の自然史と予後予測に関するシステマティックレビューでは，23,797 例での検討で，観察期間中央値 31 ヵ月，死亡率中央値 36%，生存期間中央値 33 ヵ月，1 年累積生存率 78%（Child-Pugh A/B/C 別では 95%，80%，45%），2 年累積生存率 75%（90%，70%，38%），CP 分類とその構成因子は患者年齢とともに高い精度で死亡を予測する因子であるとしている[1]．さらに MELD score が代償期での予後予測での有用性が低いのに対し，CP 分類は代償期でも非代償期でも高い精度で予後を予測できる因子であるとしている[1]．

　肝硬変患者の予後予測に関する別のシステマティックレビューでは，TIPS を行った肝硬変患者の 3 ヵ月後と 1 年後の予後予測能に関し，C 統計量は各々 0.70～0.78，0.66～0.67 であり，MELD と同等の高い精度を示すとしている[2]．1,611 例の慢性肝疾患患者での検討では，3 年後および 5 年後の予後予測能に関し，CP 分類の C 統計量は各々 0.83，0.74 であり，MELD score の 0.79，0.69 と同様，高い予測精度を示すとしている[2,3]．一方，CP 分類と MELD score の予後予測能は類似しているが，acute on chronic 肝不全，ICU 入室患者，手術を受けた患者などの特定の条件下での比較では両者の診断能が異なることが指摘されている[4]．

　CP 分類の問題点として，主観的因子と客観的因子が混在していること，因子を恣意的に選択していること，5 因子に同じ重み付けをしていること，各因子が独立した変数でないこと，ビリルビン値 3.0 mg/dL 以上，アルブミン値 2.8 g/dL 未満が一括りにされ，最重症例の判別に有用でないことなどがある．

　MELD (Model for End-Stage Liver Disease) score は，本来 TIPS を受けた肝硬変患者の短期予後を評価する目的で考案されたものであるが，肝移植待機患者症例に優先順位をつけるため，肝硬変の原因という項目を除いて，クレアチニン，ビリルビン，プロトロンビン時間（INR）の 3 項目に基づく score として 3 ヵ月間の予後予測に用いられた．さらに，種々の原因，種々の重症度の肝硬変の予後予測に試用された結果，2002 年からは United Network for Organ Sharing（UNOS）に取り入れられ，一般化された[5]．

　MELD score は非代償期の肝硬変において高い予後予測能を有し[1]，特に，肝移植待機中の肝硬変患者の予後予測における有用性は多くの報告がある[6,7]．3,437 例の成人肝移植予定者の検討で，MELD score と 3 ヵ月後の生存率の関係性が調査され，MELD score が 9 未満，10～19，20～29，30～39，40 以上の 3 ヵ月後の患者死亡率は各々，1.9，6.0，19.6，52.6，71.3% であること，さらに，3 ヵ月後の予後予測能は MELD score が 0.803，CP score が 0.76 と MELD score の

表1　Child-Pugh 分類

評点	1点	2点	3点
肝性脳症	なし	軽度（Ⅰ・Ⅱ）	昏睡（Ⅲ以上）
腹水	なし	軽度	中度量以上
血清ビリルビン値（mg/dL）*	2.0 未満	2.0〜3.0	3.0 超
血清アルブミン値（g/dL）	3.5 超	2.8〜3.5	2.8 未満
プロトロンビン時間活性値（%） 国際標準比（INR）**	70 超 1.7 未満	40〜70 1.7〜2.3	40 未満 2.3 超

＊：血清ビリルビン値は，胆汁うっ滞（PBC）の場合は，4.0 mg/dL 未満を 1 点とし，10.0 mg/dL 以上を 3 点とする.
＊＊：INR：international normalized ratio

各項目のポイントを加算し，その合計点で分類する

class A	5〜6 点
class B	7〜9 点
class C	10〜15 点

（Pugh RN et al. Br J Surg 1973; 60: 646-649 を参考に作成）

ほうが有意に高いことが報告されている[6].　一方で，肝移植待機中の肝硬変患者の予後予測能に関するシステマティックレビューでは，MELD score が有意に CP 分類より優れるとする論文は 11 研究中 4 研究のみで，7 研究は有意差がなかったとしている[7].

　また，低ナトリウム血症は，腹水を伴う肝硬変患者によく認められるが，肝移植待機患者における低ナトリウム血症は死亡リスクの増加と関連することが報告され[8]，血清ナトリウム値を MELD score に組み込んだ MELD-Na が提案された[9].　その後の検証で，肝移植候補者において MELD score よりも優れた予後予測能を示すこと[10]や，大規模調査の結果，ナトリウム濃度と MELD score が，肝移植候補者の重要な予後予測因子であることが示され[11]，米国では 2016 年から血清ナトリウムが MELD score の計算の要素として正式に組み込まれた[12].

　また，PELD（pediatric end stage liver disease）score は，血液生化学検査データ（ビリルビン値，アルブミン値，INR）と年齢，成長不良度（年齢，身長，体重より算出）を用いて算出される予後予測 score で，米国では 12 歳未満の小児の肝硬変を含む進行した肝疾患の肝移植登録者の予後予測に用いられている[13].

文献

1) D'Amico G, Garcia-Tsao G, Pagliaro L. Natural history and prognostic indicators of survival in cirrhosis: a systematic review of 118 studies. J Hepatol 2006; **44**: 217-231（メタ）
2) Cholongitas E, Papatheodoridis GV, Vangeli M, et al. Systematic review: The model for end-stage liver disease--should it replace Child-Pugh's classification for assessing prognosis in cirrhosis? Aliment Pharmacol Ther 2005; **22**: 1079-1089（メタ）
3) Said A, Williams J, Holden J, et al. Model for end stage liver disease score predicts mortality across a broad spectrum of liver disease. J Hepatol 2004; **40**: 897-903（ケースシリーズ）
4) Peng Y, Qi X, Guo X. Child-Pugh Versus MELD Score for the Assessment of Prognosis in Liver Cirrhosis: A Systematic Review and Meta-Analysis of Observational Studies. Medicine (Baltimore) 2016; **95**: e2877（メタ）
5) Kamath PS, Kim WR. The model for end-stage liver disease (MELD). Hepatology 2007; **45**: 797-805
6) Wiesner R, Edwards E, Freeman R, et al. Model for End-Stage Liver Disease(MELD) and allocation of

donar livers. Gastroenterology 2003; **124**: 91-96（コホート）

7) Cholongitas E, Marelli L, Shusang V, et al. A systematic review of the performance of the model for end-stage liver disease (MELD) in the setting of liver transplantation. Liver Transpl 2006; **12**: 1049-1061（メタ）

8) Biggins SW, Rodriguez HJ, Bacchetti P, et al. Serum sodium predicts mortality in patients listed for liver transplantation. Hepatology 2005; **41**: 32-39（コホート）

9) Biggins SW, Kim WR, Terrault NA, et al. Evidence-Based Incorporation of Serum Sodium Concentration Into MELD. Gastroenterology 2006; **130**: 1652-1660（コホート）

10) Ruf AE, Kremers WK, Chavez LL, et al. Addition of serum sodium into the MELD score predicts waiting list mortality better than MELD alone. Liver Transpl 2005; **11**: 336-343（コホート）

11) Kim, WR, Biggins SW, Kremers WK, et al. Hyponatremia and Mortality among Patients on the Liver-Transplant Waiting List. N Engl J Med 2008; **359**: 1018-1026（コホート）

12) Mulligan DC, Hirose R. OPTN / UNOS, Liver and Intestinal Organ Transplantation Committee. Report to the Board of Directors. June 23-24, 2014. Richmond, Virginia

13) McDiarmid SV, Merion RM, Dykstra DM, et al. Selection of Pediatric Candidates Under the PELD System. Liver Transpl 2004; **10** (10 Suppl 2): S23-S30（コホート）

CP (Child- Pugh) 分類, MELD (Model for End-Stage Liver Disease) score (MELD-Na score) 以外で, 肝硬変の予後予測に有用な項目は何か？

推 奨

- 腎障害, 感染症, 低ナトリウム血症の合併を評価することを推奨する.

【推奨の強さ：**強** (合意率 100%), エビデンスレベル：**A**】

解説

　肝硬変の予後予測のための指標のうち, CP 分類, MELD score については, いずれも予後予測に有用である (詳細は BQ 5-1 を参照されたい).

　肝不全はいうまでもないが, 難治性腹水, 肝性脳症, 肝腎症候群, 静脈瘤出血, 特発性細菌性腹膜炎などの肝硬変の合併症は予後不良因子である. 31 の良質な研究で高頻度に見い出された有意な予後予測因子として, ビリルビン, アルブミン, 年齢, プロトロンビン時間, 肝性脳症, 腹水, 性, BUN, 血小板があげられている [1].

　肝腎症候群などの腎不全の合併は予後不良因子であり, 死亡リスクを 7.6 倍に増加させる [2]. 最近のわが国での検討でも, 腎障害の合併は, 女性, ALT 値 35 IU/L 以上とともに死亡と関連する予後予測因子であることが報告された [3].

　肝硬変患者は免疫力低下により易感染状態にある. 肝硬変における特発性細菌性腹膜炎や敗血症などの "感染症の合併" は予後不良因子であり, 感染症の合併は死亡率を 3.75 倍高める [4].

　低ナトリウム (Na) 血症は, 肝硬変合併症の罹患率と死亡率の増加と関連している [5]. 肝移植待機患者での検討で, 血清 Na 濃度が 126 mEq/L 未満は死亡リスクが増加することや, 低 Na 血症は MELD と独立した予後予測因子であることが示されており [6], MELD-Na は米国の肝移植待機患者の優先順位の判断に活用されている [7]. わが国の肝硬変患者 171 人での検討では, 血清 Na 濃度の中央値は 139 mEq/L であること, 130 mEq/L 未満の低ナトリウム血症の頻度 4.7% であること, 139 mEq/L 未満の血清 Na 濃度および 10.5 を超える MELD score の患者で累積生存率が有意に低いことが報告された [8]. その他, 今後検討されるべきものとして以下のものなどがある.

　肝硬度は肝線維化・肝硬変診断に有用であり, FibroScan による肝硬度測定は保険適用の検査である. 肝硬度と予後との関連については, 肝硬度が肝不全, 肝細胞癌などの肝関連イベントや死亡率と関連すること [9,10], 肝硬度 37.5 kPa 以下の範囲で, 肝硬度の増加に伴い, 肝関連イベントのリスクが増加することが報告されている [10]. また, FibroTest, APRI, FIB-4 などの肝線維化予測式が, 肝生検と同様の予後予測能があることや [11], 血清 Wisteria floribunda agglutinin 陽性 Mac-2 結合蛋白 (M2BPGi) が, 肝線維化診断マーカーであると同時に, 肝細胞癌の発生と全生存期間の予測因子であることがメタアナリシスで示されている [12]. また, サルコペニアと肝硬変患者の予後との関連性がいわれている [13].

　最近, 肝癌を含む肝硬変患者における肝予備能の評価法として, 統計学的手法を用いて albumin-bilirubin（ALBI）grade や modified ALBI（mALBI）grade が開発され，肝機能良好例における予後予測の分別能に優れていることが報告された[14,15]．この指標の利点は，アルブミン値とビリルビン値という客観的因子のみから構成され，簡便である点である．肝癌非合併の肝硬変患者における ALBI grade の予後予測能については，肝硬変を含む慢性 C 型肝炎患者における検討で，ALBI grade は肝線維化のステージと相関し，HCC フリーの生存期間や全生存期間と相関すること[16]や，468 人の肝硬変患者での検討で，ALBI grade と骨格筋量指数を併用した指標がALBI grade 単独や CP 分類よりも優れた予後予測因子であることが報告されている[17]が，報告が少なく，今後のさらなる検討が必要である．

［参考］ALBI grade

ALBI score ＝ $(\log_{10}(17.1 \times ビリルビン〔mg/dL〕) \times 0.66) + (10 \times アルブミン〔g/dL〕 \times -0.085)$

ALBI score	ALBI grade
≦−2.60	1
−2.60＜，≦−1.39	2
−1.39＜	3

▌文献▌

1) D'Amico G, Garcia-Tsao G, Pagliaro L. Natural history and prognostic indicators of survival in cirrhosis: a systematic review of 118 studies. J Hepatol 2006; **44**: 217-231（メタ）
2) Fede G, D'Amico G, Arvaniti V, et al. Renal failure and cirrhosis: a systematic review of mortality and prognosis. J Hepatol 2012; **56**: 810-818（メタ）
3) Umemura T, Joshita S, Shibata S, et al. Renal impairment is associated with increased risk of mortality in patients with cirrhosis: A retrospective cohort study. Medicine (Baltimore) 2019; **98**: e14475（コホート）
   ［検索期間外文献］
4) Arvaniti V, D'Amico G, Fede G, et al. Infections in patients with cirrhosis increase mortality four-fold and should be used in determining prognosis. Gastroenterology 2010; **139**: 1246-1256, 1256.e1-5（メタ）
5) Ginès P, Guevara M. Hyponatremia in cirrhosis: pathogenesis, clinical significance, and management. Hepatology 2008; **48**: 1002-1010
6) Biggins SW, Rodriguez HJ, Bacchetti P, et al. Serum sodium predicts mortality in patients listed for liver transplantation. Hepatology 2005; **41**: 32-39（コホート）
7) Kim WR, Biggins SW, Kremers WK, et al. Hyponatremia and mortality among patients on the liver-transplant waiting list. N Engl J Med 2008; **359**: 1018-1026（コホート）
8) Umemura T, Shibata S, Sekiguchi T, et al. Serum sodium concentration is associated with increased risk of mortality in patients with compensated liver cirrhosis. Hepatol Res 2015; **45**: 739-744（コホート）
9) Singh S, Fujii LL, Murad MH, et al. Liver stiffness is associated with risk of decompensation, liver cancer, and death in patients with chronic liver diseases: a systematic review and meta-analysis. Clin Gastroenterol Hepatol 2013; **11**: 1573-1584（メタ）
10) Wang J, Li J, Zhou Q, et al. Liver stiffness measurement predicted liver-related events and all-cause mortality: A systematic review and nonlinear dose-response meta-analysis. Hepatol Commun 2018; **2**: 467-476（メタ）
11) Poynard T, Ngo Y, Perazzo H, et al. Prognostic value of liver fibrosis biomarkers: a meta-analysis. Gastroenterol Hepatol (N Y) 2011; **7**: 445-454（メタ）
12) Ito K, Murotani K, Nakade Y, et al. Serum Wisteria floribunda agglutinin-positive Mac-2-binding protein levels and liver fibrosis: A meta-analysis. J Gastroenterol Hepatol 2017; **32**: 1922-1930（メタ）
13) Kim G, Kang SH, Kim MY, et al. Prognostic value of sarcopenia in patients with liver cirrhosis: A systematic review and meta-analysis. PLoS One 2017; **12**: e0186990（メタ）
14) Johnson PJ, Berhane S, Kagebayashi C, et al. Assessment of liver function in patients with hepatocellular carcinoma: a new evidence-based approach-the ALBI grade. J Clin Oncol 2015; **33**: 550-558（コホート）

15) Hiraoka A, Kumada T, Tsuji K, et al. Validation of Modified ALBI Grade for More Detailed Assessment of Hepatic Function in Hepatocellular Carcinoma Patients: A Multicenter Analysis. Liver Cancer 2019; **8**: 121-129（コホート）［検索期間外文献］

16) Fujita K, Oura K, Yoneyama H, et al. Albumin-bilirubin score indicates liver fibrosis staging and prognosis in patients with chronic hepatitis C. Hepatol Res 2019; **49**: 731-742（コホート）［検索期間外文献］

17) Nishikawa H, Enomoto H, Yoh K, et al. Combined Albumin-Bilirubin Grade and Skeletal Muscle Mass as a Predictor in Liver Cirrhosis. J Clin Med 2019; **8**: E782（コホート）［検索期間外文献］

第5章　予後予測

第6章
肝移植

BQ 6-1

非代償性肝硬変に対する肝移植は予後を改善するか？

回答

● 肝移植は非代償性肝硬変の予後を改善する.

解説

　非代償性肝硬変の予後と非代償性肝硬変に対する肝移植の予後を比較する RCT は存在しないが，コホート研究からは予後を改善すると考えられる.

　肝移植施行例と非施行例を比較した研究としては，2001 年から 2003 年に肝移植待機リストに載った 12,966 例の肝硬変について肝移植施行例，非施行例の予後を比較したコホート研究がある. MELD score 14 点未満では 14 点以上の患者と比較し 1 年生存率はむしろ低く，MELD score 18 点以上で肝移植による生存改善効果が現れ，score の上昇とともにこの効果が増すと報告された[1]. さらに，2001 年から 2006 年の肝移植待機リストに載った 38,899 例の肝硬変患者について，MELD score が 12 点以上で肝移植による生存改善効果が得られるが，9〜11 点では有意差がなく，6〜8 点ではむしろ有益性がないことが報告された[2]. 本邦でも 79 例の非移植肝硬変患者と 30 例の移植患者の生存率を MELD score 別に検討し，MELD score が 15 点未満では非移植群が有意に高く（$p = 0.0232$），MELD score が 15 点以上では移植群が有意に高かった（$p = 0.0181$）と報告されている[3].

　肝移植施行例と非施行例を比較した研究ではないが，本邦においての現状は次のように報告されている. 2017 年までの本邦における肝移植症例登録報告[4] によると，肝細胞性疾患を対象とした肝移植は，脳死肝移植 100 例，生体肝移植 1748 例が登録された. レシピエントの 1 年および 5 年患者生存率は，脳死肝移植で 89.6％，85.6％，生体肝移植で 82.1％，75.1％であった. 非施行例の予後を解析した報告として，本邦における移植待機患者の後ろ向き観察研究がある[5]. 2007〜2015 年に脳死肝移植登録された Child-Pugh C の成人肝硬変患者 1,014 名が対象となったが，Child-Pugh score 毎の 1 年生存率は 75.1％（10 点），60.5％（11 点），54.3％（12 点），34.4％（13 点），18.5％（14〜15 点），MELD score 毎の 1 年生存率は，74.2％（≦15 点），63.4％（16〜20 点），40.8％（21〜25 点），19.8％（≧26 点）であった.

　すべての非代償性肝硬変に対して肝移植の RCT を行うことは不可能であり，コホート研究の成果と現実に進められている肝移植全体の成績から判断すると，肝移植は非代償性肝硬変の予後を高めると考えられる. しかし，本邦で主に施行されている生体肝移植は，様々な倫理的問題も含んでいるため，その適応に関しては個々の症例において慎重に検討されるべきである.

文献

1) Merion RM, Schaubel DE, Dykstra DM, et al. The survival benefit of liver transplantation. Am J Transplant 2005; **5**: 307-313（コホート）
2) Sharma P, Schaubel DE, Guidinger MK, et al. Effect of pretransplant serum creatinine on the survival benefit of liver transplantation. Liver Transpl 2009; **15**: 1808-1813（コホート）
3) Ishigami M, Honda T, Okumura A, et al. Use of the Model for End-Stage Liver Disease (MELD) score to

predict 1-year survival of Japanese patients with cirrhosis and to determine who will benefit from living donor liver transplantation. J Gastroenterol 2008; **43**: 363-368（コホート）

4）江口　晋，梅下浩司，大段秀樹；日本肝移植研究会．肝移植症例登録報告．移植 2018; **53**: 109-123（ケースシリーズ）

5）Genda T, Ichida T, Sakisaka S, et al. Survival in patients with Child-Pugh class C cirrhosis: Analysis of the liver transplant registry in Japan. Hepatol Res 2017; 47: 1155-1164（ケースシリーズ）

CQ 6-1

肝移植後のＢ型肝炎ウイルス感染制御に抗ウイルス療法は有用か？

推奨

● 抗ウイルス療法は，肝移植後のＢ型肝炎ウイルス感染を高率に制御可能で，有用であり推奨する．

【推奨の強さ：強（合意率 100%），エビデンスレベル：Ａ】

解説

　Ｂ型肝硬変に対する肝移植では，移植後のＢ型肝炎ウイルス感染制御は大きく予後に関連する因子である．Ｂ型肝炎ウイルス（HBV）に対する抗ウイルス療法が導入される以前の 1977～1990 年の欧州における多施設検討では，Ｂ型肝硬変の肝移植後では，3 年後までの累積Ｂ型肝炎再発率は 67%であり，移植後の 1 年，3 年生存率は全体で各々75%，63%で，Ｂ型肝炎再発例では，各々63%，43%と低下した[1]．この結果からも，Ｂ型肝硬変に対する肝移植後のＢ型肝炎再発コントロールの必要性は明らかである．Ｂ型肝硬変に対して，ラミブジン，アデホビル，エンテカビル，テノホビルなどの核酸アナログ製剤投与は，副作用は極めて少なくアドヒアランスも良好な経口薬であり，肝移植例では移植前に HB ヒト免疫グロブリン（HBIG）経静脈投与を併用し，肝移植前から HB ウイルスの増殖を高率に抑えることが可能になった．周術期の HBIG 投与と長期にわたるラミブジンとの併用により，1 年生存率 93%，再感染率 0%という著明な有効性が報告され[2]，その後，HBIG とラミブジンなど核酸アナログの併用，ラミブジン耐性株出現時のアデホビル併用により，肝移植後には 100%近く高率に HBV 感染を制御することが可能となった[3]．近年のメタアナリシスでは，HBIG とラミブジン併用投与は，HBIG 単独あるいはラミブジン単独投与と比較し，肝移植後の HBV 再発が低率との報告がある[4~6]．さらに，2,162 例と大規模なシステマティックレビューにて，HBIG と核酸アナログ併用投与を施行された患者の HBV 再発率は 6.6%，HBIG 単独群で 26.2%，核酸アナログ単独群では 19%であり，HBIG と核酸アナログの併用が推奨されること，アデホビルと HBIG の併用投与は，ラミブジンと HBIG の併用投与より再発率が低かったことが報告された[7]．また，ウイルスの耐性変異をきたしにくいエンテカビル，テノホビルの肝移植後投与が HBV 再感染制御に有用であることが示されている[8]．

　さらに，近年，Ｂ型肝硬変の肝移植後，HBIG と核酸アナログ長期併用例で HBIG を中止すると，投与継続例に比し HB ウイルス再感染のリスクが 5.2 倍に増加することが報告された[9]．

　わが国においても同様に高い感染防御率が得られているが，さらに上昇させる工夫として，HBIG の投与延長が報告されている[10,11]．

　以上より，Ｂ型肝硬変に関する肝移植例では，移植前から核酸アナログ製剤でウイルス増殖を抑え，移植後長期にわたり HBIG と核酸アナログで感染制御を行うことで，再感染予防および予後の改善が可能である．

　また，近年，HBs 抗原陰性，HBc 抗体陽性の HBV 既往感染者をドナーとした肝移植症例で

は，グラフト肝に潜伏感染した HBV が肝移植後の免疫抑制下で増殖し B 型肝炎を発症するいわゆる *de novo* B 型肝炎の存在が明らかとなり，一部の症例が劇症肝炎となり予後が極めて不良であることから大きな問題となった．その予防策として，米国ガイドラインでは HBc 抗体陽性者をドナーとした肝移植ではレシピエントへの肝移植後 6〜12 ヵ月間の HBIG 予防投与が推奨され[12]，わが国では HBIG 投与により HBs 抗体価を移植後約 1 年は 200 IU/L，その後は 100 IU/L 保持を目指し頻回な HBs 抗体価と HBs 抗原のモニタリングにより早期に *de novo* B 型肝炎を診断し抗ウイルス療法を開始することが有効とする報告がある[13]．

▌文献▌

1) Samuel D, Muller R, Alexander G, et al. Liver transplantation in European patients with the hepatitis B surface antigen. N Engl J Med 1993; **329**: 1842-1847（コホート）

2) Markowitz JS, Martin P, Conrad AJ, et al. Prophylaxis against hepatitis B recurrence following liver transplantation using combination lamivudine and hepatitis B immune globulin. Hepatology 1998; **28**: 585-589（ケースシリーズ）

3) Papatheodoridis GV, Cholongitas E, Archimandritis AJ, et al. Current management of hepatitis B virus infection before and after liver transplantation. Liver Int 2009; **29**: 1294-1305（メタ）

4) Rao W, Wu X, Xiu D. Lamivudine or lamivudine combined with hepatitis B immunoglobulin in prophylaxis of hepatitis B recurrence after liver transplantation: a meta-analysis. Transpl Int 2009; **22**: 387-394（メタ）

5) Katz LH, Paul M, Guy DG, et al. Prevention of recurrent hepatitis B virus infection after liver transplantation: hepatitis B immunoglobulin, antiviral drugs, or both? Systematic review and meta-analysis. Transpl Infect Dis 2010; **12**: 292-308（メタ）

6) Loomba R, Rowley AK, Wesley R, et al. Hepatitis B immunoglobulin and Lamivudine improve hepatitis B-related outcomes after liver transplantation: meta-analysis. Clin Gastroenterol Hepatol 2008; **6**: 696-700（メタ）

7) Cholongitas E, Goulis J, Akriviadis E, et al. Hepatitis B immunoglobulin and/or nucleos(t)ide analogues for prophylaxis against hepatitis b virus recurrence after liver transplantation: a systematic review. Liver Transpl 2011; **17**: 1176-1190（メタ）

8) Cholongitas E, Papatheodoridis GV. High genetic barrier nucleos(t)ide analogue(s) for prophylaxis from hepatitis B virus recurrence after liver transplantation: a systematic review. Am J Transplant 2013; **13**: 353-362（メタ）

9) Beckebaum S, Herzer K, Bauhofer A, et al. Recurrence of Hepatitis B Infection in Liver Transplant Patients Receiving Long-Term Hepatitis B Immunoglobulin Prophylaxis. Ann Transplant 2018; **23**: 789-801（非ランダム）［検索期間外文献］

10) Morita K, Shirabe K, Taketomi A, et al. Relevance of microRNA-18a and microRNA-199a-5p to hepatocellular carcinoma recurrence after living donor liver transplantation. Liver Transpl 2016; **22**: 665-676（コホート）

11) Togashi J, Akamatsu N, Sugawara Y, et al. One-year extended, monthly vaccination prophylaxis combined with hepatitis B immune globulin for hepatitis B after liver transplantation. Hepatol Res 2016; **46**: E51-E59（非ランダム）

12) Terrault NA, Lok ASF, McMahon BJ, et al. Update on prevention, diagnosis, and treatment of chronic hepatitis B: AASLD 2018 hepatitis B guidance. Hepatology 2018; **67**: 1560-1599（ガイドライン）

13) Bae SK, Akamatsu N, Togashi J, et al. Hepatitis B virus recurrence after living donor liver transplantation of anti-HBc-positive grafts: A 22-year experience at a single center. Biosci Trends 2019; **13**: 448-455（ケースシリーズ）［検索期間外文献］

C型肝硬変に対する肝移植前後の抗ウイルス療法を行うべきか？

推 奨

● 肝移植後の抗ウイルス療法は，C型肝炎再発に対し有用であり，行うことを推奨する．

【推奨の強さ：**強**（合意率 100%），エビデンスレベル：**A**】

● 肝移植前の抗ウイルス療法により肝機能が改善する可能性があるが，長期予後は不明である．

【推奨の強さ：**なし**（合意率 100%），エビデンスレベル：**C**】

解説

1. C型肝硬変に対する肝移植後の抗ウイルス療法

肝移植後のC型肝炎に対する治療は以前からIFNベースの治療が行われていたが，SVR率は低く，副作用，拒絶などの問題もあった．現在では高い安全性とSVR率が期待できるIFNフリーのDAAが主流となっている．現在本邦で使用可能なレジメンと免疫抑制薬との併用で禁忌となっている薬剤の組み合わせは，グラゾプレビルとシクロスポリンである．併用注意は，グレカプレビル/ピブレンタスビル配合錠とシクロスポリン，グラゾプレビルとタクロリムス水和物の併用である．

肝移植後のC型肝炎再発は80%以上と高率で，約3分の1が5年以内に肝硬変に進展し，グラフト肝生存率や患者の予後に直結する[1]．移植後の抗ウイルス治療によりSVRが得られた患者の予後は有意に良好であるという報告より[2,3]，肝移植後のC型肝炎再発に対する抗ウイルス療法は必須である．肝移植後のC型肝炎再発に対する抗ウイルス療法は，欧米を中心としたDAAレジメンの多くが，本邦で保険適用なレジメンと異なるため，留意を要する．2019年4月時点において本邦で使用可能なレジメンによる治療成績は以下のとおりである．ゲノタイプ1型に対するソホスブビル/レジパスビル配合錠については，本邦における54例の検討[4]，海外における46例の検討[5]がある．本邦での検討においては，1例が治療開始4週後に肺炎で死亡したが，治療完遂例は海外の検討も含め全例SVRが得られた．グラゾプレビル＋エルバスビル併用療法については，本邦における19例の検討[6]，海外における肝移植後高度腎機能障害併存の3例に対する検討[7]があるが，いずれもタクロリムス濃度の調整を行いながら全例でSVRを達成している．さらに，汎ゲノタイプに対するレジメンとして，海外におけるグレカプレビル/ピブレンタスビル配合錠での80例の検討[8]があり，12週投与にてSVR98%（78/80）であった．ゲノタイプ3aの患者が1例ウイルス学的非著効となり，1例がSVR判定時に未来院であった．このように，いずれのレジメンでも肝移植後のC型肝炎再発に対してDAAは有効で，安全に治療完遂できている．

2. C型肝硬変に対する肝移植前の抗ウイルス療法

　近年 DAA の安全性が高いことから，海外で肝移植待機中の非代償性肝硬変に対する使用が増えている．肝移植前に抗ウイルス治療を行う利点として，肝機能改善により肝移植自体が不要になる可能性があること，肝移植後の HCV 再感染予防，肝移植自体を受けることが出来ない場合の治療法となりえることである．欠点として，結果的に肝移植を受ける機会を逃す可能性があること，QOL の改善が得られない場合があること，高発癌リスクの残存があげられる．肝移植登録患者に対する DAA 療法により MELD スコア＜16 点の群では 49.0％，16～20 点の群では 18.4％，＞20 点の群では 15.4％で肝移植適応外まで予備能が改善したと報告されており[9]，短期的には肝機能の改善が期待できるが，長期的な予後，QOL の改善やウイルス排除後の発癌リスクは不明である．

　2019 年にソホスブビル/ベルパタスビル配合錠の治療効果が確認され[10]，承認となった．これにより本邦においても肝移植を検討するような非代償性肝硬変への DAA 療法が可能となった．しかし，この試験における Child-Pugh C は 20 例（配合錠 10 例，リバビリン併用 10 例）と少数であり，Child-Pugh 13 点以上は含まれていない．SVR は配合錠 80％，リバビリン併用 70％で，Child-Pugh C で SVR を得られた 15 例のうち 5 例（33％）が治療終了後 12 週で Child-Pugh B に改善したが，長期予後は不明である．海外でのソホスブビル/ベルパタスビル配合錠の非代償性肝硬変を対象とした第 III 相試験（ASTRAL-4）も Child-Pugh B が対象である[11]．死亡例の報告もあることから，投与の場合には肝臓専門医により慎重に導入されることが望ましい．

文献

1）Berenguer M, Schuppan D. Progression of liver fibrosis in post-transplant hepatitis C: mechanisms, assessment and treatment. J Hepatol 2013; **58**: 1028-1041（メタ）

2）Akamatsu N, Sugawara Y, Kokudo N, et al. Outcomes of living donor liver transplantation for hepatitis C virus-positive recipients in Japan: results of a nationwide survey. Transpl Int 2014; **27**: 767-774（ケースコントロール）

3）Berenguer M, Prieto M, Rayon JM, et al. Natural history of clinically compensated hepatitis C virus-related graft cirrhosis after liver transplantation. Hepatology 2000; **32**: 852-858（コホート）

4）Ueda Y, Ikegami T, Akamatsu N, et al. Treatment with sofosbuvir and ledipasvir without ribavirin for 12 weeks is highly effective for recurrent hepatitis C virus genotype 1b infection after living donor liver transplantation: a Japanese multicenter experience. J Gastroenterol 2017; **52**: 986-991（ケースシリーズ）

5）Elfeki MA, Abou Mrad R, Modaresi Esfeh J, et al. Sofosbuvir/Ledipasvir Without Ribavirin Achieved High Sustained Virologic Response for Hepatitis C Recurrence After Liver Transplantation: Two-Center Experience. Transplantation 2017; **101**: 996-1000（ケースシリーズ）

6）Miuma S, Miyaaki H, Soyama A, et al. Utilization and efficacy of elbasvir/grazoprevir for treating hepatitis C virus infection after liver transplantation. Hepatol Res 2018; **48**: 1045-1054（ケースシリーズ）［検索期間外文献］

7）Martin MT, Koppe S. Elbasvir/Grazoprevir Use in Postliver Transplantation Patients on Hemodialysis. Transplantation 2017; **101**: 2088-2091（ケースシリーズ）

8）Reau N, Kwo PY, Rhee S, et al. Glecaprevir/Pibrentasvir Treatment in Liver or Kidney Transplant Patients With Hepatitis C Virus Infection. Hepatology 2018; **68**: 1298-1307（ケースシリーズ）

9）Belli LS, Berenguer M, Cortesi PA, et al. Delisting of liver transplant candidates with chronic hepatitis C after viral eradication: A European study. J Hepatol 2016; **65**: 524-531（ケースシリーズ）

10）Takehara T, Sakamoto N, Nishiguchi S, et al. Efficacy and safety of sofosbuvir-velpatasvir with or without ribavirin in HCV-infected Japanese patients with decompensated cirrhosis: an open-label phase 3 trial. J Gastroenterol 2019; **54**: 87-95（ランダム）［検索期間外文献］

11）Curry MP, O'Leary JG, Bzowej N, et al. Sofosbuvir and Velpatasvir for HCV in Patients With Decompensated Cirrhosis. N Engl J Med 2015; **373**: 2618-2628（ケースシリーズ）

非ウイルス性肝硬変に対して肝移植は有用か？

推奨

●非ウイルス性肝硬変に対する肝移植は有用であり，検討することを推奨する．
　　　　　　　　　　【推奨の強さ：強（合意率 100%），エビデンスレベル：B】

解説

　本邦における 1992～2017 年までの肝移植報告[1] によると，肝移植実施総数は 9,245 例であったが，生体肝移植が 8,795 例と依然として大半を占めていた．非ウイルス性肝硬変に対する脳死/生体肝移植は，非アルコール性脂肪肝炎（NASH）が 9 例/106 例，アルコール性肝硬変が 13 例/301 例，自己免疫性肝炎（AIH）が 8 例/112 例，原発性胆汁性胆管炎（PBC）が 25 例/744 例，原発性硬化性胆管炎（PSC）が 30 例/245 例であった．脳死/生体肝移植後の 5 年患者生存率は，NASH が ND/77.1%，アルコールが 70.5%/78.4%，AIH が 90.9%/78.6%，PBC が 90.4%/79.3%，PSC が 96.7%/73.3%であり，ウイルス性である HBV が 88.7%/79.6%，HCV が 88.1%/70.8%と同等の治療成績であった（表 1）．

　European Liver Transplant Registry（ELTR）による 1988～2016 年までの肝移植報告[2] によると，肝移植実施総数は 146,782 例であったが，生体肝移植はわずか 8,421 例であった．非ウイルス性肝硬変に対する 5 年患者生存率は，NASH 75%，アルコール 74%，AIH 77%，PBC 80%，PSC 80%であった．米国の United Network for Organ Sharing（UNOS）のデータを用いた 1994～2009 年までの肝移植報告[3] によると，肝移植実施総数は 54,687 例であったが，生体肝移植は 2,695 例であった．非ウイルス性肝硬変に対する 5 年患者生存率は，NASH 84.1%，アルコール 79.4%，PBC 88.4%，PSC 87.4%であった（表 1）．

　非ウイルス性肝硬変における肝移植の RCT は報告されていないが，本邦の Child-Pugh C で移植待機リストに登録された患者の 1 年生存率は，NASH が 57.1%，アルコールが 59.9%，AIH が 63.5%，PBC が 39.8%，PSC が 58.8%と，その予後は極めて不良と報告[4] されている．本邦においてはいまだに生体肝移植が主体であり，倫理的な問題はあるものの，非ウイルス性肝硬変への肝移植は諸外国と比較しても劣らない成績である．肝移植適応時点で他の治療オプションがないことからも，非ウイルス性肝硬変に対する肝移植は有用と考えられる．アルコールの場合，肝移植後の再飲酒が問題となる．本邦におけるアルコール性肝硬変に対する肝移植後の解析では 22.9%に再飲酒を認め，移植前禁酒期間が 18 ヵ月未満であることが再飲酒のリスク因子であった[5]．そのため，アルコール性肝硬変の脳死登録には申請時に 18 ヵ月以上の禁酒を医療機関が確認していることが必要である．

　AIH や PBC，PSC についての肝移植は移植後の再発が問題となる．AIH の移植後再発は血清 ALT の再上昇，免疫グロブリン，自己抗体価の上昇があり，ウイルス性肝炎や拒絶反応が否定され，組織学的に AIH 再発に矛盾しなければ診断されるが，再発自体の診断が非常に困難とされる[6]．AIH の移植後再発は約 16～43%[7~10]，PBC の移植後再発は 3～5 年で約 10～50%[11~14]，PSC の移植後再発は 3～5 年で約 20%[11,15] と報告されている．近年 PSC の再発に対する再移植

表1　肝移植における累積患者生存率

| | | 患者数 | 累積生存率（%） | | | | | |
			1年	3年	5年	10年	15年	20年
NASH	日本（生体）[1]	106	83.8	81.4	77.1	59.0	−	−
	日本（脳死）[1]		−	−	−	−	−	−
	Adam [2]	705	86	−	75	54	−	−
	Singal [3]	1,368	88.8	85.4	84.1	83.9	−	−
アルコール	日本（生体）[1]	301	84.6	81.5	78.4	61.5	54.9	−
	日本（脳死）[1]	13	84.6	70.5	70.5	70.5	−	−
	Adam [2]	24,005	85	−	74	58	43	31
	Singal [3]	8,940	88.6	83.0	79.4	73.2	−	−
AIH	日本（生体）[1]	112	82.0	77.9	78.6	76.6	71.2	−
	日本（脳死）[1]	11	90.9	90.9	90.9	90.9	−	−
	Adam [2]	2,843	86	−	77	68	57	48
	Singal [3]	−	−	−	−	−	−	−
PBC	日本（生体）[1]	744	83.3	80.7	79.3	74.0	67.6	60.7
	日本（脳死）[1]	25	96.0	90.4	90.4	75.3	75.3	−
	Adam [2]	5,688	87	−	80	71	58	45
	Singal [3]	3,052	90.2	86.7	84.4	79.0	−	−
PSC	日本（生体）[1]	245	82.7	78.1	73.3	58.3	48.1	31.6
	日本（脳死）[1]	30	96.7	96.7	96.7	96.7	96.7	−
	Adam [2]	5,663	89	−	80	71	60	46
	Singal [3]	3,854	93.4	89.7	87.4	83.2	−	−

が増加しており，本邦における PSC に対する初回移植後のグラフト生着率は，1 年 81.9%，5 年 70.6%，10 年 50.1%，15 年 35.2%であった．同様に移植後の再発が知られている PBC のグラフト生着率は，1 年 82.9%，5 年 78.7%，10 年 73.2%，15 年 66.0%であり，PSC のグラフト生着率が有意に低い（再発率が高い）ことが報告されている [1]．

■ 文献 ■

1) 江口　晋，梅下浩司，大段秀樹：日本肝移植研究会．肝移植症例登録報告．移植 2018; **53**: 109-123（ケースシリーズ）

2) Adam R, Karam V, Cailliez V, et al. 2018 Annual Report of the European Liver Transplant Registry (ELTR) - 50-year evolution of liver transplantation. Transpl Int 2018; **31**: 1293-1317（ケースシリーズ）［検索期間外文献］

3) Singal AK, Guturu P, Hmoud B, et al. Evolving frequency and outcomes of liver transplantation based on etiology of liver disease. Transplantation 2013; **95**: 755-760（ケースシリーズ）

4) Genda T, Ichida T, Sakisaka S, et al. Survival in patients with Child-Pugh class C cirrhosis: Analysis of the liver transplant registry in Japan. Hepatol Res 2017; **47**: 1155-1164（ケースシリーズ）

5) Egawa H, Ueda Y, Kawagishi N, et al. Significance of pretransplant abstinence on harmful alcohol relapse after liver transplantation for alcoholic cirrhosis in Japan. Hepatol Res 2014; **44**: E428-E436（ケースシリーズ）

6) Faisal N, Renner EL. Recurrence of autoimmune liver disease after liver transplantation. World J Hepatol 2015; **29**: 2896-2905（メタ）

7) Molmenti EP, Netto GJ, Murray NG, et al. Incidence and recurrence of autoimmune/alloimmune hepatitis in liver transplant recipients. Liver Transpl 2002; **8**: 519-526（ケースシリーズ）

8) El-Masry M, Puig CA, Saab S. Recurrence of non-viral liver disease after orthotopic liver transplantation. Liver Int 2011; **31**: 291-302（メタ）

9) Campsen J, Zimmerman MA, Kam I, et al. Liver transplantation for autoimmune hepatitis and the success of aggressive corticosteroid withdrawal. Liver Transpl 2008; **14**: 1281-1286（ケースシリーズ）

10) Devlin J, Donaldson P, Williams R, et al. Recurrence of autoimmune hepatitis following liver transplantation. Liver Transpl Surg. 1995; **1**: 162-165（ケースシリーズ）

11) Gautam M, Cheruvattath R, Balan V. Recurrence of autoimmune liver disease after liver transplantation: a systematic review. Liver Transpl 2006; **12**: 1813-1824（メタ）

12) Hashimoto E, Shimada M, Ludwig J, et al. Disease recurrence after living liver transplantation for primary biliary cirrhosis: a clinical and histological follow-up study. Liver Transpl 2001; **7**: 588-595（ケースシリーズ）

13) Sylvestre PB, Batts KP, Wiesner RH, et al. Recurrence of primary biliary cirrhosis after liver transplantation: Histologic estimate of incidence and natural history. Liver Transpl 2003; **9**: 1086-1093（ケースシリーズ）

14) Sanchez EQ, Levy MF, Byers D, et al. The changing clinical presentation of recurrent primary biliary cirrhosis after liver transplantation. Transplantation 2003; **76**: 1583-1588（ケースシリーズ）

15) Campsen J, Zimmerman MA, Kam I, et al. Clinically recurrent primary sclerosing cholangitis following liver transplantation: a time course. Liver Transpl 2008; **14**: 181-185（ケースシリーズ）

索 引

利益相反（COI）に関する開示

　日本消化器病学会および日本肝臓学会では，ガイドライン委員会・ガイドライン統括委員会と特定企業との経済的な関係につき，下記の項目について，各委員から利益相反状況の申告を得た．

　肝硬変診療ガイドライン作成・評価委員，作成協力者には診療ガイドライン対象疾患に関連する企業との経済的な関係につき，下記の項目について，各委員，協力者から利益相反状況の申告を得た．

　申告された企業名を下記に示す（対象期間は 2017 年 1 月 1 日から 2019 年 12 月 31 日）．企業名は 2020 年 3 月現在の名称とした．

A．自己申告者自身の申告事項
1．企業や営利を目的とした団体の役員，顧問職の有無と報酬額
2．株の保有と，その株式から得られる利益
3．企業や営利を目的とした団体から特許権使用料として支払われた報酬
4．企業や営利を目的とした団体より，会議の出席（発表，助言など）に対し，研究者を拘束した時間・労力に対して支払われた日当，講演料などの報酬
5．企業や営利を目的とした団体が作成するパンフレットなどの執筆に対して支払った原稿料
6．企業や営利を目的とした団体が提供する研究費
7．企業や営利を目的とした団体が提供する奨学（奨励）寄附金
8．企業等が提供する寄附講座
9．その他の報酬（研究，教育，診療とは直接に関係しない旅行，贈答品など）

B．申告者の配偶者，一親等内の親族，または収入・財産的利益を共有する者の申告事項
1．企業や営利を目的とした団体の役員，顧問職の有無と報酬額
2．株の保有と，その株式から得られる利益
3．企業や営利を目的とした団体から特許権使用料として支払われた報酬

　利益相反の扱いに関しては，日本消化器病学会では同学会規定の「医学系研究の利益相反に関する指針および運用細則」（2019 年 1 月 1 日改訂版）に従った．また，日本肝臓学会においてもこれに準ずる対応を行った．

　統括委員および作成・評価委員，作成協力者はすべて，診療ガイドラインの内容と作成法について，医療・医学の専門家として科学的・医学的な公正さと透明性を担保しつつ，適正な診断と治療の補助ならびに患者の quality of life の向上を第一義として作業を行った．

　すべての申告事項に該当がない委員については，表末尾に記載した．

1. 日本消化器病学会 統括委員と企業との経済的な関係

役割	氏名	開示項目A			開示項目B
		1	2	3	1
		4	5	6	2
		7	8	9	3
統括委員	渡辺　純夫	–	–	–	–
		–	–	–	–
		EA ファーマ, 持田製薬, ヤクルト本社	–	–	–
統括委員	島田　光生	–	–	–	–
		–	–	大鵬薬品工業, ツムラ	–
		アステラス製薬, アッヴィ, EA ファーマ, エーザイ, MSD, 小野薬品工業, コヴィディエンジャパン, CLS ベーリング, ジョンソン・エンド・ジョンソン, 大鵬薬品工業, 武田薬品工業, 中外製薬, 日本イーライリリー, 日本血液製剤機構, ノバルティスファーマ, バイエル薬品, メルクバイオファーマ	–	–	–
統括委員	福田　眞作	–	–	–	–
		–	–	ブリストル・マイヤーズスクイブ	–
		旭化成ファーマ, アッヴィ, EA ファーマ, エーザイ, MSD, 武田薬品工業, ファイザー, 持田製薬	–	–	–

2. 日本肝臓学会 ガイドライン統括委員と企業との経済的な関係

役割	氏名	開示項目A			開示項目B
		1	2	3	1
		4	5	6	2
		7	8	9	3
統括委員	茶山　一彰	–	–	–	–
		アッヴィ, MSD, 大塚製薬, ギリアド・サイエンシズ, 大日本住友製薬, 田辺三菱製薬, ブリストル・マイヤーズスクイブ	–	アストラゼネカ, MSD, 小野薬品, 新日本科学, 大日本住友製薬, 武田薬品工業	–
		アッヴィ, EA ファーマ, エーザイ, MSD, 大塚製薬, 第一三共, 大日本住友製薬, 武田薬品工業, 東レ, 持田製薬, ロシュ・ダイアグノスティックス	–	–	–
統括委員	竹原　徹郎	–	–	–	–
		あすか製薬, アッヴィ, MSD, ギリアド・サイエンシズ	–	ギリアド・サイエンシズ, ヤンセンファーマ	–
		あすか製薬, アステラス製薬, アッヴィ, EA ファーマ, エーザイ, MSD, 大塚製薬, ギリアド・サイエンシズ, 第一三共, 大日本住友製薬, 武田薬品工業, 田辺三菱製薬, 中外製薬, 東レ, 日本化薬, ブリストル・マイヤーズスクイブ, 持田製薬	–	–	–
統括委員	持田　智	–	–	SRL	–
		あすか製薬, アッヴィ, MSD, 大塚製薬, ギリアド・サイエンシズ, 大日本住友製薬, ブリストル・マイヤーズスクイブ	–	アッヴィ, EA ファーマ, MIC メディカル, 興和, ギリアド・サイエンシズ, シミック, ヤンセンファーマ	–
		あすか製薬, アッヴィ, EA ファーマ, エーザイ, 第一三共, 大日本住友製薬, 中外製薬, 東レ, 持田製薬	–	–	–

役割	氏名	開示項目A			開示項目B
		1	2	3	1
		4	5	6	2
		7	8	9	3
統括委員	榎本　信幸	−	−	−	−
		アッヴィ，MSD，ギリアド・サイエンシズ	−	ギリアド・サイエンシズ	−
		アッヴィ，MSD，大塚製薬，ギリアド・サイエンシズ，第一三共	−	−	−
統括委員	加藤　直也	−	−	−	−
		アッヴィ，MSD，大塚製薬，ギリアド・サイエンシズ，第一三共，バイエル薬品，ブリストル・マイヤーズスクイブ	−	オリンパス，ちば県民保健予防財団	−
		アッヴィ，エーザイ，大塚製薬，ギリアド・サイエンシズ，塩野義製薬，大日本住友製薬，武田薬品工業，ブリストル・マイヤーズスクイブ	−	−	−
統括委員	鈴木　文孝	−	−	−	−
		アッヴィ，MSD，ギリアド・サイエンシズ，ブリストル・マイヤーズスクイブ	−	−	−
		−	−	−	−
		−	−	−	−
オブザーバー	徳重　克年	−	−	−	−
		アステラス製薬，アッヴィ，EAファーマ，エーザイ，大塚製薬，塩野義製薬，大日本住友製薬，大鵬薬品工業，武田薬品工業，中外製薬	−	−	−
オブザーバー	吉治　仁志	アッヴィ，大塚製薬，ギリアド・サイエンシズ，大日本住友製薬	−	−	−
		アッヴィ，大塚製薬	−	−	−
		−	−	−	−
オブザーバー	長谷川　潔	MSD，バイエル薬品	−	ニプロ	−
		大鵬薬品工業	−	−	−
		−	−	−	−
オブザーバー	田中　篤	アッヴィ，EAファーマ，MSD，ギリアド・サイエンシズ，グラクソ・スミスクライン，ノバルティスファーマ	−	−	−
		アッヴィ	−	−	−

3．作成・評価委員・作成協力者と企業との経済的な関係

役割	氏名	開示項目A			開示項目B
		1	2	3	1
		4	5	6	2
		7	8	9	3
		−	−	−	−
作成委員	吉治仁志	アッヴィ，大塚製薬，ギリアド・サイエンシズ，大日本住友製薬	−	−	−
		アッヴィ，大塚製薬	−	−	−
作成委員	名越澄子	アッヴィ，MSD			
		アッヴィ，EAファーマ	−	−	−

役割	氏名	開示項目A			開示項目B
		1	2	3	1
		4	5	6	2
		7	8	9	3
作成委員	淺岡良成	—	—	—	—
		エーザイ	—	協和発酵キリン	—
		—	—	—	—
作成委員	上野義之	アッヴィ，EA ファーマ，MSD，大塚製薬，ギリアド・サイエンシズ，大日本住友製薬，ブリストル・マイヤーズスクイブ	—	ギリアド・サイエンシズ	—
		アッヴィ，EA ファーマ，大塚製薬，ギリアド・サイエンシズ，大日本住友製薬，武田薬品工業，ブリストル・マイヤーズスクイブ	—		
		—	—	—	—
作成委員	川口 巧	大塚製薬，田辺三菱製薬	—	—	—
		—	—	—	—
		—	—	—	—
作成委員	黒崎雅之	アッヴィ，エーザイ，大塚製薬，ギリアド・サイエンシズ，バイエル薬品	—	—	—
		—	—	—	—
		—	—	—	—
作成委員	坂井田 功	MSD，大塚製薬，ギリアド・サイエンシズ	—	—	—
		アッヴィ，大塚製薬，エーザイ，MSD，澁谷工業，武田薬品工業，ツムラ	澁谷工業	—	—
作成委員	清水雅仁	—	—	—	—
		大塚製薬	—	—	—
		—	—	—	—
作成委員	寺井崇二	あすか製薬，大塚製薬，ギリアド・サイエンシズ，第一三共，武田薬品工業	—	あすか製薬，インターステム，ロート製薬，東和薬品，日本製薬	—
		アッヴィ，MSD，大塚製薬，大日本住友製薬，武田薬品工業，日本化薬	—	—	—
		—	—	—	—
作成委員	日浅陽一	アッヴィ，MSD，ギリアド・サイエンシズ	—	—	—
		アッヴィ，MSD，小野薬品工業，興和，武田薬品工業，帝人ファーマ，ノバルティスファーマ	—	—	—

役割	氏名	開示項目A			開示項目B
		1	2	3	1
		4	5	6	2
		7	8	9	3
評価委員	竹原徹郎	—	—	—	—
		あすか製薬, アッヴィ, MSD, ギリアド・サイエンシズ	—	ギリアド・サイエンシズ, ヤンセンファーマ	—
		あすか製薬, アステラス製薬, アッヴィ, EAファーマ, エーザイ, MSD, 大塚製薬, ギリアド・サイエンシズ, 第一三共, 大日本住友製薬, 武田薬品工業, 田辺三菱製薬, 中外製薬, 東レ, 日本化薬, ブリストル・マイヤーズスクイブ, 持田製薬	—	—	—
評価委員	持田 智	—	—	SRL	—
		あすか製薬, アッヴィ, MSD, 大塚製薬, ギリアド・サイエンシズ, 大日本住友製薬, ブリストル・マイヤーズスクイブ	—	アッヴィ, EAファーマ, MICメディカル, 興和, ギリアド・サイエンシズ, シミック, ヤンセンファーマ	—
		あすか製薬, アッヴィ, EAファーマ, エーザイ, 第一三共, 大日本住友製薬, 中外製薬, 東レ, 持田製薬	—	—	—
評価委員	徳重克年	—	—	—	—
		—	—	—	—
		アステラス製薬, アッヴィ, EAファーマ, エーザイ, 大塚製薬, 塩野義製薬, 大日本住友製薬, 大鵬薬品工業, 武田薬品工業, 中外製薬	—	—	—
作成協力者	白木 亮	—	—	—	—
		あすか製薬, 大塚製薬	—	—	—
		—	—	—	—

法人表記は省略

下記の委員については申告事項なし.
日本消化器病学会 統括委員：田妻　進, 宮島哲也
ガイドライン作成協力：吉田雅博, 山口直比古
作成委員：赤羽たけみ, 小川浩司, 谷合麻紀子, 西川浩樹, 日髙　央
評価委員：齋藤英胤
作成協力者：坂牧　僚, 瀬川　誠, 守屋　圭

組織としての利益相反（日本消化器病学会）

日本消化器病学会の事業活動における資金提供を受けた企業を記載する（対象期間は 2017 年 1 月 1 日から 2019 年 12 月 31 日）.

1) 日本消化器病学会の事業活動に関連して，資金（寄附金等）を提供した企業名

①共催セミナー

旭化成ファーマ，旭化成メディカル，あすか製薬，アステラス製薬，アストラゼネカ，アッヴィ，アルフレッサファーマ，EA ファーマ，エーザイ，MSD，大塚製薬，オリンパス，キッセイ薬品工業，杏林製薬，協和キリン，ギリアド・サイエンシズ，クラシエ製薬，コヴィディエンジャパン，サーモフィッシャーダイアグノスティックス，三和化学研究所，塩野義製薬，シスメックス，JIMRO，積水メディカル，ゼリア新薬工業，セルトリオン・ヘルスケア・ジャパン，第一三共，大日本住友製薬，大鵬薬品工業，武田薬品工業，田辺三菱製薬，中外製薬，ツムラ，東ソー，東レ，日本イーライリリー，日本化薬，日本ジェネリック製薬協会，日本ベーリンガーインゲルハイム，ノーベルファーマ，バイエル薬品，ファイザー，フェリング・ファーマ，ブリストル・マイヤーズ スクイブ，マイラン EPD，ミヤリサン製薬，メディコスヒラタ，持田製薬，ヤンセンファーマ，ロート製薬

②特別賛助会員

旭化成メディカル，アステラス製薬，EA ファーマ，エスアールエル，オリンパス，杏林製薬，協和企画，協和キリン，興和，寿製薬，三和化学研究所，塩野義製薬，ゼリア新薬工業，第一三共，田辺三菱製薬，中外製薬，ツムラ，ニプロ，堀井薬品工業，ミノファーゲン製薬

③一般寄付金

旭化成ファーマ，あすか製薬，アステラス製薬，アストラゼネカ，アルフレッサファーマ，栄研化学，エーザイ，エスエス製薬，MSD，エルメットエーザイ，大塚製薬，大塚製薬工場，小野薬品工業，科研製薬，キッセイ薬品工業，杏林製薬，協和キリン，グラクソ・スミスクライン，クラシエ製薬，興和，寿製薬，佐藤製薬，サノフィ，沢井製薬，参天製薬，三和化学研究所，塩野義製薬，ゼリア新薬工業，セントラルメディカル，第一三共，大正製薬，大日本住友製薬，大鵬薬品工業，武田薬品工業，田辺三菱製薬，中外製薬，ツムラ，帝人ファーマ，テルモ，東和薬品，トーアエイヨー，冨木医療器，富山化学工業，鳥居薬品，ニプロファーマ，日本化薬，日本ケミファ，日本新薬，日本製薬，日本臓器製薬，日本ベーリンガーインゲルハイム，ノバルティスファーマ，バイエル薬品，パイオラックスメディカルデバイス，半田，ファイザー，扶桑薬品工業，ブリストル・マイヤーズ スクイブ，丸石製薬，マルホ，ミノファーゲン製薬，Meiji Seika ファルマ，持田製薬，ヤクルト本社，ロート製薬，わかもと製薬

2) ガイドライン策定に関連して，資金を提供した企業名

なし

＊法人表記は省略. 企業名は 2020 年 3 月現在の名称とした.
＊上記リストは当学会本部にて資金提供を受けたものであり，支部にて提供を受けたものについては，今後可及的速やかにデータを整備し開示を行うものとする.

肝硬変診療ガイドライン 2020（改訂第 3 版）

2010 年 4 月 25 日　第 1 版第 1 刷発行	編集
2015 年 10 月 20 日　第 2 版第 1 刷発行	一般財団法人 日本消化器病学会
2018 年 11 月 30 日　第 2 版第 2 刷発行	理事長　小池和彦
2020 年 11 月 15 日　第 3 版第 1 刷発行	〒105-0004 東京都港区新橋 2-6-2 新橋アイマークビル 6F
2022 年 4 月 15 日　第 3 版第 3 刷発行	電話　03-6811-2351

一般社団法人 日本肝臓学会
　理事長　竹原徹郎
　〒113-0033 東京都文京区本郷 3-28-10 柏屋 2 ビル 5F
　電話　03-3812-1567

発行　株式会社 南 江 堂
　発行者　小立健太
　〒113-8410 東京都文京区本郷三丁目 42 番 6 号
　電話　（出版）03-3811-7236　（営業）03-3811-7239
　ホームページ　https://www.nankodo.co.jp/

印刷・製本　日経印刷株式会社

Evidence-based Clinical Practice Guidelines for Liver Cirrhosis 2020（3rd Edition）
© The Japanese Society of Gastroenterology, The Japan Society of Hepatology, 2020